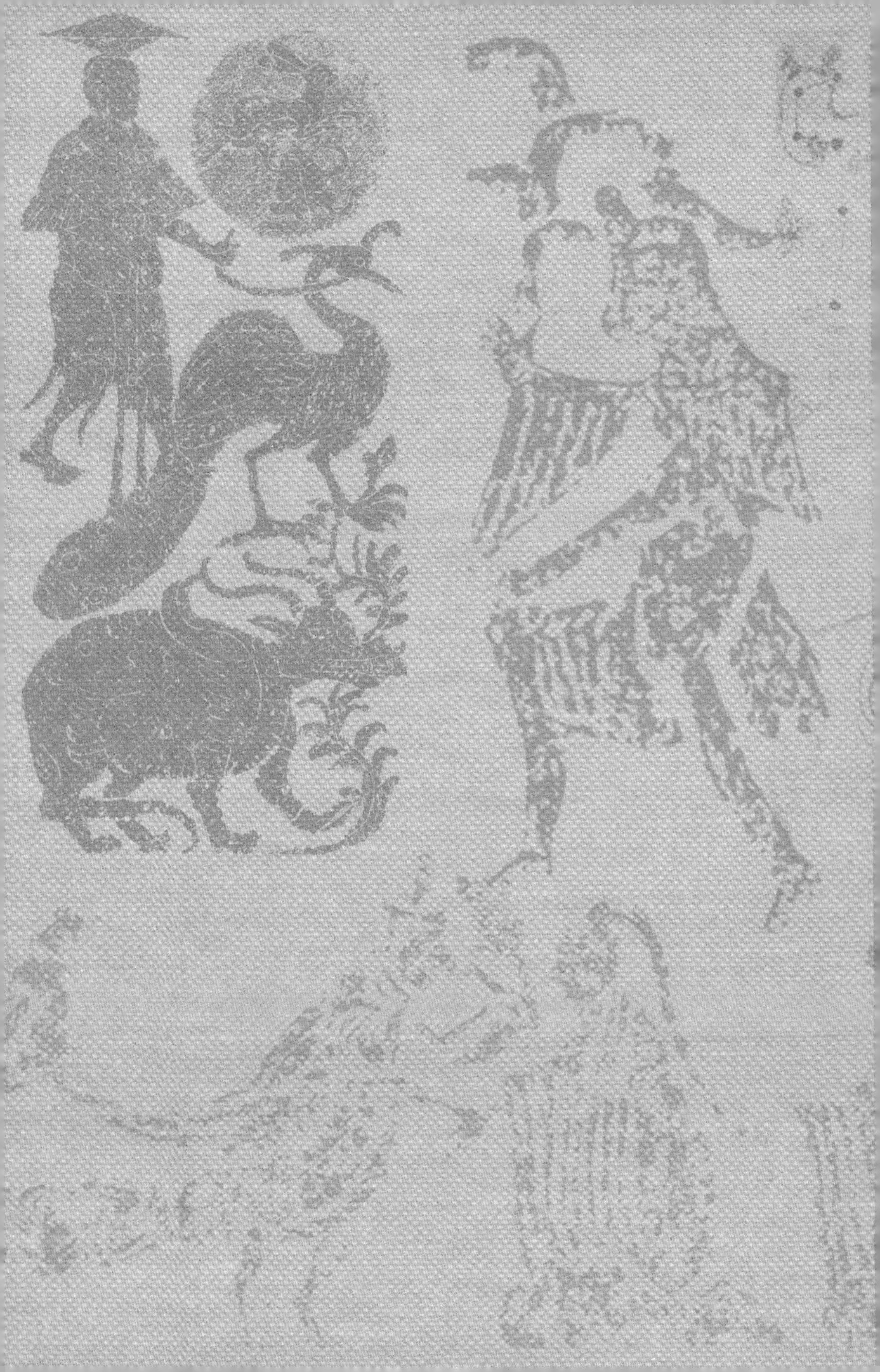

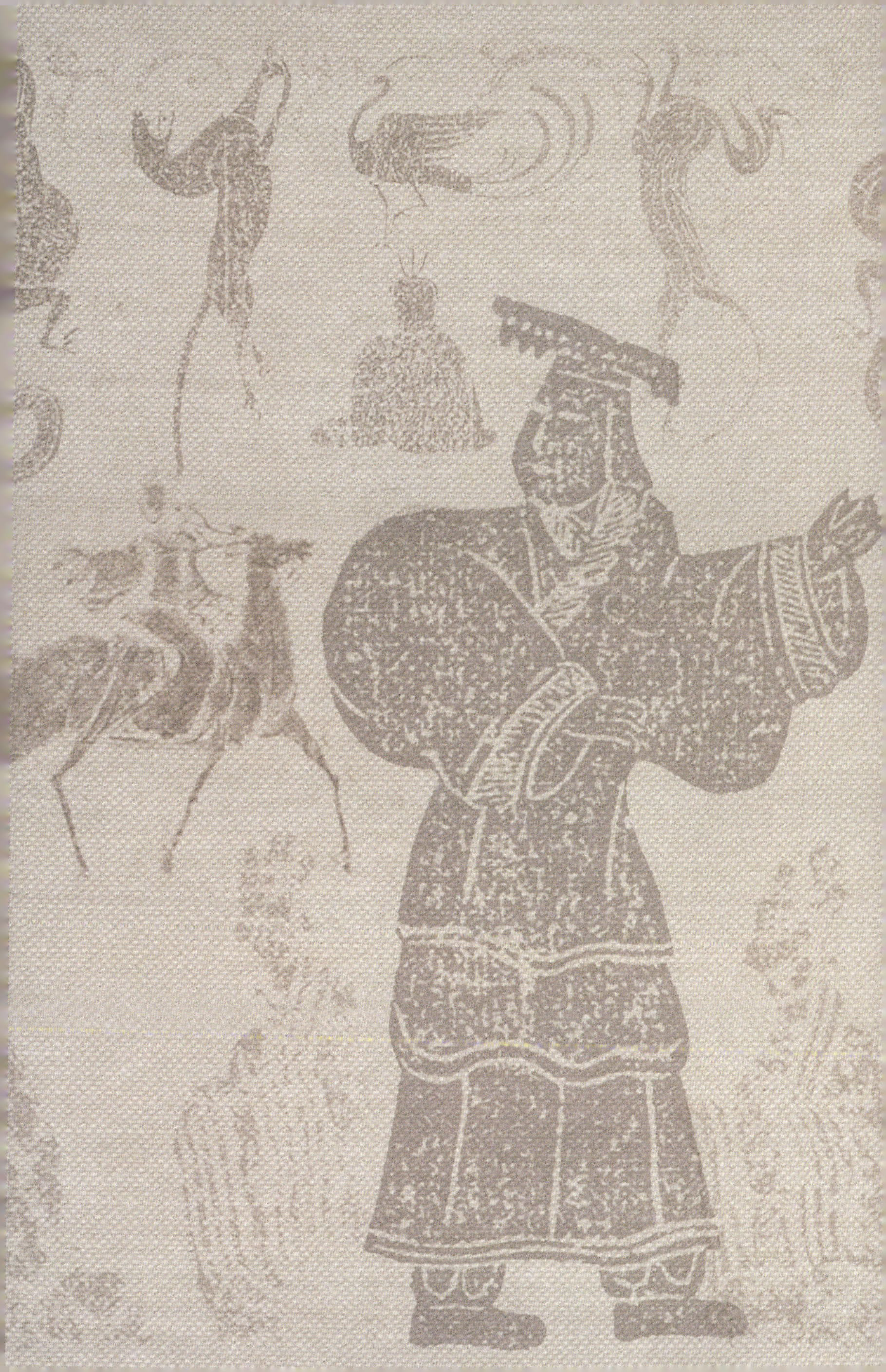

中国古医籍整理丛书（续编）

药性集要便读

清·岳昶　撰

王　进　校注

全国百佳图书出版单位

中国中医药出版社

·北　京·

图书在版编目（CIP）数据

药性集要便读 /（清）岳昶撰；王进校注. -- 北京：中国中医药出版社，2025.8

（中国古医籍整理丛书）

ISBN 978-7-5132-9423-2

Ⅰ. R285.1

中国国家版本馆 CIP 数据核字第 2025GE7925 号

中国中医药出版社出版

北京经济技术开发区科创十三街 31 号院二区 8 号楼

邮政编码　100176

传真　010-64405721

北京盛通印刷股份有限公司印刷

各地新华书店经销

开本 710 × 1000　1/16　印张 19.75　字数 230 千字

2025 年 8 月第 1 版　2025 年 8 月第 1 次印刷

书号　ISBN 978-7-5132-9423-2

定价　79.00 元

网址　www.cptcm.com

服 务 热 线　010-64405510

购 书 热 线　010-89535836

维 权 打 假　010-64405753

微信服务号　zgzyycbs

微商城网址　https://kdt.im/LIdUGr

官 方 微 博　http://e.weibo.com/cptcm

天猫旗舰店网址　https://zgzyycbs.tmall.com

如有印装质量问题请与本社出版部联系（010-64405510）

前言

中医药古籍是中华优秀传统文化的重要载体，也是中医药学传承数千年的知识宝库，凝聚着中华民族特有的精神价值、思维方法、生命理论和医疗经验，也是现代中医药科技创新和学术进步的源头和根基。保护好、研究好和利用好中医药古籍，是弘扬中华优秀传统文化、传承中医药学术、促进中医药振兴发展的必由之路，事关中医药事业发展全局。

中共中央、国务院高度重视中医药古籍保护与利用，有计划、有组织地开展了中医药古籍整理研究和出版工作。特别是党的十八大以来，一系列中医药古籍保护、整理、研究、利用的新政策相继出台，为守正强基础，为创新筑平台，中医药古籍事业迈向新征程。《中共中央 国务院关于促进中医药传承创新发展的意见》《关于推进新时代古籍工作的意见》《“十四五”中医药发展规划》《中医药振兴发展重大工程实施方案》等重要文件均将中医药古籍的保护与利用列为工作任务，提出要加强古典医籍精华的梳理和挖掘，推进中医药古籍抢救保护、整理研究与出版利用。国家中医药管理局专门成立了“中医药古籍工作领导小组”，以加强对中医药古籍保护、整理研究、编辑出版以及古籍数字化、普及推广、人才培养等工作的统筹，持续推进中医药古籍重大项目的规划与组织。

2010年，财政部、国家中医药管理局设立公共卫生资金专项“中医药古籍保护与利用能力建设项目”。2018年，项目成果结集为《中国古医籍整理丛书》正式出版，包含417种中医药古籍，内容涵盖了医经、基础理论、诊法、伤寒金匮、温病、本草、方书、内科、外科、女科、儿科、伤科、眼科、咽喉口齿、针灸推拿、养生、医案医话医论、医史、临证综合等门类，时间跨越唐、宋、金元、明以迄清末，绝大多数是第一次校注出版，一批孤本、稿本、抄本更是首次整理面世。第九届、第十届全国人大常务委员会副委员长许嘉璐先生听闻本丛书出版，欣然为之作序，对本项工作给予高度评价。

2020年12月起，国家中医药管理局先后立项实施“中医药古籍文献传承专项”“中医药古籍挖掘和保护条件提升项目”，主要开展重要古医籍整理出版、中医临床优势病种专题文献挖掘整理、中医药古籍保护修复与人才培训、中医药古籍标准化体系建设等工作。设立“中医药古籍文献传承工作项目管理办公室”，负责具体管理和组织实施、制定技术规范、举办业务培训、提供学术指导等，全国43家单位近千人参与项目。本专项沿用“中医药古籍保护与利用能力建设项目”形成的管理模式与技术规范，对现存中医药古籍书目进行梳理研究，结合中医古籍发展源流与学术流变，特别是学术价值和版本价值的考察，最终选定80种具有重要学术价值和版本价值的中医药古籍进行整理出版，内容涉及伤寒、金匮、温病、诊法、本草、方书、内科、外科、儿科、针灸推拿、医案医话、临证综合等门类。为体现国家中医药古籍保护与利用工作的延续性，命名为《中国古医籍整理丛书（续编）》。

当前，正值中医药事业发展天时地利人和的大好时机，中医药古籍工作面临新形势，迎来新机遇。中医药古籍工作应紧紧围绕新时代中医药事业振兴发展的迫切需求，持续做好保护、整理、研究与利用，努力把古籍所蕴含的中华优秀传统文化的精神标识和具有当代价值、世界意义的文化精髓挖掘出来、提炼出来、展示出来，把中医药这一中华民族的伟大创造保护好、发掘好、利用好，为建设文化强国和健康中国、助力中国式现代化、建设中华民族现代文明、实现中华民族伟大复兴贡献更大力量。

中医药古籍文献传承工作项目管理办公室

2025年6月16日

许 序

“中医”之名立，迄今不逾百年，所以冠以“中”字者，以别于“洋”与“西”也。慎思之，明辨之，斯名之出，无奈耳，或亦时人不甘泯没而特标其犹在之举也。

前此，祖传医术（今世方称为“学”）绵延数千载，救民无数；华夏屡遭时疫，皆仰之以度困厄。中华民族之未如印第安遭染殖民者所携疾病而族灭者，中医之功也。

医兴则国兴，国强则医强。百年运衰，岂但国土肢解，五千年文明亦不得全，非遭泯灭，即蒙冤扭曲。西方医学以其捷便速效，始则为传教之利器，继则以“科学”之冕畅行于中华。中医虽为内外所夹击，斥之为蒙昧，为伪医，然四亿同胞衣食不保，得获西医之益者甚寡，中医犹为人民之所赖。虽然，中国医学日益陵替，乃不可免，势使之然也。呜呼！覆巢之下安有完卵？

嗣后，国家新生，中医旋即得以重振，与西医并举，探寻结合之路。今也，中华诸多文化，自民俗、礼仪、工艺、戏曲、历史、文学，以至伦理、信仰，皆渐复起，中国医学之兴乃属必然。

迄今中医犹为国家医疗系统之辅，城市尤甚。何哉？盖一则西医赖声、光、电技术而于20世纪发展极速，中医则难见其进。二则国人惊羡西医之“立竿见影”，遂以为其事事胜于中医。然西医已自觉将入绝境：其若干医法正负效应相若，甚或负远逾于正；研究医理者，渐知人乃一整体，心、身非如中世纪所认定为二对立物，且人体亦非宇宙之中心，仅为其一小单位，与宇宙万象万物息息相关。认识至此，其已向中国医学之理念“靠拢”矣，虽彼未必知中国医学何如也。唯其不知中国医理何如，纯由其实践而有所悟，益以证中国之认识人体不为伪，亦不为玄虚。然国人知此趋向者，几人？

国医欲再现宋明清高峰，成国中主流医学，则一须继承，一须创新。继承则必深研原典，激清汰浊，复吸纳西医及我藏、蒙、维、回、苗、彝诸民族医术之精华；创新之道，在于今之科技，既用其器，亦参照其道，反思己之医理，审问之，笃行之，深化之，普及之，于普及中认知人体及环境古今之异，以建成当代国医理论。欲达于斯境，或需百年欤？予恐西医既已醒悟，若加力吸收中医精粹，促中医西医深度结合，形成21世纪之新医学，届时“制高点”将在何方？国人于此转折之机，能不忧虑而奋力乎？

予所谓深研之原典，非指一二习见之书、千古权威之作；就医界整体言之，所传所承自应为医籍之全部。盖后世名医所著，乃其秉诸前人所述，总结终生行医用药经验所得，自当已成今世、后世之要籍。

盛世修典，信然。盖典籍得修，方可言传言承。虽前此50余载已启医籍整理、出版之役，惜旋即中辍。阅20载再兴整理、出版之潮，世所罕见之要籍千余部陆续问世，洋洋大观。

今复有“中医药古籍保护与利用能力建设”之工程，集九省市专家，历经五载，董理出版自唐迄清医籍，都400余种，凡中医之基础医理、伤寒、温病及各科诊治、医案医话、推拿本草，俱涵盖之。

噫！璐既知此，能不胜其悦乎？汇集刻印医籍，自古有之，然孰与今世之盛且精也！自今而后，中国医家及患者，得览斯典，当于前人益敬而畏之矣。中华民族之屡经灾难而益蕃，乃至未来之永续，端赖之也，自今以往岂可不后出转精乎？典籍既蜂出矣，余则有望于来者。

谨序。

第九届、十届全国人大常委会副委员长 许嘉璐

二〇一四年冬

校注说明

岳昶，字德佑，号晋昌，又作晋昶，江苏武进人，清代医家，生于乾隆三十八年（1773），卒于咸丰十年（1860）。《药性集要便读》又作《药性集要便览》《药性集要》，成书于清道光二十三年（1843）。全书载药 374 种，每药以五言或七言歌诀简述其气味、形色及归经，另列主治、功用和发明。书中歌诀宗《佩文诗韵》，间用通韵及古今韵，韵律工整，朗朗上口；内容提纲挈领，凝练药学之精要，既便于入门记诵，又能引导初学者博览群书，明辨药性。歌诀后以小字引录《神农本草经》《新修本草》《本草纲目》《本经逢原》《本草从新》等历代经典本草论述，另广泛摘取《伤寒论》《肘后备急方》《备急千金要方》等名家医著中的经验方剂附于末尾，作为"医学便览"参看。此外，书中亦有岳昶结合个人临床实践中遣方用药经验撰写的评按，内容包括对先哲医论医话的感悟，对经验良方、用药宜忌、药物加减变化的体会，彰显其临证之精，用药之审慎。

该书自刊行至今，国内存有 3 种刻本：一为清道光二十三年（1843）陶氏嵩阳书屋活字印本，共 3 卷，载药 374 味，附有"霍乱括要"，现存于中国中医科学院、辽宁中医药大学及苏州市中医医院，目前影印收录于《中国本草全书》第一二六卷；二为清道光三十年（1850）嵩阳书屋重镌本，共 6 卷，载药 374 味，删除"霍乱括要"，补充"医理括要"，现存于上海中医药大学；三为清咸丰元年（1851）艺海堂刻本，共 7 册，载药 371 味，第七册为后附"医药要览"，现存于中国人民解放军医学院及黑龙江中医药大学图书馆。

本次校勘以清道光三十年（1850）嵩阳书屋重镌本为底本，清道光二十三年（1843）陶氏嵩阳书屋活字印本（简称“清道光活字印本”）为对校本，前者为后者的修订版，排版更齐整，刊刻更精细，版本价值更高，以底本引文所涉及的著作通行本为他校本。

兹将校注有关情况说明如下。

1. 原书繁体字竖排，改为简体字横排，采用现代标点。

2. 原书为分卷目录，今均按原书正文内容，并参照原有细目，重新编订本书目录，置于正文之前。

3. 每卷前有“武进岳昶晋昌辑，男仁照、容照校”，因无关文义，今一并删去。

4. 每卷前皆冠以“药性集要便读”，如“药性集要便读卷一”等，今统一删去书名，直列卷数。

5. 可确认的脱文、衍文、文字颠倒等讹误，据他校资料或文义改并出校。底本文字属一般笔画之误，如“日”与“曰”，“人”与“入”，“已”与“己”，“太”与“大”，“术”与“木”等混淆不分者，予以径改，不出校记。

6. 底本中的异体字、古字、俗体字，统一以规范字律齐，不出校。如“痺”改作“痹”，“痠”改作“酸”，“鬲”改作“膈”，“匈”改作“胸”，“煖”改作“暖”，皆不出校注。通假字，一律保留，首次出现时撰写校注，一般用“通某”字样。

7. 对底本费解的疑难字词酌加注释。注音用汉语拼音法与直音法双重注音。一般不出书证，亦不作详细考证。

8. 原书中所涉药名及专业术语等，生僻者出注说明。对中药名中习用性错名当予以规范处理，如“白藓皮”改为“白鲜皮”，“白芨”改为“白及”，“芒消”改为“芒硝”。中药别名一般不改，生僻者出注说明正名。

9. 底本中辑录他书文献，虽有删节或缩写，或轻微改动，但不失原意者，不改不注。

10. 段落内容混杂，或段落过大者，酌情分段，不出注。

11. 原书部分注解，经规范处理之后成为重复内容且无实际意义的予以删除。

此外，王靖、王家豪、王露凝、薛昊、张玉、刘师言、朱羽晴、廖倩、吴佳蕊、鲍晓旭、商素菲、李昭莹、樊杨玚、邓书铭、魏昕玥、徐绮思、肖雨欣也参与了一部分工作，在此一并感谢！

王进

2025 年 1 月

序

夫天以阳生，地以阴长，由太少阴阳生水、火、木、金、土而五行成矣，化生万物，气以成形，而理亦赋焉。医之道，始于神农辨百草而作《本经》；继之，轩辕使臣岐伯发明运气胜复、脏腑而作《内经》。《纲目》曰：天造地化而草木生焉。刚交于柔而成根荄，柔交于刚而成枝干。叶萼属阳，华实属阴。得气之粹者为良，得气之戾者为毒，故有五形焉、五气焉、五色焉、五味焉、五性焉、五用焉。汉、魏、唐、宋、明，贤良医代有增益。盖风、寒、暑、湿、燥、火六气之太过者为六淫，为外感病；而喜、怒、忧、思、悲、恐、惊人之七情，为内伤病。病之纯寒纯热、极虚极实者，均为易治。若疑似之症，如中梓论：大实有羸状，误补益疾；至虚有盛候，反泻含冤。阴症似乎阳，清之必败；阳症似乎阴，温之转伤。当斯时也，惟《成无已传》所谓能分形析症，若同而异者明之，似是而非者辨之，方不致毫厘千里之谬。夫学者以药性为初阶，但群书所载古奥繁重，难于记诵。愚酬应之暇，性好抄录，取其切近简明，参以臆见，叶以平仄为歌括便读六卷，俾初学易于入门，由此而博览群书，神明规矩，则此书虽谫陋[1]，未始非一篑之基云。

叶

道光三十年岁次庚戌兰陵晋昌岳昶自序于嵩阳书屋

时年七十有八

① 谫陋：浅陋。

医理括要岳昶补题

十二经中病不同，望闻问切理推穷，七情运气承平亢，八略知几十剂通。清温汗吐下和方，表里阴阳胸胆详，实热驱邪双解法，虚寒养正补温良。河间疗暑理三焦，气血胃中疫病消，湿热详分条辨薛，温邪叶氏法功超。

凡 例

《淮南子》载圣皇神农尝百草作《本草经》；至梁陶贞白集汉魏增药，倍之为《别录》；前明李东璧搜罗百氏，集成《纲目》为医学渊海；缪仲淳《本草经疏》更添诸病宜忌；潜江刘云密发明每药阴阳运气之理，撰《本草述》三十二卷；至国朝张石顽宗《本经》，集诸家，删繁就简为《本经逢原》。昶不揣疏陋，承诸先哲论，撰释疑五七言歌括为集要便读，俾初学知所入门焉。

每首歌括先标药名，次气味、形色、经络，总以发明、主治、功用。各部书名即注句首，凡相须、相使、宜忌附焉。

徐之才曰：药有十剂，即宣、通、补、泄、轻、重、涩、滑、燥、湿十种宣可去壅，生姜、橘皮之属是也；通可去滞，木通、防己之属是也；补可去弱，人参、羊肉之属是也；泄可去闭，葶苈、大黄之属是也；轻可去实，麻黄、葛根之属是也；重可去怯，磁石、铁粉之属是也；滑可去着，冬葵子、榆白皮之属是也；涩可去脱，牡蛎、龙骨之属是也；燥可去湿，桑白皮、赤小豆之属是也；湿可去枯，紫石英、白石英之属是也。

李中梓曰：参、术、硝、黄，并能起死；芩、连、姜、附，尽可回春正，反。

昶按：为医者譬如指南车，差之毫厘，谬以千里，务宜谨慎参变，方无忽焉。

歌括宗《佩文诗韵》，间用通韵及古今韵，略其中平仄不能尽，叶者以限于药名、病名，不可故易也。

凡药色青，气臊，味酸，性属木者，皆入足厥阴肝、足少阳胆经肝为甲木，胆为乙木，肝与胆相表里。色赤，气焦，味苦，性属火者，皆入手少阴心、手太阳小肠经心为丁火，小肠为丙火，心与小肠相表里。色黄，气香，味甘，性属土者，皆入足太阴脾、足阳明胃经脾为己土，胃为戊土，脾与胃相表里。色白，气腥，味辛，性属金者，皆入手太阴肺、手阳明大肠经肺为辛金，大肠为庚金，肺与大肠相表里。色黑，气腐，味咸，性属水者，皆入足少阴肾、足太阳膀胱经肾为癸水，膀胱为壬水，肾与膀胱相表里。一脏配一腑。腑皆属阳，故为甲、丙、戊、庚、壬；脏皆属阴，故为乙、丁、己、辛、癸也。十二经中惟手厥阴心包络、手少阳三焦经无所主，其经通于足厥阴、少阳。厥阴主血，诸药入肝经血分者，并入心包络；少阳主气，诸药入胆经气分者，并入三焦。命门相火，散行于胆、三焦、心包络，故入命门者并入三焦，此诸药入诸经之部分也。

《经》云：辛甘发散为阳，酸苦涌泄为阴，咸味润下为阴，淡味渗泄为阳，轻清升浮为阳，重浊沉降为阴。阳气出上窍，阴味出下窍。清阳发腠理，浊阴走五脏；清阳实四肢，浊阴归六腑。气为阳，味为阴。气厚者阳中之阳，薄者阳中之阴；味厚者阴中之阴，薄者阴中之阳。气薄则发泄表散，厚则发热温燥。味厚则泄，薄则通。凡酸者能收、能涩，苦者能泻、能燥、能坚，甘者能补、能和、能缓，辛者能散、能润、能横行，咸能软坚、润下，淡者能利窍、渗湿，此五味之用也。六者或收或散，或缓或急，或润或燥，或软或坚，以所利而行之，调其气使平也。李时珍曰：酸咸无升，甘辛无降，寒无浮，热无沉，其性然也而升者引之以咸寒，则沉而直达下焦；沉者引之以酒，则浮而上至巅顶。又一物之中有根升稍[1]降、生升熟降，是升降在物亦在人也。此非

① 稍：通"梢"。余同。

达造化之权者不能至此也。肝苦急，急食甘以缓之甘草；肝欲散，急食辛以散之川芎，以酸泻之赤芍，以辛补之血燥苦急，木喜条达。肝以散为补，敛为泻。心苦缓，急食酸以收之；心欲软，食咸以软之，以甘泻之，以咸补之以心下交于肾为补。脾苦湿，急食苦以燥之或苍术，或白术；脾欲缓，急食甘以缓之，以苦泻之长夏湿热太过，以黄连苦泻之，以甘补之脾喜健运，气旺则行，人参是也。肺苦气上逆，急食苦以泄之；肺欲收，急食酸以收之，以辛泻之，以酸补之肺属金，喜清肃。肺主皮毛，六气易为侵犯。肾苦燥，急食辛以润之；肾欲坚，急食苦以坚之，以咸泻之泽泻，以苦补之如地黄之微苦及骨碎补之类。中梓曰：五脏者，远其性则苦，遂其性则欲。本脏所恶为泻，本脏所喜为补此苦欲补泻之义，无拘泥之。

《经》云：风淫于内，治以辛凉，佐以苦甘，以甘缓之，以辛散之风属木，辛属金，金能胜木，故治以辛凉。过辛恐伤正气，故佐以苦甘。木性急，故以甘缓之。木喜条达，故以辛散。热淫于内，治以咸寒，佐以苦甘，以酸收之，以苦发之水胜火，故治以咸寒。热结，故以苦发之，不尽复寒制之。热淫，故以酸收之，佐以甘者，防咸之过也。湿淫于内，治以苦热，佐以酸辛，以苦燥之，以淡泄之湿为土气，苦热皆能燥湿，淡能利窍渗下。湿上甚热故佐辛散之，用酸者以木制土。火淫于内，治以咸冷，佐以苦辛，以酸收之，以苦发之相火畏水也，故治以咸冷。酸能收敛，苦能泄热，辛能滋润。时珍曰：热见太甚，以苦发之，汗已犹热，以苦泻之。热微者，佐酸收其散气。燥淫于内，治以苦温，佐以甘辛，以苦下之燥属金，苦属火，故治以苦温。燥者以辛润之，燥结者以苦下之。寒淫于内，治以甘热，佐以苦辛，以咸泻之，以辛润之，以苦坚之讱庵曰：土能制水，热能胜寒，故治以甘热。苦而辛，亦热品也。伤寒化热，内热者，以咸泻之；内燥者，以辛润之。苦能泻热而坚肾，泻中有补也。此讱庵节略经文初学易明。祖按：五运六气有主客胜复，欲深造者，当观《素问》全书熟读焉。

凡药轻虚者浮而升，重实者沉而降。味薄者升而生象春，气薄者降而收象秋，气厚者浮而长象夏，味厚者沉而藏象冬，味平者化而成长夏。气厚味薄者浮而升，味厚气薄者沉而降。为枝者达四肢，为皮者达皮肤，为心、为干者内行脏腑。质轻者上入心肺，重者下入肝肾。中空者发表，内实者攻里。枯燥者入气分，润泽者入血行白色者入气分，紫黑者入血行。五走酸走筋，筋病毋多食酸，得酸则筋挛，水道不通；苦走骨，骨病多食咸[①]则重而难举且呕；甘走肉，肉病多食甘则胀满而虫动；辛走气，气病多食辛则洞心；咸走血，血病多食咸则舌干口渴，咳嗽肿胀。五伤酸伤筋，辛胜酸；苦伤气，咸胜苦；甘伤肉，酸胜甘；辛伤皮毛，苦胜辛；咸伤血，甘胜咸。五过味过于酸，则肉胝䐢而唇揭；味过于苦，则皮槁而毛拔；味过于甘，则骨痛而发落；味过于辛，则筋急而爪枯；味过于咸，则脉凝涩而变色，或生痰。时珍曰：五走、五伤者，本脏之味自伤；五过者，本脏之味伐其所胜。

药有相须者，同类而不可离也如黄柏同知母，破故纸同胡桃之类。相使者，我之佐使也。相恶者，夺我之能也。相畏者，受彼之制也。相反者，两不可合也。相杀者，制彼之毒也。此异同之义。

嘉谟曰：制药贵在适中，不及则功效难求，太过则气味反失火制四，煅、炮、炙、炒也；水制三，浸、泡、洗也；水火共制，蒸、煮也。酒制，升行；姜制，温散；入盐，走肾而软坚；用醋，注肝而收敛；童便制，除劣性而降下；米泔浸，去燥性和中；乳制，润枯生血；蜜制，甘缓益元；陈壁土制，藉土气以补中焦；麸炒面煨，抑酷性勿伤上膈；乌豆汤、甘草汤渍，并解毒，致令平和；羊酥、猪脂涂烧，咸渗骨，易脆；去穰者免

① 咸:《素问·宣明五气》作“苦”。

胀，去心者除烦。此制治各有所宜也。药性宜丸者，宜散者，宜水煎者，宜酒浸者，宜热膏者，亦有一物兼宜者，亦有不可入汤酒者，不可错用。《千金方》云：凡药须治，择熬泡毕，然后称用。不得生称，润湿药皆先增分两，俟燥乃称之。

一药之为用，或地道不爽，则美恶迥别；或市肆饰伪，则气味全乖；或收采非时，则功力不及。须每药另包，易辨也。

目 录

卷 一

卷二

卷三

卷 四

卷五

卷六

卷 一

人 参

人参气味苦甘温《本经》上品，**益智精神定魄魂，五脏神安惊悸止，伤阳内弱补还元**李言闻曰：人参生用气凉，熟用气温，味甘补阳，微苦补阴，气味俱薄。气之薄者，生降熟升；味之薄者，生升熟降。如土虚火旺之病，则宜生参，凉薄之气，以泻火而补土，是纯用其气也；若脾虚肺怯之病，则宜熟参，甘温之味，以补土而生金，是纯用其味也。好古曰：人参补五脏之阳。虽云补五脏，亦须各用本脏药相佐使引之。白飞霞云：人参炼膏服，能回元气于无何有之乡。《经》云：心藏神，肝藏魂，肺藏魄，肾藏精与志，脾藏意与智也。希雍曰：心肾虚则精神不安矣，肝肺虚则魂魄不定矣。心脾虚则惊悸，心脾之气强则心窍通利，能思而智益深矣。**功魁群草应摇光，入肺脾经最补阳，气旺精生形自盛，治虚劳损保元汤**《春秋运斗枢》云：摇光星精散而为人参。希雍曰:《本经》云补五脏，即以安精神云云实之。夫精神魂魄志意，非人立命之根乎？而参能益之，真功魁群草矣。杲曰：人参甘温能补肺中元气，肺气旺则四脏之气皆旺，精自生而形自盛，肺主诸气故也。保元汤：治脾肺虚热，即黄芪、人参、甘草。**生津止渴目光明，久疟脾虚泻慢惊，痘白浆清疸溃弱，脉微吐泻橘姜并**《集验方》：治消渴属虚火者，用人参、栝楼根等分，生研为末，蜜丸。每服五十丸，食前麦门冬汤送下。丹溪方：治久疟正虚，邪未楚，发热，用人参二钱五分、雄黄五钱，为末。端午日用粽尖和汤，捣丸梧子大。发日清晨，井水吞七丸，发前再服。杲曰：小儿脾胃伏火，劳役不足之症及吐泻后胃虚而成慢惊者，酌定黄芪汤。泻火补金益土，为神治之法。炙黄芪二钱，人参一钱，炙甘草五分，白芍药五分，水煎服。《圣济总录》：治霍乱吐泻，人参、橘皮、生姜，水煎服。**治虚自汗梦多忘，咳血崩中摄自藏，倦怠虚羸头眩晕，肺痿反胃细参详**葛可久曰：治虚劳吐血甚者，先以十灰散止之，若其人困危，法当补阳生阴，独参汤摄之。《金匮要略》：治肺痿用大麦门冬汤；治反胃用吴茱萸汤；如类中风，见撒手，遗尿，鼾声，汗多，气喘脱症，用人参；及虚人中暑，脉弦细芤迟，汗多，消渴，背恶寒者，人参白虎汤。**疗脘心疼通血脉，虚风类中暑兼清，同连止痢莲开噤，气短元衰脉复生**《丹溪法》：治噤口热痢，胃虚噤口，呕恶不食者，用人参、川黄连（姜汁炒），加石莲肉。孙真人：治夏月热伤元气，人汗大泄，欲成痿厥，用生脉散，以泻火热而救金水。君以人参补气，臣以麦冬清气而滋水源，佐以五味子生肾精而收耗气，合而生脉。**寒攻补热古方中，养正除邪破积同，皆用人参立正气，胃洪肺实忌参壅**王晋三曰：古方寒热攻补剂中皆用人参，以立正气。《本经》曰：除邪气。《别录》曰：破坚积。盖正旺而邪自退，气运而滞自化。如表汗用参苏饮、活人败毒散，节庵攻下用黄龙汤，东垣五积散，皆用人参赞助以成功。**同辛热以回阳气**如附子汤、人参四逆汤，能回阳气于垂绝，却虚邪于俄顷，**合凉性以泻虚火**如竹叶石膏汤，或生脉散合六味地黄丸之类。**补者君之而效速**如保元汤、四君子汤之类，**和者入之而邪解**如小柴胡汤、半夏泻心汤、黄连汤之类皆和也。**总之，人参补五脏之阳，气虚诸症咸宜，实热气壅皆忌。又有痧疹初发，身虽热而斑点未形，伤寒始作，症未定而邪热方炽，不可用也**《经疏》。**同白术、茯苓、甘草为四君子汤**《素问》云：无阳则阴无以生，无阴则阳无以化。故补气须用人参，补血亦须用之。仲景云：病人汗后，身热亡血，脉沉迟者下利身凉，脉微血虚者，并加人参。盖无形生有形也。李言闻曰：凡人面白、面黄、面青、黧悴者，皆脾肺肾气不足，须当用也；面赤、面黑者，气壮神强，不可用也。脉浮而芤濡虚大，迟缓无力，沉而无力，弦细微弱结代，或右关无力，皆可用也；若弦强紧实，滑数洪盛，长大有力，或右手脉实，皆火郁内实，不可用也。洁古谓喘嗽勿用者，痰实气壅之喘也。若肾虚气短喘促者，必用也。仲景谓肺寒而咳者，勿用，谓寒束热邪壅滞在肺之咳也。若自汗恶寒而咳嗽者，必用也。东垣谓久病郁热在肺者，勿用，乃郁火于内，宜发不宜补也。若肺虚火旺，气短自汗者，必用也。节斋曰：阴虚而火旺吐血勿用者，乃血虚火亢，能食，脉强，服人参则阳愈旺阴愈消，未有不引血大脱也。若自汗气短，肢寒脉虚者，必用也。如此详审，则人参之可用不可用，思过半矣。喻昌曰：伤寒有宜用人参入药者，发汗时，元气大旺，外邪乘势而出，所以虚弱之人必用人参入表药中，使药得力，一涌而出，即和解药中有人参之大力者居间，外邪遇正，自不争而退舍。而不知者谓伤寒无补，邪得补弥炽，失《本经》除邪气之旨矣。张介宾曰：仲景立三百九十七法，而治虚寒者，一百有奇。垂一百一十三方，而用人参桂附者五十余，孰谓伤寒无补法耶。**丹溪曰：虚火可补，参芪之属；实火可泻，芩连之属。茯苓为使。反藜芦。畏五灵脂。恶皂荚、黑豆、人尿、卤咸。动紫石英**之才。**产辽东古台者，光红结实。船厂出者，空松铅塞，并有糙有熟。宜隔纸焙用，不宜见风日。辨同**沙参，体虚无心而味淡；荠苨，体虚无心而味甘；桔梗，体坚有心而味苦；人参，体实有心而味甘，微苦，自有余味。含参奔走不喘者真。三桠五叶，椵树相寻。辽参连皮者色黄润，去皮者坚白如粉。有一种白皮细长者，名凤凰城；又有皮糙体松者，名泡头、东洋俱大行。**伤寒坏病**王璆曰：凡伤寒时疫，不问阴阳老少妊娠，误服药饵，困重垂死，脉沉伏不省人事。汗吐下，温针不解廿余日，无表里症者，用人参三钱，长流水煎，以井水浸冷服之。少顷鼻梁上津津汗出，脉复立瘥矣。**闻雷即昏**《简便方》云：一小儿七岁，闻雷即昏倒，不知人事，此气怯也。以当归、人参、麦冬各二两，五味子五钱，水煎成膏，每服五茶匙，白汤化服，饮尽一斤。自后，闻雷声自若矣。**惊后瞳斜**《直指方》云：小儿惊后瞳斜不正者，用人参、阿胶（糯米拌炒）各一钱，煎服，愈乃止。

参条治臂无力，补气生津止渴《从新》曰：乃横生芦头上者，其力甚薄。参须治胃虚呕逆，咳嗽失血《逢原》曰：须性下行，若久痢滑精，崩中下血之症，切勿误用。《从新》曰：参条、参须，惟得参之余气，危险症断不能倚。辽参叶清肺生津假者苦寒伤气。参芦苦温，吐虚劳痰饮时珍。盐哮吴绶曰：气弱人当用参芦涌吐，较瓜蒂不伤正。太子参细如参条，短紧坚实，有芦纹，其力不下种参《从新》。

党　参

潞党参，味甘平，能补脾肺，益气生津根有狮子盘头者真，若硬纹者，假也。

茯　苓

茯苓气化淡甘平《本经》上品，益胃脾经湿热清，止呕和中除泻痢，治忧恐悸怒邪惊多年樵斫之松根之灵气结成。味甘淡，性平。时珍曰：茯苓气味淡而渗，其性上行，生津液，开腠理，滋水之源而下降，利小便。故洁古谓其属阳，浮而升，言其性。东垣谓其阳中之阴，降而下，言其功也。《本经》：治忧恚恐悸惊邪，烦满咳逆，口舌焦干，养神。甄权曰：治肺痿。养神敛魄开心胃，保肺治痿咳嗽轻，伐肾奔豚通小便，能治水泛饮痰鸣甄权曰：开胃止呕。弘景[①]曰：通神和魂，敛魄利窍。大明曰：开心，治健妄，安胎。《别录》曰：治消渴，好睡，水肿淋结。好古曰：益脾胃，泻膀胱，伐肾邪，治奔豚气。士材曰：治水泛为痰。白入气分赤入营，车前水泻肿消行，生津止渴除烦满，口舌焦干梦泄精弘景曰：茯苓白色者补，赤色者利。时珍曰：茯苓、茯神，白入气分，赤入血分，各从其类，如牡丹、芍药之义也。好古曰：与车前子相似，止泻消

---

① 弘景：即陶弘景，文中“宏景”均统一为“弘景”。

肿，虽利小便而不走气也。尿不禁兮精滑忌，安胎除湿可延龄元素曰：生津液，除虚热，治湿止泻。文清曰：治虚而上有痰火，下有湿热者相宜。茯苓治有梦遗精。《逢原》曰：阴虚精滑而不觉及小便不禁者皆忌，不可服。《嵩高记》：治湿，延龄，茯苓酒浸，和蜜服。皮治水肿消肤胀茯苓皮治水肿，消胀。赤者通淋利水灵赤茯苓利水道，通淋最捷。盖茯苓甘能补中，则心脾实；淡能利窍，则湿热除。有补有泄故也希雍。马蔺为使。恶白蔹。畏牡蒙、地榆、雄黄、秦艽、龟甲。忌米醋之才。产云南，色白而坚实者良。去皮用之敩曰：须去皮膜赤筋，若误服，令瞳神黑，睛点小。入补药用人乳拌，蒸晒。《逢原》曰：一种栽时而成者，名时苓，但白色不坚，出浙江，用之极少力。水肿尿涩茯苓、椒目等分。煎汤，日饮取效，亦止寒嗽《普济方》。血余怪病《奇疾方》云：手十指节断坏，惟有筋连，无节，肉虫出如灯心，长数寸，遍身绿毛卷，名曰血余。以茯苓、胡黄连煎汤饮之愈。服食辟谷茯苓切片，酒浸瓮中，入蜜少许，密封百日开食。

茯神

茯神气化成《别录》，松下抱根生，疗健忘惊悸，安魂魄性平《别录》曰：辟不祥，治多怒，安魂魄，养精神，治劳口干。心虚风眩定，益智养心神，得志交离坎，安眠合枣仁洁古曰：风眩心虚，非茯苓不能治，得远志能交心肾。若不寐，茯神同炒枣仁服即睡。茯神内木去风牵甄权，痹痛歪斜口眼偏，又疗心神惊掣定，筋挛不语毒风痓圣济录松节散：治风寒湿，搏于筋骨，挛痛，行步艰难。茯神中木一两，乳香一钱，炒研为末。每服二钱，木瓜酒下。养心安神朱雀丸：治心神不定，恍惚健妄，不药时复振跳，水不升，火不降。茯神二两（去皮），沉香五钱，为末，炼蜜为丸。每服三十丸，人参汤下《百一选》。

白术

白术强脾胃《本经》上品，**甘微苦性温，除黄疸胜湿，止汗益坤元**时珍曰：白术味甘微苦，性温而和。杲曰：能除湿止汗。黄疸者，脾胃虚而湿热瘀滞也。**化胃经痰水，治柔痉汗多，皮间风水肿，止泻食消磨**项强身反张，有汗名柔痉。治湿泻，能消食。**除寒湿痹死肌滋，体重贪眠湿肿肢，补胃脾衰劳倦症，虚黄困懒力难支**治风寒湿邪合而成痹。死肌者，湿毒侵肌肉顽木也。元素曰：白术除湿益燥，补气温中，去脾胃湿，强脾胃，进饮食，生津液，止肌热，四肢困倦嗜卧，目不能开，止渴，安胎。凡中焦不受，湿不能下利，必须白术以逐水益脾。非白术不能去湿，非枳实不能消痞。**生津止渴用蒸餐，荷叶饭为枳术丸，进食温中脾健运，胎前湿热佐芩安**陆机曰：脾恶湿，湿盛则气不得施化，用白术以除其湿，则气得周流而津液生矣。《洁古家珍》：枳术丸消痞，强胃增食，饮食不停。白术一两（土炒），枳实一两（麸炒），为末，用荷叶包饭烧熟，捣和丸梧子大，白汤下五十丸。有火加黄连，有痰加半夏，有寒加干姜，有积加麦芽、神曲，气加橘皮。张璐曰：枳术汤用生者以健胃，则逆满自除；枳术丸用熟者以助脾，则饮食自强，且以荷叶包饭为丸，助清震之气以鼓克运之力也。湿热脾虚胎动不安者，白术、黄芩并用为要药。**萎黄泻血同生地，化痞消坚枳术汤，痢久中虚而少食，於潜野术最称良**肠风痔漏，泻血脱肛，面色萎黄，积年不瘥者。《普济方》：白术四两（土炒），干地黄二两（炙脆），研末，丸如梧子大。每服二十丸，米饮食前服之。《金匮要略》：治心下坚，大如盘，边如旋杯，水饮所作。寒气不足，手足厥冷，腹满肠鸣。阳气不通，即身冷[1]，阴气不通，即骨疼；阳前通，则恶寒，阴前通，则痹不仁；阴阳相得，其气乃行，大气一转，其气乃散；实则失气，

---

① 身冷：原作“水冷”，据《金匮要略·水气病脉证并治第十四》改。

虚则遗尿，名曰气分。白术一两，枳实七枚，水煎分三服。於潜野生者，气清无壅滞之患，有鹤颈甚长，内有朱砂点者良。便闭阴虚消渴弃，肾肝动气奔豚忌，痈疽若用痛生脓，燥肾伤阴防气闭《经疏》曰：白术燥肾而秘气，肝肾有动气者勿服，阴虚燥渴者禁用。刘涓子曰：溃疡多服则生脓作痛，故忌用术。同参苓大补中气，得枳橘健运饮食《逢原》。防风、地榆为使之才。忌桃、李、菘菜、雀、蛤、青鱼权曰。入健脾药，土炒。补气，饭上蒸。久嗽，蜜水拌。治风痹、破血、利水，俱生用。非於潜野术勿生用。种於术，产浙江，冬采者佳。若野术难得，用台术为稳。昔人用术不分赤白，主治虽近，而性之止发不同时珍曰：自宋以来，始言苍术苦辛气烈，白术苦甘气和，各为分用也。牙齿日长渐至难食，名髓溢病，白术煎汤漱服愈。张锐方。

苍术

苍术苦辛温《本经》上品，强脾健胃吞，烟消灾沴疫，辟恶鬼邪奔沴，音戾。邪气，水不利也。味苦辛烈，微甘，性温。弘景曰：除恶气，弭灾沴。《类编》载：高姓妻，病恍惚谵语，亡夫之鬼凭之，其家烧苍术烟，鬼遂求去。《夷坚志》载：一士人为女鬼所染，其阴人将别曰，君为阴气所侵，必当暴泻，多服平胃散无虞，中有苍术能去邪也。发汗能开腠，祛风湿痓痺[1]，香连平胃散，湿热痢清安陈苍朴草平胃散，加黄连、木香治湿热痢，平胃散加藿香、菖蒲以醒胃，罗太无法也。辟谷延年除瘴气，能消水肿湿痰蒙，同栀解燥防风汗，止泻治痿燥湿功《抱朴子》云：文氏逃难壶山中，饥困欲死，食术遂不饥。数十年乃还乡里，气力转胜，颜色更少。杲曰：苍术别有雄壮上行之气，能除湿，下安太阴，使邪气不传入脾也。以其经泔浸、火炒，故能出汗，与白术止汗特异。元素曰：

---

① 痺：通“疸”。余同。

苍术除上湿，发汗，腹中狭窄者，须用之。得防风则发汗，同黄柏清湿热。**宽中解郁同香附，胁痛呕酸饮澼通，燥结阴虚多汗忌，除寒湿痺死肌融**震亨曰：苍术能径入诸经，疏泄阳明之湿，又能总解诸郁。香附乃阴中快气之药，下气最速。一升一降，故郁散而平。张璐曰：苍术性专开腠，故能发汗而去风寒，祛湿而除死肌痉疸，下气而消痰食饮澼。许叔微云：自患饮澼三十年，始因少年夜坐写文，左向伏几，中夜必饮酒数杯，又向左卧，是以饮食多坠左边。饮酒从左下有声，胁痛食减嘈杂，饮酒半杯即止。十数日，必呕酸水。暑月左半身无汗。服雄、附、牵牛、矾石、遂、戟等皆无效。自揣必有澼囊，如水之有窠臼，不盈科不行。用苍术一味，麻油制为末，煮大枣肉为丸。每日空腹服五十丸，三月而疾除，暑月汗亦周身，灯下能书细字，皆苍术之力也。初服时觉微燥，以山栀子沸汤泡服解之。**盖苍术燥湿发汗，健胃安脾，亦治脾湿下流，白浊带下**时珍。**惟肥盛多湿者为宜，若阴虚血少者忌**《经疏》。**防风、地榆为使。忌同白术**之才。**出茅山，坚小多毛，切开有朱砂点者良。以米泔水浸切，焙用或用脂麻研汁拌炒**白露后用苍术米泔水浸透，置屋上晒露一月为神术。**脾湿下血**《保命集》：用苍术二钱、地榆一钱，水煎。食前温服。**好食生米**萎黄憔悴，不思饭食。《杨氏验方》：用苍术（米泔浸炒），为末，蜜丸。米饮服。**脐虫怪病**夏子益方：治脐中水出，旋变作虫行，绕身匝痒，腹中如铁石。用苍术煎汤浴之，内服苍术丸。

甘　草

甘草味甘平《本经》上品，**称为九土精，能消百药毒，大豆汁兼并**《别录》曰：甘草为九土之精，解百药毒。《千金方》云：甘草解百药毒，如汤沃雪。有中乌头、巴豆毒，甘草入腹即定，验如反掌，同黑大豆汁更效。陈嘉谟曰：用甘草黑大豆汤救中砒毒者及百余人。**除邪热止渴，缓正气和肝，止痛生肌肉，养阴血悸安**《逢原》曰：炙甘草汤治伤寒脉结代，心动悸，浑是表里津血不调，故用甘草以和诸药之性而复其脉，深得攻补兼该妙用。**调和众药名元老，发背痈疽用最嘉，泻痢悬痈胎毒解，能和脏腑热寒邪**《本经》：主治五脏六腑寒热邪气，坚筋骨，长肌肉，倍气力，治金疮肿毒。甄权曰：甘草治七十二种乳石毒，解一千二百般草木毒，调和众药有功，故有国老之号。《外科精要》：治一切痈疽诸发。国老膏，预期服之，能消肿逐毒。用大横纹甘草二斤（槌碎），河水浸一宿，瓦罐慢火熬去渣，成膏，以瓷瓶收之。每服一二匙，无灰酒或白汤化服，曾服丹药致发痈疽者更效。《海上方》：治发背痈疽。用生甘草末三两和大麦面九两，和匀，沸汤调围肿上，以故纸盖之。已成者，脓水出，未成者，即内消。李迅方：治阴下悬痈生于谷道前。初发如松子，数十日后，赤肿如桃李，成脓即破，破则难敛，以横纹甘草一两（槌碎），长流水煮，文火慢熬后，用无灰酒一杯再煎，温服，次日再服。此药不能急消，过二十日方能消尽。兴化守康朝病此已破，服两剂即合口。《百一选方》：治儿初生解胎毒。用甘草一指节长（炙碎），水煎，以棉蘸水，滴儿口中，吐出恶水稀痘。**禀性能和能缓急，生金润肺补脾多，极寒极热皆能缓，冷热同方用便和**杲曰：甘草之性能缓急，而又协和诸药，使之不争。故热药得之缓其热，寒药得之缓其寒，寒热相杂者用之得其平。好古曰：附子理中汤用甘草恐其僭上也，调胃承气汤用甘草恐其速下也，皆缓之之意。小柴胡汤有柴胡、黄芩之寒，人参、半夏之温，而用甘草则有调和之意。又四逆汤用甘草缓其热，白虎汤用甘草缓其寒，麻黄汤用甘草缓其峻散，桂枝汤用甘草和其营卫，黄连汤用甘草以和其寒热也。**生能泻火除咽痛，炙用温中散表寒，酒呕不宜中满忌，痈痿咳嗽久新安**士材曰：甘草外赤内黄，备坤离之色；味甘气平，资戊己之功。调和群品，有元老之称；普治百邪，得王道之用；益阴除热，有禅金官。故肺痿、肺痈、咳嗽均治也。专滋脾土，故泻痢、虚热、肌肉均赖也。震亨曰：甘草味甘，大缓诸火。杲曰：甘草生用则气平，补脾胃不足而大泻心火。炙用则气温，补三焦元气而散表寒。总之除邪热，去咽痛，缓正气，养阴血，能润肺。又曰：心火乘脾，腹中急痛，腹皮急缩者宜用之以缓急也。按：久咳金伤肺痿虚热宜用炙甘草。实火刑金，伤瘀成肺痈，咳嗽臭痰脓血宜用生甘草。好古曰：中满者勿食甘，甘草缓而壅气，非中满所宜也。不满而用炙甘草为之补，若中满而用生甘草为之泻。能和冲脉之逆，缓带脉之急《逢原》。通行手足十二经。稍去阴茎痛，节解痈疽毒。但甘能缓中而壅气，故中满忌用。酒客呕家不宜用。泻痢初起勿用士材。二术、苦参为使。反大戟、芫花、甘遂、海藻之才。恶远志。忌猪肉，令人阳痿按：古方有相恶、相反并用者。若脉症不实者，难用此法也。大而结者良出大同，名粉草，弹之有粉出，细者名统草。补中用炙宜大，泻火生用宜细。

五味

五味子甘酸《本经》上品，咸辛苦核完，微温滋肾肺，耗散气收安性微温，味皮甘，肉酸，核中苦辛，都有咸味。好古曰：入手太阴血分，足少阴气分。味酸，敛耗散之金。微温，滋不足之水。治劳久嗽伤，壮水镇虚阳，早泻吴萸止，滋源补肾良孙真人曰：五六月宜服五味子汤以益肺金之气，在上则滋源，在下则补肾。捣细，沸汤浸之，入少蜜，任饮。《本事方》云：每至五更即溏泻二次者，经年不止，名曰肾泄。盖阴盛肾弱脾湿所致。用五味子三钱（泡淡）、吴萸八分，为末，米饮调服二钱。丹溪曰：五味子能收肺气，有补肾之功。收肺气非除热乎，补肾非暖水脏乎？寇氏所谓食之多致虚热者，收补之骤也。又黄昏时嗽乃火气浮入肺中，宜五味子、五倍子敛而降之。收肺虚阳纳肾藏，强阴除热益精良，沉桃膝地同参麦，定喘酸收敛汗长杲曰：五味子收肺气，补气不足，生津止渴，治泻痢，收瞳子散大，酸以收逆气，故治嗽用之。但有外邪者忌用，恐闭其邪气，必先发散而后用之也。能曰：咳久虚劳，阴虚火动而精元耗散，上气喘急，脉势空虚，自汗多者，当用五味子，同人参、麦冬名生脉散。如肾虚气喘汗多用五味，若降气同沉香，足冷同怀牛膝，敛肺虚寒喘同核桃肉、夹，补肾纳气同熟地黄，清肺虚热喘同麦冬，补肺气、敛虚汗喘同人参，复脉通心。收瞳散大目增光，益气生津止渴汤，实热风寒无汗忌，寒姜暑麦散麻黄仲景治冬寒咳嗽肾虚者，用五味（杵碎）同干姜用。伤寒寒在表，痰饮在肺而肾不足者，用小青龙汤，五味子同麻黄、细辛用。元素曰：季夏之间精神困乏无力，无气以动。五味子与黄芪、麦冬，少加生黄柏，煎汤服之，使人精神顿加，两足筋力涌出。盖五味子之酸辅人参能泻丙火而补庚金，收敛耗散之气也。卢之颐曰：设六淫之邪外束及肺气焦满，饵之反引邪入脏，永无出期，纵得生，全须仗夏火从中带出，或为斑疹，或作疮疡，得汗乃解，倘未深解病情，愿言慎重。盖五味子之酸能收肺经耗散之气士材。归肾脏散失之元晋三。为补肾涩精，定虚喘，敛脱汗要药。然风邪在表，麻痧痘疹，肺有实热停饮皆忌用士材。捣碎核，五味方备，不宜多用六味地黄丸加五味子名都气丸，治阴虚久咳，再加附子治咳嗽久、阳气虚寒有汗。苁蓉为使。恶葳蕤。胜乌头之才。入补药蜜拌，嗽药生用。北产色黑带紫，润者佳南产色红不泽，敛性稍轻。

麦　冬

麦门冬色白《本经》上品，微苦味甘寒，润肺清心热，除烦渴燥干味甘微苦，性微寒。元素曰：麦冬主血妄行及经水枯，乳汁不下，治肺中伏火，脉气欲绝者。肺中伏火清，脉欲绝能生，补肺经元气，人参麦味并杲曰：六七月间，湿热方盛，人病骨乏无力，身重气短，头旋眼黑，甚则痿软，故孙真人以生脉散补其天元真气。脉者，人之元气也。人参之甘温，益元气而泻阴火；麦冬甘寒，滋燥金而清水源；五味子之酸咸，泻丙火而补庚金，兼益五脏之气也。治虚劳客热，胃络绝餐伤，定魄滋津液，经枯乳不行《逢原》曰：《本经》治心胸结气，腹中伤饱，胃络脉绝而羸瘦短气。疗肺痈脓秽，兼治血妄行，能除劳复病，枣草竹冬粳《南阳活人书》：治劳复气欲绝。麦冬一两，炙甘草一两，粳米半合，大枣三枚，竹叶十五片，水二升，煎一升，分三服。根多脉理推原意，复脉通心暑气清，苦瓠同连消渴止，车前生地使睛明卢复曰：麦冬色白可入肺，味甘寒可入脾，根多脉理可入心。宗奭曰：麦冬治心肺虚热及虚劳，与地黄、阿胶、麻仁同为润经益血、复脉通心之剂，与五味子、枸杞子同为生脉之剂。崔元亮：治消渴饮水，以苦瓠汁浸鲜麦冬二两，经宿去心，捣烂，入宣州黄连二两，为末，和丸。食后饮下五十丸，两服渴定。藏器曰：麦冬和车前、地黄丸服，夜视有光。《儒学精要》云：麦冬以地黄为使，服之头不白，补髓，通肾气，定喘促，肌体滑泽。时珍曰：此方惟火盛气壮者相宜，若气弱胃寒者必不可饵。行水治痿咳喘平，能清胃热益阴精，虚寒嗽泻麻前禁，又忌痧邪郁咳声肺清则水道下行，故治面上、身浮肿也。王肯堂曰：凉补而不泥，治伤寒劳复及温热病，阴不济阳而烦热燥渴，用之生津液，濡枯而退热也。士材曰：麦冬清肺多功。心火焦烦，正如盛暑，秋风一至，炎蒸若失矣。心主血，心既清安，血不妄行矣。金不燥则不渴，金水生则益精矣。但风寒咳嗽及风热暴嗽失音，皆非所宜，恐寒郁热邪，多成虚损。又麻痧咳嗽，不可误用，以其性寒，固敛阳邪不能发越。脾胃虚寒泄泻，产后血虚作渴，皆非所宜《逢原》。地黄、车前为使。畏苦参、木耳、青葙。恶款冬、苦瓠、伏石、钟乳之才。忌鲫鱼士材。取肥白者，抽去心用，即不烦。衄血不止，鲜地黄、麦冬，水煎服。

黄芪

黄芪补药长《本经》上品，益气肺脾经，实表甘温性，痈疽内托灵为补药之长，故名芪，得人参补表里气。元素曰：黄芪补五脏诸虚，入手足太阴气分，又入手少阳、足少阴而治脉弦自汗，泻阴火，去虚热。无汗则发，有汗则止。《逢原》曰：入肺而固表虚自汗，入脾而托已溃痈疽。**充皮肤腠理，实卫气如屏，益胃三焦药，治虚喘汗停**《灵枢》云：卫气者，所以温分肉而充皮肤，肥腠理而司开阖。杲曰：黄芪既补三焦，实卫气，又温分肉，益皮毛，实腠理，不令汗出以益元气也。**生芪达表能开阖，蜜炙虚劳止汗灵，止泻清肌虚热退，防风解托中风醒**唐·许允中治柳太后病风不能言，脉沉而口噤，乃造黄芪防风汤数斛，置于床下，气如烟雾上腾，一夕便得语也，此义惟玉屏风散得之。杲曰：黄芪虽畏防风，然得防风其功愈大，乃相畏而相使也。**排脓止痛生肌效，解渴痈疽鼠瘘平，卫弱邪轻能托汗，伤寒尺弱健中伤**黄芪同白芷、甘草、银花、皂荚刺能排脓止痛。《外科精要》：补虚治渴，男妇诸虚，烦悸焦渴，面色萎黄，或先渴后发痈疽，或先痈疽而后渴，并宜多服芪、草。以绵黄芪六两（半生焙，半盐水炒），生甘草、炙甘草各五钱，或为末，或水煎，每服二钱。《逢原》曰：若卫气虚弱之体感寒，虽用表药，多不能作汗，须用黄芪建中之属，始得汗解，不可拘于俗见而废圣法也。**起痘成浆止慢惊，崩中血热痢归并，邪多气实肝强忌，疗肺痈脓嗽草轻**魏桂岩曰：痘分顺、逆、险三症，治痘气虚顶陷，血虚浆清，皮薄色白，用保元汤。炙黄芪三钱，人参二钱，炙甘草一钱，生姜一片。水煎服之。以其内固营血，外护卫气。更加官桂、糯米，滋助阴阳，作为脓水。遇虚寒之儿，寒水运气，用之有效，或加芎䓖。孙用和治肠风泻血，黄芪、黄连等分，为末。面糊丸绿豆大，每服十五丸，米饮下。好古曰：黄芪治气虚自汗并盗汗及皮肤痛，是肌表之药；治咯血，柔脾胃，是中州之药；治伤寒尺脉不至，补肾脏元气，是里药。乃上、中、下、外、内三焦药。及表虚易感风邪及发热自汗，皆用炙者以实卫气之虚也。《逢原》曰：《本经》治痈疽久败，排脓止痛，大风癞疾，五痔鼠瘘，皆用生者以疏卫气之热。性虽温补而能调血脉也。东垣曰：当归补血汤治血虚发热，困渴引饮，目赤面红，昼夜不息。其脉洪大而虚，重按全无力，此血虚之候也，得于饥困劳役，症象白虎，但脉不长，实为异耳。用黄芪（蜜炙）一两、当归身（酒洗）二钱，水煎服。《席延赏方》：治咳嗽脓血咽干，乃虚中有热，不可服凉药。以好黄芪四两、甘草一两，为末。每服二钱，点汤服。要之黄芪补卫气实表嘉谟。肥白而多汗者为宜《三因方》：治卫虚亡阳，厥冷自汗，脉微无力，黄芪、附子同用。若面黑形实而瘦者，服之令人胸满震亨。但有表邪者，勿用。若肝气易怒者，勿用。茯苓为使。恶鳖甲、白鲜皮之才。益气止汗，蜜炙。托里及达表，生用。如欲托解，防风煎汁焙。如欲稍降，盐水焙。形如箭竿者良绵软而嫩，无丫枝。切，外白中黄。

当归

当归能养血《本经》中品，活血痛如拈，性润温无毒，甘辛苦味兼色紫，性温润，味甘辛兼苦。元素曰：为心经本药，能和血治诸病夜甚。凡血受病，必须用之。血壅而不流则痛，当归之甘温能和血，苦温能助心散寒，辛温能散内寒，使气血各有所归也。调经胎产后，去瘀养新安，理血中之气，心脾血分肝好古曰：入手少阴，以其心生血也；入足太阴，以其脾裹血也；入足厥阴，以肝藏血故也。咳逆气能宽，辛温散内寒，甘温和血脉，疗倒产何难成无己曰：脉者，血之府也，诸血者属于心，凡通脉者，必先补心益血。故《伤寒论》治手足厥寒，脉细欲绝者，当归四逆汤用之为主也。引血归经种子祧，温中止痛腹身腰，排脓散肿痛疽效，痉痹筋挛血痢调同川芎、赤芍、生地，名四物汤，能和血调经种子。《妇人良方》：治产难，横生，倒产，胎死不下，用大黑豆廿粒（炒焦）、当归三钱、川芎二钱，水煎，冲童便一杯服之。去黑豆、童便，加龟板一具（麻油炙，杵）、血余灰一钱，水煎，胞浆破后，服之子生，名开骨散，治妇人交骨不开，神效。《圣惠方》：治产后中风，发痉，身强，搐搦，歪斜，不省人事者，用当归、荆芥各一钱半，水和酒煎，冲童便服，立效。好古曰：同人参、黄芪则补气生血，同牵牛、大黄则行气破血。韩懋[①]曰：血热以生地黄、条芩为佐，不绝生化之源，血积配以大黄。要之血药不容舍当归也。门曰：合赤芍药、广木香，和营止痛，治血痢。跌打癥瘕归尾下，归身补血润肠宜，虚劳温疟和寒热，血热鲜红泻忌之杲曰：头止血而上行，身养血而守中，尾破血而下流，全活血而不走。同柴胡、鳖甲治温疟，寒热若见血鲜红及泻忌。盖当归主血分之病《经疏》曰：当归甘以缓之补之，辛以散之润之，温以通之畅之，活血补血之要药也。然泄泻饮家，吐下血色鲜红者，皆忌之性润，滑肠。辛温，动血故也。又治冲脉为病，气逆里急。带脉为病，腹痛，腰溶溶如坐水中好古。畏菖蒲、海藻、生姜之才。治瘀痛，酒洗。治吐血，醋炒。防滑肠，土炒用。以秦产头圆尾多，润肥气香，里白不油者，名马尾当归最良。若尾粗坚枯者，只宜发散用。川产力刚可攻，秦产力柔宜补。

芎䓖

芎䓖气味辛温散《本经》上品，去瘀调经月闭通，上至于头下血海，和营润燥去肝风味辛微苦，性温，浮而升阳也。时珍曰：芎䓖血中气药也。肝苦急，以辛补之，故血虚者宜之；辛以散之，故气郁者宜之。能去瘀通经闭，治腹中痛胀。好古曰：搜肝气，润肝燥而补风虚。元素曰：川芎上行头目，下行血海，能散肝经风，治少阳、厥阴头痛及血虚头痛，为少阳引经而助清阳之气。抚芎止痢能开郁，冷痹筋挛种子功，疗胆肝经头痛效，营中畅气血邪融抚芎产江左抚州，中心有孔者是。震亨曰：郁在中焦，须抚芎开提其气以升之，气升则郁自畅，故抚芎解诸郁，

① 韩懋：明代医学家。字天爵，号飞霞道人，又曾改名白自虚，人称白飞霞。著有《韩氏医通》《杨梅论治方》《海外奇方》等。

直达三焦，为通阴阳血气之使也。时珍曰：血痢已通而痛不止者，乃阴亏气郁，药中用川芎为佐，行气调血，其痛立止。杲曰：头痛必用川芎加各引经药。太阳羌活，阳明白芷，少阳柴胡，太阴苍术，厥阴吴茱萸，少阴细辛。《本草述》曰：芎䓖之用，能达阳于阴中，即能贯阴于阳中，兹味之宜投者，乃阳陷于阴中，及阳不能畅阴之症。若下之阴虚不能守而阳僭于上，及上之阳盛而阴不为之主者，妄投之适以滋害耳。方书川芎同苏叶治邪伤血分。张璐曰：伤寒病后余热留于血分，至夜发热，用四物汤，或合柴胡，或合桂枝，靡不应手取效。**疗面头风多涕泪，催生产后乳悬垂，排脓长肉胞衣下，咳嗽火升衄忌之**《本经》：治中风入脑，头痛及头风在面，目泪多涕。甄权：治胞衣不下，得当归名佛手散，能催生。夏子益方：治妇产后两乳忽长细小，垂过小肚，痛甚，用川芎、当归各四两（剉片），用烧烟熏。内用川芎、当归各二钱，煎服；外以蓖麻子肉捣贴顶心。《经疏》曰：川芎属阳，味辛。凡虚火上升，呕吐咳嗽，衄血，多汗者皆忌用。**白芷为使。畏黄连、硝石、滑石。恶黄芪、萸肉。经闭验胎**《灵苑方》：经水三月不行，川芎末一钱，煎艾汤调服。腹内微动者是有胎，不动者，非也。**川产，色白，味辛微甘者佳。治头面风勿缺也。然单服久服令人暴亡，为其辛喜归肺，走散真气也**宗奭曰：秦产西芎，江南抚芎。《从新》曰：营行脉中，卫行脉外，寒湿搏之则行迟，火热搏之则行速，气血凝滞则发痈疽，芎、归能行气和血也。

白芍

白芍入脾肝《本经》中品，**微寒味苦酸，除烦凉血热，补血护营完**成无已曰：白补而赤泻，白收而赤散，能补阴血而治肺燥。又曰：芍药之酸，敛津液而益营血，收阴气而泄邪热。好古曰：入肝脾血分。**敛汗收阴气，安脾肺泻肝，能除虚喘胀，多逆气平安**士材曰：收敛下降，适合秋金，故气安而汗止。元素云：泻肝安脾肺，收阴气而敛逆气也。

同归治血痢，冷桂热芩随，止衄治崩漏，安胎固膝肌同土炒当归治血痢。元素曰：白芍收胃气，止泻痢，和血脉，固腠理，入脾经，补中焦，乃下痢必用之药。盖泻痢皆太阴病也，得炙甘草为佐，治腹中痛，夏月稍加黄芩，恶寒加桂，此仲景神方也。治营虚腹痛，木侮土乘脾，勿用因无汗，寒疼瘀忌之《本草述》曰：腹中虚痛属脾虚而肝乘之。白芍泻肝邪，更补中焦脾气而止痛。震亨曰：白芍酸寒，冬月必以酒炒，然止能治血虚腹痛余并不治，为酸寒收敛无温散之功也。又谓产后不可用者，以其酸寒伐生发之气也。《逢原》曰：白芍泻肝之邪热，所以补脾之阴，能于土中泻木，为血痢必用之药，然须兼桂用之，方得敛中寓散之义。桂枝汤用芍护营血，使邪不得内犯也。杲曰：或言古人以酸涩为收，何以言利小便。曰：芍药能益阴滋湿而停津液，故小便自行非通利也。张景岳曰：若产后虚热多汗，阴气散失，酒炒用之。昶按：中寒腹痛，瘀痛，积痛，伤寒无汗，皆不可用芍药。好古曰：治阳维为病苦寒热，带脉病苦腹疼，腰溶溶如坐水中。

赤芍

赤芍苦酸凉，通经利小肠，清肝火胁痛，散恶血瘕行安期生曰：金芍药色白多脂，木芍药色紫瘦多脉，根之赤白随其花之色也。《从新》曰：治痘疮，地红血散，毒不附疮。止痛消痈肿，祛寒热疝膀，治肠风目赤，除血痹推详白味多酸，赤味多苦。陶曰：赤者小利，止痛不减当归。恭曰：赤者利小便，下气。《事林广记》：治衄血不止，赤芍为末服。盖芍药白益脾，能于土中泻木。赤散邪，能行血中之滞时珍。古人云：减芍药以避中寒，诚不可忽[1]宗奭。反藜芦。恶石斛、芒硝。畏鳖甲、小蓟、火硝之才。单瓣者入药。补脾药酒

① 古人云……诚不可忽：原残，据清道光活字印本补。

炒，下痢酒炒，止血生用，肿胀肉桂酒拌炒。

干地黄

干生地小寒《本经》上品，填骨髓滋肝，味苦甘生血，崩中血运[①]安好古曰：气薄味厚，沉而降，阴也。入手足少阴、厥阴及手太阳经。大生地补阴生血，小生地养阴凉血。止衄坚筋骨，能凉血保妊，治阴虚火旺，补肾水真阴元素曰：凉血生血，补肾水真阴，润皮肤燥。滋阴以退阳，夜热用之凉，唾血肠红止，治劳理内伤《别录》曰：主男子五劳七伤，女子伤中、胞漏、下血。戴原礼曰：阴微阳盛，相火炽强，来乘阴位，日渐煎熬，阴虚火旺之症，宜生地黄以滋阴退阳也。调经润下养阴精，退骨蒸劳定悸惊，解热生津而化汗，长肌润燥止耳鸣《本草述》曰：地黄之气寒者，禀天一之真阴也，其味甘者，得中五之冲气也。甘而微有苦者，归于主血之心也。

鲜　地

鲜生地大寒，血热妄行安，味苦甘凉血，治崩衄止完元素曰：地黄生则大寒而凉血，血热者须用之。凉心血热退，益肾水清肝，解五心烦热，脉洪实诊看好古曰：生地黄治心热，手足心热。入手足少阴、阙阴经，能益肾水，凉心血，其脉洪实者宜之。又为手太阳之剂。故钱仲阳泻丙火与木通同用，以导赤也。跌折筋能续，伤胎血下痊，治温邪舌绛，赤芍牡丹连绛，深红色也。治温邪入包络，舌绛神昏，鲜生地同丹皮、赤芍、连翘用。消斑利二肠，疗齿动疼长，泻丙丁之火，木通导赤行《逢原》曰：浙产鲜者，专于润燥。病人元气

---

① 运：通“晕”，眩晕。《灵枢·经脉》曰：“五阴气俱绝则目系转，转则目运。”

本亏，因热邪闭结，而舌干焦黑，大小便闭，不胜攻下者，用此于清热药，通其闭结，最妙法也。**吐衄脉洪强，煎膏入大黄，鲜寒防妨胃，酒制用相当**《圣惠方》：治心热吐衄，脉洪数有力者。鲜地黄捣汁，调川大黄末为丸，每服二钱。凡用鲜生地至两许者，须酒焙，防滞血也。**得清酒、麦冬良。恶贝母。畏芜荑**之才。**忌铁器、萝卜、葱、蒜。琼玉膏**鲜生地捣汁煎膏，和白蜜、人参、茯苓末。治虚劳久咳唾血。**交加散**治妇人血虚内热，兼胃寒腹痛，又治妇人中风胁不转者。鲜生地五两（捣汁，炒生姜渣），生姜四两（捣汁，浸生地渣），合炒黄，为末，酒调服三钱。**物伤睛突**但目系未断者，即端正纳入。急捣生地黄敷之，绵裹，仍以避风膏护其四沿《圣济录》。**睡起目赤**《医余》云：肝家血热也。以生地黄捣汁，浸粳米，煮粥食。**牙动长欲脱**《千金方》：常含生地黄，温汁食漱。**五毛变赤色**《客窗偶笔》云：有颁白者，晨起觉须、眉、发、阴毛俱变赤色，有郛医生诊视之曰：此湿热伤于阴血也。用茵陈、生地渐愈。**新掘鲜者即用，为鲜生地黄，以沉水者佳。晒后焙干收者，为干地黄**取肥地黄沉水者洗晒，以拣下者捣绞汁，拌前地黄炙干用。**再以陈酒、砂仁拌干地黄，九蒸九晒用之，为熟地黄。产怀庆者佳，丁头鼠尾，质坚重，皮粗有疙瘩者力大**每株重七八钱者力优。

熟地黄

制为熟地黄，日晒九蒸良，补肾中元气，甘温气味尝中梓曰：地黄禀北纯阴之性而生，非太阳与烈火交蒸则不熟，必九蒸九晒乃良，得砂仁香窜和气，煮酒和血。好古曰：脉虚者，宜熟地黄。假日晒火蒸九数，故补肾中元气。六味丸以之为诸药之首，天乙所生之源也。四物汤治藏血之脏以之为主者，癸乙同归一治也。《本经》曰：填骨髓长肌。**补血生精通血脉，封填骨髓益真阴，能滋肾水坚筋骨，胫股酸疼保孕妊**元素曰：滋肾水，益真阴，补血治脐腹虚痛，病后胫股酸痛。《经疏》曰：同砂仁治胎动下血腰痛。《机要》云：熟地、当归合用名补髓煎。《逢原》曰：熟地黄能填补真阴，是以六味、八味为培养真阴真阳之总司，然六味丸中切不可杂一味中焦药如人参、白术、甘草之类，咸非所宜。昔人有以六味丸加参而服，下咽少顷，辄作迷迷不爽；或令增麦冬、五味服之，功力倍常，深得金水相生之妙用。非专功药性者之可与讨论也。治劳唾血骨痿行，纳气归原肾喘平，长志乌须而黑发，耳鸣目眩复聪明好古曰：治坐而欲起，目䀮䀮如无所见。昶按：肾虚气不归原，气短喘促者，用六味地黄汤，加沉香降气，加牛膝治足冷。若肺肾虚寒，阳衰喘嗽，头汗足冷，脉微细无神者，用附子都气丸，即六味丸加五味子，又加制附子也。至于肺肾两亏，有湿痰喘嗽者，张景岳用金水六君丸，即熟地、当归、制半夏、炙甘草、茯苓、广陈皮，水滴为丸也。盖地黄生则大寒凉血，血热用之。熟则微温补肾，血衰宜之元素。生地凉血，而胃气弱者，恐妨食。熟地补血，而痰饮多者，恐泥膈。或言生地黄酒炒则不妨胃，熟地黄姜汁制则不泥膈虞抟。若产后恶食泄泻，小腹结痛，虚劳，脾胃薄弱，食少便溏，胸腹多痰，气道不利，咸须忌之《逢原》。

丹　皮

丹皮即牡丹《本经》上品，色赤性微寒，味苦辛无毒，心包至肾肝好古曰：入手厥阴及足少阴经。能令相火平，扑损瘀消行，散瘀除烦热，血中伏火清时珍曰：丹皮治手足少阴、厥阴四经血分伏火。盖伏火即阴火，阴火即相火也。古方惟以此治相火，故肾气丸用之。后人乃专以黄柏治相火，不知丹皮之功更胜也。除癥瘀血留肠胃，内热阴虚吐衄安，退骨蒸劳无汗用，治神志弱地黄丸元素曰：牡丹皮赤色，火也，故能泻阴胞之火，四物汤加之，治妇人骨蒸。又曰：入手厥阴、足少阴，故治无汗之骨蒸；地骨皮入足少阴、手少阳，故治有汗之骨蒸。神不足者手少阴，志不足者足少阴。故仲圣肾气丸用之，治神志不足也。又能治肠胃积血，疗吐血、衄血。疗疭惊痫及中风，能凉血热散疮痈，通经脉闭防胎堕，产后和营退热功希雍曰：辛以散结聚，苦寒除血热。专治血中伏火，擅疗无汗骨蒸。《本经》：治寒热中风，瘛疭惊痫。《别录》曰：除时气头痛，客热五劳，腰痛。盖丹皮治心虚火炽杲曰：治肠胃积热，心火炽。能凉血热而行血。若妇人血崩及经行过期不净，忌与行血药同用《经疏》。又味辛气窜，能开发陷伏之邪外散。自汗多者勿用《逢原》。赤花者利，白花者补颂曰。取单瓣花红之根入药。畏贝母、大黄、菟丝子之才。伏砒。忌蒜、芫荽大明。下部生疮已决洞者，丹皮末汤服《肘后方》。千瓣白牡丹根皮，妇科补脬饮用之。

泽　泻

泽泻微寒性《本经》上品，业生浅水中，甘咸味入肾，利水有奇功泽泻水草也，味先咸后甘，性微寒。通淋除湿热，耳目可聪明，疗疝阴间汗，祛邪梦泄精士材曰：种种功能，皆由利水，何以又止泄精乎。此指湿热为殃，不为虚滑者言也。元素曰：泽泻入肾经，乃除湿要药，治小便淋漓，去阴间汗。若无湿热服之，令人目盲。《金匮》：治水畜烦渴，小便不利，或吐或泻，用五苓散以泄邪热。《素问》：治酒风，身热汗出。用泽泻、生白术、靡衔[1]，以其能利膀胱经湿热也。治支饮眩冒，疗水泻身轻，水痞停心下，行痰饮呕平《金匮》：治支饮眩冒，用泽泻白术汤。《保命集》：治水湿肿胀。用白术、泽泻各一两，为末。每服三钱，

① 靡衔：原作“靡御”，据《素问·病能论》改。药名，主风湿痹。

茯苓汤下。时珍曰：泽泻[1]利水而泄下。脾胃有湿热，则头重而目昏耳鸣。泽泻渗去其湿热，则清气上行。头目症除地黄丸用泽泻者，乃取其泻膀胱之邪。古人用补必兼泻邪，邪去则补剂得力。专一于补，必致偏胜之害也。**能行伏水除脬垢，气分膀胱小便行，利窍通癃消水肿，肾虚误用滑精盲**好古曰：《本经》云久服明目，扁鹊云多服昏目，何也？易老云去脬中留垢，以其味咸能泻伏水[2]故也。泻伏水，去留垢，故明目；小便利，肾气虚，故昏目也。**按：泽泻擅泻。若病人无湿而肾虚精滑，目虚不明者，切勿与之**士材。**畏海蛤、文蛤**之才。**白色者佳。若铁色及油者勿用。利小便生用，补剂盐水炒。疟后怪症**口鼻中气出，盘旋不散，凝如黑盖色，过十日渐至肩与肉相连，坚胜金石，无由饮食。煎泽泻，日饮三盏，连服五日愈。夏子益方。

山药

山药味甘平《本经》上品，**生敷肿毒轻，根形如种物，辟雾露薯蓣**本名薯蓣，因避唐宋帝讳，改名山药。薯，音诸。曹毗云：食薯蓣可以辟雾露。《异苑》云：植薯蓣者，随农人所种之物而根象之。**补脾入肺清虚热，润泽皮毛长肉肌，镇魄安神多记事，治劳益损补虚羸**吴绶曰：山药入手足太阴二经，补其不足，清其虚热。李杲曰：润皮肤干燥。八味丸用干山药，以其凉而能补也。甄权曰：补五劳七伤，镇心神，安魂魄，补心气不足，多记事也。**益气补中除泻痢，强阴益肾止遗精，治频小便腰虚痛，养胃不饥眼眩明**《本经》云：久服耳目聪明。《别录》云：治头面游风眼眩。《本草述》曰：养胃不饥。讱庵曰：肺为肾母，故益肾强阴，治劳伤虚损。脾为心子，故又益心气。性涩，故治遗精泄[3]泻及健忘。

---

① 黄丸元素曰……泽泻：原残549字，据清道光活字印本补。
② 伏水：原作“伏火”，据《本草纲目·泽泻》改。
③ 泄：原作“清”，据《本草备要·山药》改。

按:《金匮》薯蓣丸以之为主，治虚劳不足，风气百疾希雍曰：山药得土之冲气，禀春之和气也。但性缓，非多用不效士材。然性涩，中宫泥滞者勿食。恶甘遂之才。生则性滑，熟滞气宗奭。生干而坚者良。怀山药形扁。味甘带咸者佳。同面食发动气孟诜。鲜山药捣敷痈疮，消硬肿毒。湿热虚泄苍术、山药等分，饭为丸，米饮下，大人小儿皆宜《濒湖验方》。零余子甘温即山药藤上子。益肾补损伤，强腰膝，食之不饥藏器。

山萸肉

山茱萸色赤《本经》上品，气味涩温酸，续嗣添精髓，兴阳道合欢《别录》曰：性微温，味酸。甄权曰：治脑骨痛，疗耳鸣，补肾气，兴阳道，坚阴茎，添精髓，治老人尿不节，五十行经。酸收精气闭，补肾气温肝，止耳鸣勍力，强阴膝痛安好古曰：滑则气脱，涩剂所以收之。山茱萸止小便利，秘精气，取其涩味酸以收滑也，故八味、六味用之。小便年高滑，精充九窍通，坚阴茎暖膝，月水过期红《圣济》曰：如何涩剂以通九窍。《经疏》曰：精气充足则九窍自通，治月水不定，过多不止。《经疏》曰：四时之令，春暖而生，秋凉而杀。万物之性喜温而恶寒，人生精气亦赖温暖而后充足，况肝肾居至阴之位，非得温暖之气孤阴无以生。山茱萸正入二经。气温而主补，味酸而主敛，故精气益而阴强也。除风脑骨痛，火炽不相宜，尿赤淋癃忌，阳强勿用之命门火旺，有浊淋痛及癃秘，小便不利，阳强不痿，皆当忌用之。盖滑则气脱，涩以收之。肾气受益则封藏有度，肝阴得养则疏泄无虞，乙癸同源故也。若命门火旺，赤浊淋痛及小便不利者忌用《逢原》。红润者良。去核，酒焙用核能滑精。蓼实为使。恶桔梗、防风、防已之才。核有八棱，名雀儿酥勿用。

何首乌

何首乌良药宋《开宝》，其藤至夜交，雌雄分赤白，味涩苦甘调味苦涩。《何首乌传》：味甘，性温，无毒。苦补肾，温补肝，甘益血，涩能收敛精气。种子延年禀性温，强阳续嗣子生孙，乌须黑发容颜少，壮气长生觅九根《斗门方》云：取根若获九数者，服之乃仙，故又名九真藤。年久成形者最良。若三百年者，大如栲栳，服之成地仙。长筋益血补温肝，养肾髓精健骨髋，涩固精兮收敛气，祛风养血酒同餐时珍曰：何首乌白色入气分，赤色入血分。肾主闭藏，肝司疏泄。此物气温，味苦涩，能养血益肝，固精补肾，健骨，乌须发，营筋，为滋补良药。不寒不燥，功在地黄之上。气血太和，则风虚痈肿瘰疬愈矣。唐朝有叟何姓者，生而阉弱，见有藤夜交，掘收晒干，杵末，酒服。须发尽黑，故名何首乌。后因阳事强健，娶妻屡生男子，改名能嗣。子孙继服，咸[①]享遐龄，由是延年种子流传信不诬矣。有二种，雄者苗色黄白，雌者黄赤色也。阴伤久疟同柴豆，赤疗痈疽痔疬丸，熟补鲜通白入气，风虚带下瘦劳安希雍曰：首乌补肝肾，益血祛风，长筋骨，益精气。鲜首乌治大肠枯燥，熟首乌纯补。白色入气分，赤色入血分。丹方治久疟，用生干首乌一两、柴胡二钱、黑豆照人年数，煎成露一宿，清晨热服，夜疟尤效。《斗门方》：治瘰疬或破或不破，日日生嚼首乌并取叶捣涂。治痈疽用赤色首乌，煎冲酒服。疗膝腰疼骨软风，多男七宝美髯功，藤治不寐风疮癞，忌卜无鳞热毒同治骨软风疾，腰膝痛难行步，遍身瘙痒。大首乌、怀牛膝各一斤，浸酒服，或杵末，枣肉为丸服。首乌藤治不寐，风疮癞疾。嘉靖初，邵真人进美髯丹，世宗服之，连生皇嗣。赤、白首乌各一斤（黑豆拌，蒸晒），赤、白茯苓各一斤（人乳制），怀牛膝、枸杞子、菟丝子、当归各八两（皆酒炒），

① 咸：原作“威”。

补骨脂四两，黑脂麻，炒为末，炼蜜丸梧子大。空心酒服百丸。能乌[1]须发，壮筋骨，固精气也。盖首乌有种子延龄大功。勿与天雄、乌、附、仙茅等燥热毒药同用，因其性敛味涩也。忌食萝卜，诸血，无鳞鱼，铁器凡诸名山、深山产者，大而佳也。

菟丝子

菟丝子缕藤《本经》上品，火焰草通称，附梗根离地，治腰膝冷疼颂曰：夏生苗，初如细丝，遍地不能自起。得他草梗则缠绕而上，其根渐绝于地而寄空中。或云无根，假气而生，信然。甘辛温气味，补卫气加增，禀正阳之气，助筋脉酒蒸敩曰：菟丝子禀中和，凝正阳之气，一茎得树感枝而成，从中春上阳结实，故偏补人卫气，助人筋脉。益肾坚筋骨，补肝续绝伤，治风虚润肺，补不足康强颂曰：此药治腰膝，去风兼能明目。酒制为末服。十日外，饮啖如汤沃雪也。《逢原》曰：菟丝味辛温，质黏，与杜仲之壮筋，暖腰膝无异。用去风明目，元参痘出稀，茎寒精自出，尿后滴零漓菟丝子同元参服能稀痘。之颐引《内经》云：阳在外，阴之使也；阴在内，阳之守也。互交之机，惟菟丝有焉。设内无阴，则纤微之物安能受气以生。诚得阴阳内外之枢纽，故主阴阳之气不足，以著绝伤，益气之力，致肌肉若一，成肥健人矣。益髓强阴添气力，遗精白浊共苓莲，车前菟子横生顺，食倍人肥燥渴痊《局方》：治思虑太过，心肾虚损，小便白浊，遗精不固。菟丝子五两，茯苓三两，石莲肉二两，为末。水滴丸梧子大，空心盐汤下五十丸。《圣惠方》：治妇人横生。菟丝子末，酒服二钱。一加车前子二钱，服即顺。若肾家多火，阳强不痿者忌之《经疏》。得酒良。山药、松脂为使之才。同牛膝、杜仲，治腰膝冷痛，顽麻无力《经疏》。勿用天碧草子，真相似，

---

① 乌：原作“泻”，据《本草纲目·何首乌》改。

只是味酸涩并黏也雷敩。菟丝最难得真，有人以子种出，皆水犀草，不可不辨《逢原》。淘净，酒炒用。陆机《诗疏》云：菟丝蔓草上，黄赤如金；松萝蔓松上，生枝正青。无杂蔓者，皆得之。

枸 杞

枸杞子如樱《本经》上品，甘温色赤赪，年深根似犬，益寿体身轻赪，赤色。《逢原》曰：味甘，色赤，性温无疑。《续仙传》云：朱孺子见溪侧二花犬，逐之入枸杞丛下，掘之，得根形如二犬，烹食身轻。质润坚筋骨，滋心燥嗌干，治虚劳止渴，得熟地根安若金曰：红润而甘者为味厚气全。本益阴而又能化阳，虽化阳而还归益阴也。景岳曰：枸杞助熟地甚妙。滋肝止泪菊长明，补肾腰疼膝痛轻，耐暑寒兮能润肺，多男益气最生精时珍曰：杞子补肾润肺，生精益气，乃平补之药。所谓精不足者，补之以味也。《逢原》曰：除烦养营，熄肝风。峻补冲督之精血。长服杞子、甘菊，永无目疾。五子衍宗丸：用枸杞子八两，菟丝子、五味子、覆盆子、车前子各四两，为末，蜜丸。子孙世服，繁衍遂成村落。谚曰：离家千里，勿食枸杞。以其色赤属火，补精壮阳耳。然味甘质润，仍是补水之药，故治肾虚消渴。蓬莱县南邱村多枸杞树，高者一二丈，其根盘结甚固，其乡人多寿考，亦饮食其水土之气使然也。然寡尼劳热咳嗽忌之。肠滑者禁杞子，中寒者忌骨皮中梓。产河西甘州，红润少核者良。

地骨皮

地骨皮寒性，味甘淡苦并，行三焦气分，除热益阴精《逢原》曰：其气清，其味薄，其质轻。退肾肝虚热，肺中伏火清，坚筋骨止渴，热咳嗽能平好古曰：降肺中伏火，去胞中热。时珍曰：地骨甘寒，平补，使精气充而邪火自退。所谓热淫于内，治以甘寒也。世但知用芩连泻上焦火，知柏治下焦火，多服苦寒，致伤元气，惜哉。予尝以青蒿佐地骨退热，屡有殊功也。**解骨蒸肌热，除烦熄内风，青蒿佐地骨，退热有殊功**《本经》：治五内邪气，风湿周痹。云密曰：地骨皮益足少阴肾之阴气，疗手少阳三焦虚阳。须知此不兼养血，却专以益阴为其功。虽能除热，却不以泻火尽其用。**疗表风邪无定退，传尸有汗骨蒸凉，虚劳客热金疮止，去骨槽风小便疮**《千金方》：治虚劳客热。朱二允曰：能退内潮，人所知也；能退外潮，人实不知。病或风寒散而未尽，作潮往来，非柴葛所能治，用地骨皮走表又走里之药，消其浮游之邪，服之则愈，特表明之。类明曰：有汗骨蒸因阴虚血少，阳气下陷于内而为热，热气熏蒸于表而汗泄也。又云：肾脏有热而则骨亦热，骨热则血热髓枯而筋失营养矣。地骨皮入肾，益阴气凉血，所以能解有汗之骨蒸，并能强筋骨也。**但中寒者勿用。产泉州者味甘淡，最良。制硫黄、丹砂。苗叶味苦，甘凉，清心肺邪热，止渴。**

补骨脂

补骨脂无毒宋《开宝》，**扶阳固髓精，暖丹田冷痹，属火敛神明**即破故纸。韩飞霞曰：补骨脂属火，收敛神明，能使心包之火与命门之火相通，故元阳坚固，骨髓充实，涩以固脱也。胡桃属木，润燥养血，血属阴恶燥，故油以润之，佐骨脂有木火相生之妙。故语云：补骨脂无胡桃，犹水母之无虾也。按：水母即海蜇，虾常附下。**性燥大温味苦辛，除寒补肾敛精神，腰疼膝冷阴囊湿，肾冷精流小便频**唐郑相国方：补骨脂十两（酒浸蒸，焙研），胡桃肉二十两（研烂），蜜调，每晨酒服一大匙，治虚寒喘嗽及体弱湿邪，腰脚酸痛加杜仲，即局方青蛾丸。补骨脂同青盐，能固精气，治虚寒滑精，小便频。**心包络火命门通，壮火兴阳益土功，肾泄虚寒并肉蔻，阳衰喘嗽核桃同**每五更泄名肾泻。《本事方》云：孙真人言补肾不若补脾。予曰：补脾不若补肾，肾气虚弱则阳气虚衰，不能熏蒸脾胃，令人痞满少食。譬如釜中无火，虽终日不熟，阳衰则饮食亦不能消化。济生二神丸治脾肾虚寒泄泻，用补骨脂补肾，肉豆蔻补脾，予加木香以顺其气，使之斡旋。但阴虚有火，梦泄溺血，大便燥结勿施《经疏》。得胡麻良。恶甘草珣曰。忌芸台、羊肉、诸血。出南番者色赤，岭南者色绿。盐酒浸，焙干用敩曰。其性燥，麻油拌焙良。

怀牛膝

怀牛膝补肝《本经》上品，酒制养筋完，达下根长直，性平味苦酸好古曰：强筋，补肝脏风虚。震亨曰：牛膝能引诸药下行。筋骨痛风在下者，宜加牛膝。治痿寒湿痹，膝痛屈伸难，手足拘挛解，舒筋活血安时珍曰：治足痿。甄权云：起阴痿。疗血淋奇效，茎疼尿涩通，治风痱久疟，喉痹锁喉风王南强云：老人久苦淋疾，百药不效，服牛膝而愈。《直指方》云：小便淋痛，或尿血，或砂石胀痛，用牛膝一两，水煎服。一妇患此十年，服之得效。《肘后方》：治小便不利，茎中痛欲死，用牛膝并叶，以酒煮服之。又治妇人血结经闭，腹坚痛。《逢原》曰：锁喉风诸治不效，用土牛膝和醋捣绞汁，鸡翎探吐稠痰，不过二三次，神效。土牛膝又能解毒利窍，专治血臌，浓煎，恣意服之。杜仲阴痿起，治腰脊痛松，能强筋壮骨，补肾佐苁蓉宗奭曰：杜仲、苁蓉浸酒服补肾。生能去恶血，滑利破坚癥，产难胞衣下，通经血结疼时珍曰：牛膝生用去恶血，得酒则补肝肾。误用伤胎落，崩中禁用之，遗精梦泄忌，竹木刺抽丝宗奭曰：竹木刺入肉，牛膝捣烂，罨①之，即出。盖牛膝理膀胱气化迟难，引诸药下行足捷士材。能降不能升，主用多在肾肝下部。若经未久停，疑似有孕，忌用。上焦药中勿服。血

① 罨（yǎn 掩）：覆盖，敷。

崩忌之《经疏》。至于脾虚清气下陷泻痢，或气陷腿痛膝肿切忌嵩曰。恶龟甲。畏白前。忌羊肉之才。产怀庆者，长而无傍须，极达下，水道涩滞者宜之。川牛膝细而微黑，与续断性味仿佛，庶无精滑之虞《逢原》。阴疟老疟希雍曰：根苗同用，鳖甲浸酒服，疟止。眼生珠管牛膝根茎叶捣汁，日洗眼三次。

杜仲

杜仲性温纯《本经》上品，强筋利屈伸，行肝经气分，色紫味甘辛甘温能补，微辛能润。好古曰：色紫入肝经气分。时珍曰：入肝而补肾，子能令母实也。肝充则筋强，肾充则骨健。屈伸利用，属于筋也。能温肝补肾，皮折有丝连，使骨筋相着，治腰脊痛挛《本经》曰：治腰膝痛，坚筋骨而强志。杜仲皮中有丝，有筋骨相着之象。治腰膝痛益精余，壮骨安胎续糯薯，脚软酸疼难践地，补肝润燥疗风虚好古曰：润肝燥，补肝经风虚。《谈薮》云：一少年新娶，后得脚弱病且疼甚，作脚气治不效。孙琳诊之曰：此肾虚也。以杜仲一两，酒水煎服，六日愈。薯即今山药。《简便方》：治频惯堕胎，或三四月即堕者，于两月前用杜仲八两（糯米汤炒）、续断二两（酒炒）、山药末四两，打糊为丸，糯米汤下。一方用台苧[1]莲肉，糯米煮粥服，固胎元。但肾虚火炽、梦泄尿疼者勿用，以其辛温，引领虚阳下走也《逢原》。恶元参、蛇蜕之才。产湖广、湖南者，色黄皮薄肉厚者佳。川产者色黑肉薄《从新》。欲散酒炒，欲补肾盐水炒。

续断

续断温辛苦《本经》上品，通关节入肝，治劳伤益肾，胎产

① 苧：通“苎”。余同。

漏崩安味苦辛，气微温。接骨续筋功，能宣血脉通，治痈疡肿毒，疗跌折良工希雍曰：曾得川产者，尝之味带甘。辛能润，苦温能散，甘能益血。入肾肝，为治胎产，续绝伤，补不足，疗金疮，理腰肾之要药[①]。止泄精腰痛，安胎暖子宫，治肠红尿血，缩小便脬容大明曰：治子宫冷，尿血，肠风。《本草述》：治腰痛脚软，可代桑寄生。治金疮瘀血，益气力除黄，血痢同平胃，安胎佐仲良宋·张叔潜知剑州时，其阁下病血痢。用平胃散一两，入川续断末三钱，每服三钱，水煎服而愈。绍兴壬子，会稽时痢，以方传人有效，小儿痢亦验。《子母秘录》：治妊娠胎动，两三月即堕，预宜服之。川续断（酒焙）、杜仲（盐水炒）各二两，为末，煮枣肉为丸梧子大。每服三十丸。盖续断以功名，补而不滞，行而不泄，故女科、伤科、外科多用也士材。禁用苦寒治血病，忌与大辛热用胎前《经疏》。地黄为使。恶雷丸之才。状如鸡脚，皮黄皱，节节断者真，川产者良草茅根似续断，误服令人筋软。胎前生用，伤科酒焙。

骨碎补

骨碎补治伤宋《开宝》，微温味苦尝，能行血止血，补肾骨痿强希雍曰：骨碎补得金气兼得石气而生也。止久痢功超，耳鸣齿痛摇，治伤折骨碎，上热下寒调时珍曰：骨碎补肾药也，故能入骨，治牙动、耳鸣及久泄痢。昔有魏刺史子久泄，诸治不效，予用骨碎补，为末，入猪腰中煨熟与食，顿住。盖久泻肾虚，非脾胃也。疗手足能收，蔷薇刷发留，治虫牙鹤膝，骨极肾劳瘳甄权曰：治骨中毒风，气血疼痛，五劳六极，足手不收，上热下寒。《证治要诀[②]》云：痢后下虚，不善调摄，或

① 理腰肾之要药：原作“理腰之肾要药”，据《本草经疏·续断》改。
② 证治要诀：原作“症治要诀”，据《证治要诀》书名改。

远行，或房劳，致两足痿软，遂成痢风。用独活寄生汤兼虎骨四斤丸。治痹治痛，仍以骨碎补捣汁，冲酒服之。外用杜牛膝、杉木节、萆薢、白芷、南星，煎汤频频熏洗。刘松石云：骨碎补炒黑为末，治牙动痛摇欲落。以末揩齿，屡效。《圣济录》：治风虫牙痛。以骨碎补、乳香，为末，塞牙孔中。治病后发落，以猴姜、野蔷薇嫩枝，煎汁刷发。一名猴姜。盖味苦能坚肾，性温能行血。不宜与风燥药同用《经疏》。去黄赤毛蜜水焙。

狗　脊

狗脊以形名《本经》中品，强筋壮骨劲，微温甘苦味，疗脚软难行味苦平。《别录》曰：甘，微温。状如狗之脊，故名狗脊。补肾肝坚脊，治腰膂[①]背强，理关机缓急，利俯仰如常《本经》曰：治腰背强，关机缓急，周痹寒湿，膝痛，颇利老人。《别录》曰：补肝肾，治脚弱腰痛，坚脊利俯仰，疗失溺不节。治风虚足弱，周痹尿频澄，展八溪肢节，除寒湿膝痛《本草述》曰：经所云八虚者即八溪，乃两腋、两肘、两髀、两腘也。八溪为关机之室，一溪有邪气，恶血住留，则伤乎经络，而上下各关机俱为之不利也。盖狗脊入足少阴经，苦燥湿坚肾，甘益血，温养气，是补而能走之药也。若肾虚有热，小水不利，或短涩赤黄及口苦舌干，皆忌之《经疏》。萆薢为使。恶败酱、莎草之才。去黄毛，切酒焙。

云母石

云母性升平《本经》上品，能明目益精，味甘肌润泽，色白肺经行。救妇人难产，同温酒饮生，延龄须久服，五色四时更味甘，性平，无毒。权曰：有小毒。《积德堂方》：治妇人难产，经日不生。

---

① 膂：脊梁骨。

云母粉半两，温酒调服即产，不顺者即顺。此何德扬方也，已救三五十人。《抱朴子》曰：云母石当举以向日看之，五色并具者佳。多青者名云英，宜春服；多赤者名云珠，宜夏服；多白者名云液，宜秋服；微黑者名云母，宜冬服。但有青黄二色者，名云砂，宜季夏服。纯黑者不任用，令人淋沥发疮。**治红白久痢，解牝疟多寒，疗中风寒热，如船上不安**《本经》曰：治中风寒热如在车船上，以其能镇摄虚阳也。**除邪气助阳，止带下良方，膏疗肠痈病，治疡毒恶疮**《千金方》：治赤白久痢。饮调方寸匙，服二次见效。又治妇人带下，水和云母粉，服方寸匙，神效。《金匮》方：治牝疟多寒。云母石、煅龙骨、蜀漆（烧去腥）等分。为散，未发前浆水服半钱。局方云母膏治一切痈毒、阴疽，肠痈亦多用之，皆取甘温助阳之力也。**阴血火升者忌服。泽泻为之使。畏鮀甲**[①]之才。**恶徐长卿。忌羊血、胡荽，犯之必腹满作泻。黑色者有毒，伤人**弘景。**制汞，伏丹砂**《抱朴子》曰：他物埋之即朽，着火即焦，而五云入猛火中，经时不焦，埋之不腐，故服之长生。久服能使身轻尸解不朽，孙真人恒服之。**云母生泰山山谷。作片成层，色白光明者为上**《荆南志》云：华容方台山出云母，土人候云所出之处掘取，无不大获。劈薄片，取雨水或流水，渍去沙土，更以秋露渍一旬，同露煮一昼夜，磨令极细，用之。

黄　精

黄精安五脏《别录》上品，**益气下三彭，气味甘平润，填精髓体轻**味甘性平润，无毒芝草。《经》云：上尸名彭质，好宝货，百日下；中尸名彭矫，好五味，六十日下；下尸名彭居，好五色，三十日下，皆烂出也。时珍曰：黄精受戊己之淳气，故为补黄宫之胜品。土者，万物之母，母得其养则水火既济，木金交合，而诸邪自去，百病不生矣。**良方枸杞并，**

---

① 鮀（tuó 陀）甲：鼍甲，鼍科动物扬子鳄的鳞甲。

久食可长生，黑发充肌肉，乌须驻色莹黄精根为精气，花实为飞英，皆可服食。《奇效良方》：补精气虚，黄精、枸杞子等分，捣作饼，日干为末，炼蜜丸梧子大。每服五十丸。号太阳之草，延年耐暑寒，补黄宫润肺，断谷不饥丹《博物志》云：昔黄帝问曰，有食之不死者乎？天老对曰，太阳之草名黄精，食之可以长生；太阴之草名钩吻，误食入口立死。《稽神录》云：临川有士家婢逃入深山中，见野草枝叶可爱，遂取根食之，久久不饿。采薪人见而捕之，凌空而去，若飞鸟然。遂以酒饵置往来路，婢来食之，而不能飞去。指所食之草，乃黄精也。黄精若食生者，初时少食渐加。熟者九蒸九晒食之集解时珍曰：黄精叶似竹而不尖，两叶三叶，四叶五叶，叶俱对节生。根似葳蕤，节高而不平，横行。四月开青白花，状如小豆花，结子如黍粒。苏恭曰：钩吻草蔓生，叶头尖，有毛钩子三个，若误食，必死也。

玉竹

葳蕤玉竹名《本经》上品，性缓味甘平，润泽除烦燥，补中益气精《别录》名玉竹。时珍曰：性平，味甘，柔润，可食。故朱肱治风温自汗，身重，语言难出，用葳蕤汤。予每用治虚劳寒热痁及不足之症，用代参芪，不寒不燥，大有殊功。汪昂曰：玉竹性缓，若急虚之症，必用参芪方能复脉扶阳也。治劳客热除劳疟，止渴胃虚损补完，养正祛邪风热湿，风温自汗语言难《本经》：治中风暴热，不能动摇，跌筋结肉，诸不足。甄权曰：内补不足，去虚劳客热，头痛不安。《逢原》曰：滋肺益肾，补而不壅，善调厥阴久袭之风，有养正祛邪之力也。风淫四末身难动，润肺治痰咳嗽平，益肾茎寒腰痛住，养肝止泪眼花明杲曰：治风淫四末，两目泪烂，止腰痛，去面黑䵟。盖葳蕤润而不滑，和而不偏士材。其性虽润，而无伤犯脾胃夺食泄泻之虞，但其性之缓耳《逢原》。畏卤咸之才。发散风热生用，补药蜜焙熬膏更良。

南烛子

南烛子甘酸宋《开宝》，性平驻少颜，坚强筋骨力，益气固精完。南烛叶连枝，能除睡不饥，轻身而止泄，味苦涩酸滋希雍曰：味带涩而止泄，气本凉而变白。入心凉血益颜色，入脾益气除嗜卧，入肾添精强筋骨。强精须发黑，益气力长年，汁浸蒸粳米，青精饭道传䭀，音信，餈也。陶隐居《登真隐诀》载太极真人青精干石䭀饭。作饭法：取南烛茎叶捣清汁，浸白粳米，九蒸九晒，至米粒收小黑亮。作饭食，不复荤食，能填胃补髓，消减三虫。《上元宝经》云：子服草木之王气，与神通。子食青烛之津，命不复殒。此饭乃道家服食，今释家于四月初八日造之以供佛。凡滋肾药皆能伤脾，此独止泄除睡者，气与神通故也。一名牛筋树，又名乌饭草时珍曰：南烛，吴、楚山中甚多，叶似山矾，光滑而味酸涩，七月开小白花，结实如朴树子，成簇。生青，九月熟则色紫。内有细子，味甘酸，小儿食之。叶不相对，似茗而圆，冬夏常青。

胡　麻

胡麻色黑味甘平《别录》上品，益肾滋肝耳目明，长肉坚筋填髓脑，延年辟谷术同行《本经》名巨胜。《仙经传》云：鲁女生服胡麻饵术，绝谷八十余年，体甚少壮，日行三百里。养血滋阴润燥肠，扶羸益气补中良，治疮痔瘘风瘫痪，体健言明发黑长李廷飞云：病风人久食，则步履端正，语言不蹇[1]。士材曰：补阴是其本职。又去风者，治风先治血也。《逢原》曰：黑者补肾脏，入血分，益脾滋肺，降心包之火，滋肝木之阴。盖胡麻润养五脏，治产后羸困，与茯苓相宜弘景。得

① 蹇：通"謇"。余同。

桑叶明目去风。初食利大小肠，久食则否士良[①]。取油以白者胜，服食以黑者良。九蒸九晒服佳，生研敷诸疮，疗痔痢解毒。麻油解毒润胎行，蜜滑胞衣利大肠，疗发成瘕胎痘毒，生肌止痛去疮疡治胎漏难产，因血枯涩者。用清麻油、白蜜各半两，煎服即产，又能下胞衣。《别录》曰：麻油摩秃生发。思邈曰：去头面游风。孟诜曰：治瘂[②]、五黄、蛔虫痛。煎膏消痈肿，止痛生肌，涂癣杀虫。白麻油治头风，滑肠胃孟诜。上润肺燥，下通脾约便难《逢原》。赤脂麻发肾经毒，治痘疮变黑。归肾，百祥丸用之。壁虱胡麻入阳明经，散风热湿毒，治大麻风，醉仙散用之《逢原》。发瘕《外台》曰：发瘕腰痛牵心则气绝，以油灌之，吐物如发，头如蛇，引之长三尺。又云：胸膈间觉有癥虫上下，常闻葱豉食香，此发瘕虫也。二日不食，以油煎葱豉，令香置口边引出。

荠苨

荠苨淡甘寒《别录》中品，治干咳嗽安，功专利肺气，百药毒消完音齐尼，并上声。时珍曰：荠苨寒而利肺，甘而解毒，良品也。解热强中病，茎长兴盛欢，不交精自出，大渴发痈丹《千金方》：治强中为病，茎长兴盛，不交精液自出。消渴之后，即发痈疽。皆由恣意色欲，或饵金石药所致，宜此以制肾中热也。用猪肾、荠苨、石膏各一两，人参、茯苓、磁石、知母、葛根、黄芩、花粉、甘草各六钱，黑大豆三合，水煎服。和中消肿毒，明目疗疔疮时珍。辨同人参，体实有心而味甘，微带苦；桔梗，体坚有心而味苦；沙参，体虚无心而味甘淡；荠苨，体虚无心而味甘。叶如杏，一茎直上。色青白，秋开五瓣白花。苗似桔梗，根似沙参。

---

① 士良：原作“士材”，据《证类本草·胡麻》改。
② 瘂：同“哑”。

沙参

沙参益气兼清肺《本经》上品，味淡甘寒又养阴，去嗽皮间邪热退，轻虚泄热用南参《本经》曰：除寒热，补中益肺气。《别录》曰：疗胸痹皮间邪热。甄权曰：去皮肌浮风，疝气下坠，治常欲眠。元素曰：肺热者用沙参。好古曰：沙参补五脏之阴，亦须各用本脏药相佐使辅之。肺痿久咳北沙参，补肺阴兮疗疝淋，火克金宜寒嗽忌，阴虚失血喘深沉时珍曰：清肺火，治久咳肺痿。又曰：沙参甘淡而寒，其体轻虚专补肺气，因而益脾与肾，故金受火克者宜之。人参甘苦温，其体重实专补脾胃元气，因而益肺与肾，故内伤元气者宜之。一补阳而生阴，一补阴而制阳，不可不辨之也。有南北二种，北者质坚性寒，南者体轻虚力微《逢原》曰：南沙参体轻虚，开泄肺气之热，故除寒热喘嗽气壅。北沙参治金受火克，阴虚失血，喘咳肺痿及疝气自带肺热咳嗽宜之。恶防己。反藜芦之才。同紫苏治肺虚感邪。清热生用，肺虚蜜炙。寒客肺经咳嗽勿服士材。肺热咳嗽沙参一味，水煎服之《卫生易简》。猝得疝气小腹痛引阴，自汗出，欲死。《肘后方》：沙参为末，酒调服，立瘥。妇人白带因七情内伤或下元虚冷，沙参末米饮服。味带辣勿用。

百合

百合白花名《本经》中品，其根众瓣成，叶生皆四向，性降苦甘平中梓曰：百合味甘兼苦。希雍曰：入手太阴、阳明，又入手少阴。甘能补中，微寒能除热，故主邪气腹胀。邪气即邪热也，邪热在腹则胀，在身则寒热身痛至浮肿，大小便不利，皆邪气壅正气之故也。百合补中气而清邪气，故诸症瘳也。益气治邪气，安神魄止惊，清心烦定悸，擅保肺金清程林曰：百合花叶皆四向，故通达上下四傍。其根亦众瓣合成，故名百合。用以治百合病灵矣。能收涕泪干，百脉病咸安，善补中

清热，冬花久嗽完《经》云：肺朝百脉。百合病者，百脉皆病也。百合同款冬花治久咳嗽。丹溪曰：久嗽之人，肺气必虚，虚则宜敛，百合之甘敛胜于五味子之酸收也。**治痰血肺痿，利二便清滋，鬼魅颠邪泣，中寒泄忌之**甄权曰：百邪鬼魅，涕泣不止。大明：治颠邪，狂叫惊悸。**口苦心烦小便赤，行眠起坐不安然，如寒似热脉微数，滑赭鸡知地百泉**《金匮》曰：百合病者，行眠起坐不安，如寒似热，欲食不食，象如有神灵者。若不经汗、吐、下，主方百合地黄汤。用百合七枚，井泉水煎，入生地黄汁一升，再煎沸，分两服，大便当下黑色；若发汗后用百合、知母；若吐后用百合、鸡子黄；若下后用百合、滑石、代赭；若发热者用百合、滑石；若渴者，用百合、花粉、知母。**盖百合保肺止咳，清心安神，祛邪定惊，治百合病**士材。**然性专降泄，二便滑泄，中寒者忌之**《逢原》。**白花者补脾肺。赤花者名山丹，能活血**《中吴纪闻》云：野百合有蚯蚓化者。张璐曰：余亲见包山土罅[①]中，有变化未全者。亦一徵也。

薏苡

薏苡仁甘性小寒《本经》上品，**健脾益胃食加餐，能清肺热治脾湿，培土生金抑木肝**苡仁味甘，性微寒，无毒。士材曰：得地之燥，禀秋之凉，能燥脾湿，善祛肺热。**保肺消痈去臭脓，能除脚气上冲胸，兼治泻痢砂淋热，湿热筋挛缩短松**震亨曰：寒则筋急，热则筋缩，急因于坚强，缩因于短促。若受湿则弛，弛则引长。《素问》注中，大筋受热，则缩而短，此是因热而拘挛，当苡仁。若因寒则筋急者勿用。**燥湿身轻水肿干，除风湿痹疝消完，兼通小便除蛔痛，咳嗽虚劳肺痿安**时珍曰：苡仁属土，乃阳明药也，故能健脾益胃。虚则补

① 罅（xià 下）：缝隙，裂缝。

其母，故肺痿、肺痈用之。土能胜水除湿，故泻痢、水肿皆用之。**根祛蛔积下三虫，疗肺痈兮汁酒冲，有孕阴寒筋急忌，黄疸捣汁酒和同**《逢原》曰：薏苡根捣汁，冲酒服治肺痈，初起可消，已溃可敛，屡效。《梅师方》：治黄疸色如金，苡根煎服。又治蛔虫作痛，用根捣汁，冲酒服。**此药力势和缓，须加倍见效**宗奭。**若因寒筋急，津枯便闭及孕妇并忌用**士材。**利水湿药生用，入理脾肺药用糯米同炒，去米用。**

白扁豆

白扁豆甘平《别录》中品，**脾经气分行，通三焦下气，降浊化轻清**时珍曰：白扁豆色白微黄，其气腥香，其性温平，得乎中和，脾之谷也。入太阴气分，通利三焦，能化清降浊，故治中宫之病，消暑除湿而解毒也。**能消暑湿又和中，补胃脾经止泄功，霍乱转筋并吐泻，香茹豆叶白梅同**《本草述》：治霍乱转筋吐泻。用白扁豆叶一把、白梅一枚（并仁捣烂），新汲水调服。治霍乱吐泻，用白扁豆、香茹、藿香效。**兼花粉蜜治消渴，毒药伤胎似中风，草木河豚六畜毒，花治带下痢崩红**《仁存堂方》：白扁豆，为末，以天花粉汁同蜜和丸梧子大，金箔为衣。每服三十丸，天花粉煎汤下，次服滋肾之药。用毒药下胎而胎伤未堕者，或变口噤，手强自汗，头低似乎中风者危，若作风治必死。用生扁豆白色者，为末，米饮调服，方寸匙，或煎汁服。并治胎落而腹痛者。解草木毒、六畜肉毒，俱用生鲜白扁豆，捣汁服。或生扁豆，为末，冷水调服，即解。苏颂：治女子赤白带下。白扁豆花（焙干），为末，米饮服二钱。《奇效良方》：治血崩不止。白扁豆花（阴干），为末，米饮服二钱。《食治方》：泄痢。扁豆花、葱、胡椒。**盖扁豆消暑湿，益脾胃又能解毒，但多食滞气。伤寒寒热，外邪炽者忌之**《经疏》。**取硬壳白色者佳。清解生用，炒熟补脾**治霍乱吐泻。扁豆藤、芦萚、人参，仓米煎饮。

大　枣

大枣甘平擅养脾《本经》上品，培中止泻食充饥，土能胜水奔豚泄，助脉强神润肺宜味甘属土，故滋脾伤肾。常服能辟谷不饥，治奔豚肾气上冲之病。补气生津和百药，调营协卫枣姜随，如中满痞牙疼忌，脏燥悲伤草麦滋《金匮》：治妇人脏燥，悲伤欲哭，象若神灵，数欠伸者。用大枣五枚、小麦三合、甘草三钱，水煎服之。盖大枣属土而有火震亨。脾经血分药时珍。甘以缓阴血，温以补不足东垣。疗心下悬《别录》。食椒气闭《百一选方》：食京枣能解之。脾不足宜，脾有余忌士材曰：宜食者，指不足之脾也，如脾虚泄泻之类；毋多食者，指有余之脾也，如中满腹胀之类。凡用药者，能随人之虚实而变通之，必获神效。苟執而泥之，虽有良剂，莫展其长，故学者以格致为亟也。若邪在营卫者，辛甘以解之，故用生姜、大枣和营卫也无己。杀乌头、附子毒之才。忌与葱、鱼同食大明。生枣晒干名红枣，补血最良。黑枣者，熏熟枣，南枣最良。

龙眼果

龙眼果甘平《别录》中品，除邪气体轻，安心神易寐，益智慧聪明时珍曰：龙眼性甘平而资益，能开胃益脾，补血长智。济生方归脾汤用之，取甘味归脾，能益人智之义也。补心能养血，开胃益脾功，疗健忘安志，虚烦止怔忡道家用龙眼肉细嚼，待满口津生汩汩咽下，此即服玉泉之法也。思虑过劳伤，归脾引导良，强魂惊悸止，枸杞共煎尝归脾汤治思虑过度，劳伤心脾，健忘怔忡，虚烦不眠，自汗惊悸。方用龙眼肉、酸枣仁（炒）、黄芪、白术（焙）、茯神、木香、炙甘草、姜、枣。今方去姜、枣，加人参、远志。《逢原》曰：龙眼补血益肝，同枸杞熬膏，专补心脾之血。按：中满及呕者勿食，其气壅也俗名圆眼。

莲 藕

莲子涩甘平《本经》上品，治脾泄固精，能交心肾洽，相火靖心清宗奭曰：清心。嘉谟曰：安靖上下君相火邪。脾虚米粥餐，白浊带崩安，噤痢同陈米，能吞健喜欢莲子经霜后，坚黑如石，堕水入泥。若得之，去心，为末，陈仓米饮调服，治噤口痢，神效。止泻遗精厚胃肠，养神益气补中黄《本经》曰：补中，益气，养神。时珍曰：莲子味甘，气温而性涩，禀清和芳气，得稼穑之味，乃脾之果也。脾者，黄宫，所以交媾水、火，会合木、金者也。土为元气之母，母气既和，津液相成，神乃自生，久视耐老，此其权舆也。昔人治心肾不交，劳伤白浊，有清心莲子饮。补心肾，益精血，有瑞莲丸，皆得此理。莲房苦涩治胎漏，止血崩淋溺血藏《逢原》曰：莲房入厥阴，止血，故血崩、尿血，皆烧灰用之，不似棕灰之兜塞顿截也。盖莲子清心，补脾止泻，益肾固精。若大便燥涩者，勿食诜曰。不去心令人吐藏器。食莲留薏则除烦薏，心也。今肆中假石莲子产广中树上，若榧子大，苦，勿用。

湖藕味甘平，心脾血分行，鲜清烦止渴，解血热和营时珍曰：藕生于卑污，而洁白自若。质柔而穿坚，居下而有节。孔窍玲珑，丝纶内隐。生于嫩蒻，而发为茎叶花实，又复生薏，以续生生之脉。四时可食，令人心欢，可谓灵根矣。故所主者，皆心脾血分之病。白花藕味甘，宜生食。红花及野藕味涩，当煮食。丝连孔窍通，止吐衄全功，化瘀为新血，留皮捣汁冲衉，音勘，血羹也。宋时太官作血衉，庖人削藕皮误落血中，遂散不凝，故能破血。诜曰：产后忌生冷物，独藕不忌，为能破瘀血也。生凉行熟补，霍乱渴烦调，解酒能开胃，蒸吞实下焦生藕行血清热，蒸熟食实下焦。发灰藕汁血淋停，血闷童溲产晕醒，藕节涩兮专止血，研制蟹痢酒调灵宋孝宗食湖蟹致痢，医治不效。后用新采藕节，捣烂，热酒调下，数服而愈。时珍：治血淋胀痛。用藕汁调发灰二钱，服三日效。《梅师方》：治产后闷乱，血气上冲，口干，腹痛。用生藕汁三杯，炖温饮。庞安常[①]：用藕汁、童便冲，温服。按：藕节味涩，能止咳血、唾血、上焦痰血。《简便方》：以藕汁、梨汁冲服。止血崩、血淋、嗽血。

莲花益色莹，润肺畅心清，解暑除烦热，书人字胀生白莲花清心润肺，解暑除烦，吊露饮佳。《肘后方》：莲花一瓣，书人字，吞之，即易产。《简便方》：治天泡湿疮，以莲花瓣贴之。**莲须黄性涩，固肾气精藏，痔漏牛归蕊，清心止血良**孙氏《集效方》：治久近痔漏。用莲花蕊、黑牵牛头末各一两五钱，当归五钱，为末。每空心酒服二钱。忌热物。五日见效。

薏苦清心热《统旨》[②]**，生研血渴粳，劳神吐血糯，朱末止遗精**即莲子清心，味苦寒。大明曰：止霍乱烦热。士良：治血渴，生研末，粳米饮服。《是斋方》：治劳心吐血。莲子心七个，糯米二十一粒，为末，酒汤和服。《医林集要》：治遗精，莲子中青心一撮，朱砂末一分，和研。每服一钱，白汤下，日二服。

叶苦涩平如震仰，升清助胃食消爽，面头疙瘩雷头风，血痢崩中脚肿疆杲曰：洁古张先生枳术丸，多用荷叶烧饭为丸。因其色青，形仰，中空，象震卦之体。食药感此气之化，胃气何由不升乎？用此为引，可谓远识合道矣。又曰：雷头风症，头面疙瘩肿痛，憎寒发热，诸药不效，此病在三阳，不可过用寒药。予处清震汤，用荷叶、升麻、苍术煎服而愈。《普济方》：治崩中下血。用荷叶（烧研）、蒲黄、黄芩，为末。每空心酒服三钱。《永类方》：治脚膝浮肿。用荷叶、藁本，煎汤洗。**地荷**

① 庞安常：庞安时，北宋著名医家，字安常。蕲州蕲水（今湖北浠水）人，是宋代著名的伤寒学者之一。著有《难经介义》《本草补遗》《验方集》等，均佚。

② 统旨：《医学统旨》，综合性医书，明·叶文龄撰。

艾柏鲜红止，倒靥蒌蚕荷痘起，蒂可安胎上脱肛，疏肝用梗气通矣济生方四生丸：治血热妄行，吐衄鲜血。用鲜荷叶、鲜生地、鲜艾叶、生侧柏叶等分，捣烂，丸如鸡子大。每用二丸，水煎去滓服，血止，屡用效。南金散闻人规：治痘疮，风寒倒靥。用霜后贴水紫背[1]荷叶（炙干）、白僵蚕等分，炒为末。每服二钱，胡荽汤或温酒调服。唐氏《验方》：治胎动已见黄水。用干荷叶蒂一枚（炙为末）、糯米淘汁一钟，调服即安。《郑氏方》：治孕妇伤寒，大热烦渴，恐伤胎气。嫩卷荷叶（焙）半两、蛤粉二钱半，为末。每服三钱，新汲水入蜜调服，并涂腹上。荷梗清肝通气，用鲜者效。叶止遗精郑奠一曰：荷叶末，酒调服。单服瘦劣原礼。畏桐油。伏硫黄时珍。

洋参

西洋参味苦甘寒《从新》，养血阴分桂肉餐，补肺生津烦倦退，阴虚有火用之安《从新》曰：气薄味厚，苦而微甘，性微寒。出大西洋佛兰西，形似辽东糙人参。煎之不香，其气甚薄。但中寒者，忌之。禁忌与珠参同今医用桂圆肉饭上蒸制。

丹参

丹参味苦平《本经》上品，色赤入心营，活血行包络，调经脉养生《本经》曰：味苦，微寒。甄权曰：平。时珍曰：味苦，气平。经水先期属热，后期属寒，又有血虚、血瘀、气滞、痰阻之不同。大抵妇人首重调经，经调则病散，而能生育。安神开结气，疗妇养阴材，破宿生新血，安生落死胎大明曰：破宿血，生新血，安生胎，落死胎，调妇人经脉，除瘿赘肿毒，排脓止痛，生肌肉。治痫悸健忘，胎产用

---

① 背：原作“皆”。

为良，一味丹参散，功同四物汤时珍曰：丹参色赤，入心与包络血分。按:《妇人明理论》云：四物汤治胎前产后，经水多少，皆可通用。惟一味丹参，主治与之相同。盖丹参治妇人经脉不调，或前或后，或多或少，产前胎不安，产后瘀不下，兼治冷热劳，腰脊痛，骨节烦疼。用丹参研为末，每服二钱，温酒调下。养血兼行血，除烦满疗崩，治风痹足软，带下腹腰疼弘景曰：丹参浸酒，治风痹足软有效。疗腹心邪气，肠鸣若水声，除癥瘕积聚，疡肿溃疼轻《逢原》曰:《本经》治心腹邪气，肠鸣幽幽如走水，皆瘀血内滞化为水之候。止烦满益气者，瘀积去而烦满愈，正气自复也。盖丹参能破瘀生新，调经脉之神品。然其性长于行血《逢原》。妊娠无故勿服《经疏》。畏盐水。反藜芦之才。

酸枣仁

酸枣仁平性《本经》上品，分生熟用灵，甘多酸味少，血分胆肝经时珍曰：酸枣实味酸，性收，故治肝病，寒热邪结气聚，久泄，脐下痛。其实中仁味甘，气平而润，故生用治胆热好眠昏沉，熟用疗胆虚不得眠，烦渴虚汗之症。此皆肝胆二经药也。今人专以为心药，殊昧此理。疗胆虚惊悸不眠，除烦止渴骨筋坚，安神固表酸收汗，润补肝魂养血痊士材曰：胆怯者，心君易动，惊悸盗汗之所自来也。肝虚者，血不归经，虚烦不眠之所自来也。枣仁能补肝益胆，则阴得其养，而诸症皆安。生治好睡蜡茶姜，熟疗难眠竹叶凉，知母苓芎甘草枣，虚烦不寐补肝汤海藏曰：胆实者，则昏沉多睡，热也。生枣仁（研末），姜茶汤调服。《简要方》：治胆风，昏沉多睡者。用酸枣仁一两（生研）、蜡茶二两（姜汁炙），为散。每服二钱，水煎，温服。海藏曰：胆虚不眠，心多惊悸者。以酸枣仁一两（炒香），捣为散。每服二钱，竹叶汤下。《金匮要略》：治虚劳不得眠，虚烦者。用酸枣仁、甘草、茯苓、知母、川芎，水煎，温服。治伤寒虚烦多汗及虚人盗汗不寐，皆炒熟用之，总取收敛肝脾之津液也《逢原》曰：肝虚则阴伤而烦，心不能藏魂，故不得眠也。但肝胆二经，有实邪热者勿用，以其收敛故也。兼能醒脾《经疏》。恶防己之才。咽喉口舌疮菌真琥珀、生犀角（镑）、人参（去芦）各一钱，酸枣仁、茯神、辰砂各二钱，研极细后，入冰片一字研匀，炼蜜为丸如弹子大。麦门冬汤化下一丸，日三服。《本草述》方。去实用仁，炒研用。若好睡，生研。

柏　子

柏子仁仙药《本经》上品，行肝气分伸，能安魂定魄，质润味甘辛《本经》云：治惊悸，益气，除风湿，安五脏。好古曰：肝经气分药，润肝又润肾。古方十精丸用之，今补心丹亦用之。芳香性燥平，疗恍惚灵清，善养心之气，安神定惊悸时珍曰：柏子仁性平，味甘而补，辛而能润。其气清香，能透心肾，益脾胃。盖仙家上品药也，宜乎滋养之剂用之。赤松子食柏实，齿落更生，行及奔马，谅非虚语。能滋肝润肾，耳目转聪明，益智醒脾胃，童颜齿再生士材曰：心藏神，肾藏精智，心肾虚则病惊悸。入心养神，入肾定志，悸必愈矣。悦颜聪明，皆心血与肾水互相灌溉耳。袪头风鬼魅，益气血兴阳，老秘松麻蜜，治虚损汗藏宗爽曰：老人虚秘用柏子仁、海松子仁、大麻仁等分，研，溶蜜为丸梧子大。以黄丹汤食前服二三十丸，日二服。《逢原》曰：昔人以其多油而滑，痰多作泻者忌服，盖不知其性燥而无伤中泥痰之患，久服每致大便燥结，以其芳香走气而少益血之功。按：柏子仁多油而滑，作泻者忌服，多痰者亦忌《经疏》。瓜子、牡蛎、桂为使。畏菊花、羊蹄、面曲之才。微焙用，色黄油透者勿服《医学正印》：治经水虚涩。八珍汤倍当归，加柏仁、红花，神效。疣目柏脂、松脂共研涂，消疣目。柏叶微寒辛苦涩，清肝湿热补阴精，崩淋吐衄鲜红止，历节风疼湿痹轻时珍曰：柏独西指，多寿之木，毛女食之，体轻。士材曰：微寒补阴，故应止血，其除风湿者，益脾之力也。卢复曰：万木皆向阳，而惟此西指者，顺受金制以为用，故字从白。入药惟用叶扁而侧生者效。但柏性挟燥，血家不宜多[①]服根上发枝数茎，蒙茸茂密，名佛手柏，最佳。衄血不止。《普济方》：扁柏叶、榴花，为末，吹鼻。尿血《济急方》：侧柏叶、黄连（焙研），酒服。大便血《百一选方》：随四时方向采侧柏叶，烧研。每米饮服二钱。《普济方》：治酒毒下血或赤痢。侧柏叶、槐花，为末，蜜丸，酒服效。

人乳

人乳甘咸性润平《别录》，资生血液眼光明，消除赤涩能收泪，若合参苓气血盈时珍曰：乳乃阴血所化生于脾胃，摄于冲任。未受孕则下为月水，既受孕则留而养胎，已产则赤变为白，上为乳汁。此造化元微之妙，却病延年之药也。又云：人乳无定性，其人和平，饮食冲谈，其乳必平；其人暴躁，饮酒食辛，或有火病，其乳必热。凡服乳，须热饮。《逢原》曰：人乳晒干为粉，同人参、茯苓末，丸服，尤佳。养老延年营五脏，除烦退热补真阴，能濡噎膈滋枯脘，益损虚劳养血心弘景曰：汉·张苍年老无齿，常服人乳，故年百余岁，肥白如瓠。《南史》载：宋·何尚之积年劳病，饮妇人乳而瘥。《本草述》曰：化血之乳，化原固在气，而一离于乳房，则徒存阴质而气化已散矣，面饮恐动邪念。火燥风痰梨竹沥，虚寒滑泄忌餐之，能治悸渴营筋骨，活络行经酒乳滋嘉谟曰：欲使流行经络，务加醇酒调吞。《摄生众妙方》：治气衰血少，痰火上升及类中风语蹇，身肢瘫痛难动。用人乳二杯、梨汁一杯，磁碗隔汤炖滚，五更饮之。《摘元方》：治失音不语。人乳、竹沥各一合，温

① 多：原缺，据清道光活字印本补。

饮。希雍曰：乳性凉而滋润，血虚有热，燥渴枯涸者最宜。若中气虚寒，食少滑泄者忌。**取无病妇人乳，白稠者佳。若黄赤清腥者，勿服** 时珍曰：有孕之乳，谓之忌奶，小儿食之成瘠魃[1]之病及吐泻。《从新》曰：有孕乳食之恐损胎。士材曰：乳与食同进，成积作泻。**人乳化眼药点佳** 宗奭曰：目得血而能视也。**弩[2]肉** 苏恭：用人乳同雄雀粪点消之。**独肝牛毒**《别录》：用人乳和浓豉汁饮解。《金匮》：治啖蛇牛，毛发向后，误食肉，杀人，人乳多饮。

① 魃（qí 岐）：小儿鬼。《本草纲目·伯劳》曰："继病亦作魃病。魃乃小鬼之名。谓儿羸瘦如魃鬼也。"

② 弩：通"胬"。余同。

卷 二

小 麦

小麦味甘平《别录》中品，麸寒面热更，南红新麦热，北麦白陈清麦麸寒，面热。时珍曰：新麦性热，南麦色红性热，食之烦渴。藏器曰：河渭以西，白麦面性凉。诜曰：麦有热毒者色黝。时珍曰：入少阴、太阳经。李廷飞曰：北多霜雪，故面无毒。《檐曝偶谈》曰：江南麦花夜开，故发病；江北麦花昼发，故宜人。希雍曰：小麦寒气在皮，故面去皮则热，热则壅滞动气，发渴助湿，令人体浮腹胀。属火心之谷，兼木金品评，治悲伤脏燥，枣草麦功成《素问》曰：麦属火心之谷也。郑玄云：麦有孚甲，属木。许慎云：金旺而生，火旺而死。思邈曰：养心气，心病宜食。与《素问》合。《别录》曰：养肝。与郑说合。参考异同，除烦止渴，收汗止血，利小便，治心之病，当以《素问》准。《金匮》：治妇人脏燥，悲伤欲哭，象若神灵，数欠伸者。大枣十枚，小麦一升，甘草一两，煎饮。畏汉椒。食萝卜解面毒。中空浮小麦，止汗出肌肤，固腠收心液，清皮肺热麸浮麦无。面有麸皮，味咸性凉，无毒。凉心，止自汗、盗汗。除烦兼疗渴，止血养心愉，退骨蒸劳热，姜葱熨痛无麦麸性凉，同生姜、全葱和捣，炒热，绢包熨痛止。面性温微毒，厚肠胃力强，充肤兼止血，水面碱搜肠陈麦平和，新麦性热。市中水面用碱，有微毒，能消滞。惟寒食日面，止久疟蒿丹，体实停寒积，朱巴万亿丸于寒食日以纸袋盛面，悬风处，久不坏，用之良。《德生堂》：治久疟。用三姓人家寒食面各一合，于端午日午时采青蒿，捣自然汁，和丸绿豆大。疟发日，以无根水晨服三五丸，或加黄丹少许。赤脚张真人：治强壮之人内结，寒积胀痛。用巴豆三十粒（去壳不去油），朱砂、寒食面各等分（研），和丸黍米大，每服三五丸。孕妇忌。**洗麸澄小粉，合醋贴痈疡**麸皮以水洗出面筋，澄出浆水，以粉晒干，用陈者良。乌龙膏：治痈毒发背，以陈小粉缓火炒黄黑色，用米醋调，贴痈疡肿毒。**黑麦奴除热，治阳毒发狂**麦奴者，麦穗将老时，变黑霉色也。朱肱《活人书》：治阳毒温毒，热极发狂，发斑，大渴。用黑奴丸，水化服一丸。汗出或微利即愈。用黑小麦奴、梁上尘、釜底墨、灶突墨、黄芩、麻黄、大黄、水硝等分，为末，蜜丸弹子大。取火化者从治之义。**麦秆烧灰**时珍曰：入去痣恶肉疣膏中用。

丹 砂

丹砂产锦辰《本经》上品，**色赤味甘醇，质重微寒性，明如箭镞珍**《本经》曰：味甘，气微寒。治身体五脏百病。时珍曰：丹砂以辰、锦出者为最。麻阳即古锦州地。色紫，明如箭镞者良。生于南方，秉离火之气而成，体阳而性阴，故外显丹色而内含真汞。其气不热而寒，离中有阴也。其味不苦而甘，火中有土也。行心经血分。是以同远志、龙骨，则养心气；同丹参、当归，则养心血也。**体阳性象阴，明目定惊侵，外赤中含汞，安神重镇心**《经疏》曰：安定神明，则精气自固，火不妄升，则金木得平，而魂魄自定。五脏皆安，精华上发，而气益目明。阳明神物，故能消散阴恶杀厉之气。**神注丹苓乳，治心热止烦，除胎毒口渴，独用闷呆昏**《医垒元戎》：神注丹，用白茯苓四两（酒煮软），阴干，为末，入朱砂末二钱。以乳香水煮糊丸梧子大，朱砂为衣。阳日，两丸；阴日，一丸。要秘精，新汲水下；要逆气过精，温酒下。并空心服。士材曰：独用多用，令人呆闷。**养心脏气同龙志，佐以丹归养血心，并卧同行身似两，离魂异病合苓参**《奇疾方》云：凡人自觉本形作两人，并卧并行不辨真假者，离魂病也。用辰砂、人参、茯苓，浓煎，日饮。真者气爽，假者化也。此肝不藏魂而魂随体外也。**恶梦难眠发内藏，治胎痘毒死**

胎行，痫惊忧虑癫狂病，佐茯心灯麦乳香《类编》云：钱丕少卿夜多恶梦，通宵不寐。遇邓州推官胡用之曰：昔常如此，有道士教戴辰砂如箭镞者，涉旬即验。因解髻中一绛囊遗之，即夕无梦。辟恶安魂，丹砂功也。《百一选方》：治癫痫狂乱。归神丹治惊忧思虑多忘，心气不足。用豮猪心两个切开，包朱砂二两、灯心三两在内，麻扎，瓦器煮一伏时，取砂，为末，以茯神末二两，酒打薄糊丸梧子大。每服十五丸，麦冬汤下。甚者，乳香人参汤下。恶磁石。畏咸水。忌诸血之才。生研细水飞用。若火煅则热而有毒，服之杀人《馀冬录》，急以生羊血、童便解之《逢原》曰：世有以火煅朱砂取真水银者，即朱砂色转枯黑，服之杀人。产后舌出不收丹砂末敷舌上，暗掷盆盎堕地作声，惊之自收。

磁　石

磁石性微温《本经》中品，冲和去热烦，味辛咸色紫，吸铁指南辕希雍曰：磁石生于有铁处，得金木之气以生。《本经》：味辛，气寒，无毒。藏器曰：咸温。今详其用，应是辛咸微温，入足少阴经。诸石药有毒，独磁石性禀冲和，无猛悍之气。土宿真君曰：磁石二百年方孕而成铁，能吸铁者真。周公制指南车，今堪舆家制指南针用朱砂、磁石，以针磨磁石，指丙向南故也。镇心脏怔忡，重去怯通聋，止耳鸣忧恐，能明目保瞳宗奭曰：养肾气，填精髓，肾虚耳聋目昏者宜用。疗肾虚风腰不利，除周痹症湿风平，治肢节痛难持物，养肾填精骨气劲《逢原》曰：《本经》治风湿周痹，肢节中痛，不可持物。除大热烦满、耳聋，取辛以通痹而祛散之，重以去怯而镇固之。镇补磁朱丸合曲，昏花内障益光明，朱能养血平邪火，磁养瞳精水不倾时珍：磁石治肾家诸病而通耳明目。一士子频病，目渐觉昏暗生翳，予用东垣羌活胜风汤加减与服，而以磁朱丸佐之，两月遂如故。盖磁石入肾，镇养真精，使神水不外移；朱砂入心，镇养心血，使邪火不上侵；而佐以神曲，消化滞气，生熟并用，温养脾胃发生之气。乃道家黄婆媒合婴姹之理。《原机启微》：治瞳神宽大，昏如雾露中行，渐见空花，物成二体，久则光散及内障，神水淡绿及淡色白者。真磁石（火煅醋淬）二两，朱砂一两（研细），入生神曲末二两，更以神曲末二两煮糊，加蜜丸梧子大。每服二十丸，空心米汤下。服月余，俯视不见，仰视微见星月，其验也。盖磁石能引肺金之气入肾《从新》。柴胡为使。恶牡丹之才。火煅醋淬，研细水飞用。肾虚耳聋吸铁石一豆大，穿山甲（烧存性，研一字），新棉包塞耳内，口含生铁一块，觉风雨之声即通。误吞针铁《钱氏箧中方》：真磁石枣核大，钻一孔，线穿，吞咽，拽之立出。

沙　苑

沙苑甘温固养精《纲目》，强阴补肾益睛明，治劳损乏遗精鳔，带下腰疼痔漏平时珍曰：古方补肾治风，皆用刺蒺藜。今人补肾固精，多用潼关沙苑蒺藜。味甘，气温。治腰痛泄精，虚损劳乏。《逢原》曰：沙苑性降而补，产于潼关，得漠北之气，色微黑而形似羊肾。若微绿色者，产秦中，非也。聚精丸：用黄鱼鳔胶白净者一斤（切碎，蛤粉炒成珠，研粉），潼关沙苑八两（马乳浸，炒），为末，炼蜜丸梧子大。每服五十丸，空心白汤下。忌食牛肉、鱼。若命门火炽，交媾精难出者，忌用《经疏》。盐水炒用荷花茛子缺处有尖钩，切不可用。

蒺　藜

刺蒺藜辛苦《本经》上品，治风胜湿功，疏肝气利肺，下乳性温融《逢原》曰：刺蒺藜性升而散。治风，入少阴、厥阴经，为向导。能治风明目。《本经》：主破恶血积聚，治喉痹，乳难，以苦能泄，辛能润，性温能宣。退翳能明目，治牙动痛红，除癥瘕疥痒，疗白癜头风《千金方》：白癜风。以刺蒺藜为末，汤调服四钱，服至半月，白处见红点，至一月效。产同州府。去刺酒拌蒸。

石斛

石斛甘咸淡性平《本经》上品，收涎清气定虚惊，鲜凉入胃治虚热，补肾强阴益智精敩曰：镇涎，涩丈夫元气，酒蒸服。宗奭曰：治胃中虚热有功，今用鲜者更效。时珍曰：石斛气平，味甘淡，微咸。阴中之阳，降也。入脾肾二经。治发热自汗，痈疽排脓内塞。敩又曰：治骨痛。止泄腰疼脚膝强，溲余滴沥湿阴囊，治劳骨痛虚羸瘦，明目生肌厚胃肠士材曰：入胃清虚热，故理痹症泄泻。入肾强阴，故理精衰骨痛。逐皮肤虚热。其安神定惊，兼入心也。《本经》曰：石斛强阴益精，故治内障明目，有石斛夜光丸。《袖珍方》：治睫毛倒入。石斛、川芎等分，为末。口内含水，随左右嗃鼻，日二次。水煎代茶饮，能清肺补脾，顿健足力。恶巴豆、凝水石。畏雷丸、僵蚕之才。光泽如金钗，股短中实，川产，味甘淡者良。长虚，味苦者名木斛，服之损人《从新》。今用霍山出者，鲜干俱佳入汤剂，酒浸晒干。入丸剂，薄切，米饮浆晒干磨细。

芡实

芡实涩甘平《本经》上品，能强志固精，治腰疼脊痛，补肾益睛明芡生水中，开花向日，气平，味甘淡涩。治虚带泻停，养气补脾经，止滑精遗尿，兼溲赤痛苓士材曰：禀水土之气，于脾肾得力，故能止泻固精。若遗精而尿赤痛者有火，同茯苓或兼黄柏。二茯莲须山节芡，樱膏金锁玉关丸，梦遗有火加黄柏，滑泄同樱水陆丹金锁玉关丸治心虚，遗精白浊。用藕节、莲子、莲须、芡实、山药、茯苓、茯神各二两，为末，用金樱子一斤（捶碎），煎膏，捣和丸梧子大。每服三十丸，米饮下。若有梦遗精者，相火强也，当用黄柏。若无梦遗精，为滑精，当用止涩金樱子，煎膏，调芡实末为丸服，名水陆二仙丹。《永类方》：四精丸治思虑、色欲过度遗精。用秋石、茯苓、芡实、莲肉各二两，为末，山药粉打糊为丸。每服三十丸，盐汤下。若大小便不利者，忌用《经疏》。蒸熟捣粉用，涩精连壳小儿少吃，难消故也。

覆盆子

覆盆子补肝《别录》上品，益肾气精完，气味甘微热，能明目泪干《本经》曰：安五脏，益精气，长阴令坚，强志，倍力有子。宗奭曰：益肾脏，缩小便。服之当覆其溺器，故取此名也。坚筋力健阳，缩小便收藏，种子容颜少，补虚续绝长《本经》曰：味甘气平，无毒。甄权曰：甘辛微热。治男子肾虚精竭阴痿，能令坚长。《本草述》曰：是为健阳益气之品，即其熟于火候色而又乌赤，谓其补命门相火之用欤。方书五子衍宗丸用之。士材曰：覆盆子能益闭蛰封藏之本，强肾无燥热之偏，固精无凝滞之害也。盖覆盆子性温，固涩。若阳强及小便不利者，忌之士材。采取子晒干，以酒拌蒸用之，勿用树莓藏器曰：状如覆盆，味甘美者是。时珍曰：覆盆子是藤生其子，五月熟，色乌赤。悬钩子是树生，色红赤，名树莓。叶能明目止泪，去眼沿虫洪迈曰：能治烂眼沿疳虫。采鲜覆盆茎叶取汁，用皂纱蒙烂眼，以汁滴纱上，渍眼沿，虫渐从纱上出，虫尽眼沿干，愈。

肉苁蓉

肉苁蓉入肾《本经》上品，血分性微温，质润甘咸味，扶阳补命门好古曰：命门相火不足者，以此补之，乃肾经血分药。凡服苁蓉以治肾，必妨心。治腰疼补血，男子绝阳兴，益气精多嗣，虚寒腹膝疼大明曰：能暖腰膝，治男子绝阳不兴，女人绝阴不产，妇人阴疼带下。女绝阴能产，寒癥带下浓，阳强并泻忌，假者草苁蓉震亨曰：峻补精血。骤用，反动大便溏。疗五劳兮理七伤，强筋益髓壮男阳，汗多便闭沉麻使，肾痢阳衰液涸肠《济生方》云：老人液枯便闭。用苁蓉（酒浸淡，焙）二两（研）、沉香（镑，研）一两，麻仁汁糊丸梧子大。每服七八丸。《别录》曰：除膀胱邪气，治腰痛，止痢。姚颐真：治少阴阳衰液涸虚寒痢效。盖滋肾补精之首药，温润不热，补而不骤，故有苁蓉之名。按：苁蓉性滑，泄泻及阳易举而精不固者，忌之士材。长大如臂，重至斤许，不腐者佳。忌铁。酒浸淡曝干传言野马遗精之地生者佳。苏恭曰：今人所用多草苁蓉，功力稍劣。

锁　阳

锁阳能益气《补遗》，润燥大肠通，入肾甘温性，强阴壮骨功震亨曰：大补阴气，益精血，利大便，甘温无毒。虚人大便燥结者，啖之可代苁蓉，煮粥食弥佳。不燥结勿用。酒制强腰膝，补阴气益精，治痿弱有效，养血壮筋劲时珍曰：润燥养筋，治痿弱。中梓曰：锁阳咸温，宜入少阴，以其固精，故名锁阳。《王龟龄集》曰：锁阳坚而肥者能益气，烧酒浸，焙用。锁阳、苁蓉总是一类，功用相仿，禁忌亦同。酥炙上丰下俭，有鳞。

巴　戟

巴戟甘辛温血分《本经》上品，强筋壮骨起阴茎，能安五脏劳伤症，水肿虚寒脚气平味辛甘，性温。好古曰：入肾经血分。《逢原》曰：亦入冲任。《本经》曰：安五脏。治大风邪气，增志益气。《别录》曰：益精，治少腹痛。补肾元阳精志倍，祛风益气疗风痱，阴虚相火须知忌，血海融合疝痛稀路玉曰：巴戟严冬不凋，故守真，地黄饮子用之。希雍曰：巴戟助元阳而兼散邪。况真元得补，邪安所留。此所以愈大风邪气也。《仙经》曰：补血海兼治脚气。覆盆子为使。恶雷丸、丹参之才。但肾水虚而有热，小水短涩赤黄，口苦舌干皆忌《经疏》。川产者良。去心，酒焙。

胡桃

胡桃润燥味甘温宋《开宝》，用利三焦益命门，养血滋肌能补气，人肥体健食多吞时珍曰：胡桃仁味甘，气热，皮涩，肉润。入肾，温肺，通命门，利三焦，益气养血。故上通于肺而虚寒喘嗽者宜之，下通于肾而腰脚虚痛者宜之，中而心腹诸痛者可止。敛肺连皮涩固精，虚寒喘嗽佐参平，兴阳补肾治腰痛，合骨脂盐杜仲并韩懋曰：佐破故纸，有木火相生之妙。青娥丸：治肾虚腰痛兴阳道。杜仲、青盐、补骨脂、胡桃肉，为丸服。溧阳洪辑幼子病痰喘，五日夜不乳食。其母梦观音，令服人参胡桃汤，喘即定。明日去胡桃皮，喘复作，后仍连皮服遂愈。盖皮有敛肺之功也。治寒嗽杏蜜姜同，疥痒油桃擦艾雄，相火阳强肺热忌，勃脐共食最消铜《普济方》：治老人嗽喘难卧。杏仁（去皮尖）、胡桃肉、生姜各一两。研膏，入炼蜜二三钱，和丸弹子大。每卧时一丸，姜汤下。《集简方》：治疥疮瘙痒。用油胡桃肉一枚，雄黄、熟艾叶各一钱。和捣，擦疥。勃脐、胡桃皆擅消铜也。但肺热命门火炽者忌服。去硬壳连皮夹用多食动风，脱人眉毛。核外皮膜染须至黑。

大栗

栗味咸温补肾强《别录》上品，称能益气耐饥粮，治腰脚弱虚寒泻，止骨筋疼厚胃肠栗味咸，气温。弘景曰：有人患脚弱病，偶往栗树下食数升，便能起行，此补肾之义也。《逢原》曰：脾肾虚寒泄泻，煨熟食之愈。生食难化，熟食滞气，风干食最美。栗壳治反胃消渴，栗肉薄皮治骨哽烧存性吹人喉中，骨哽下。

女贞子

女贞子性寒《本经》上品，益肾养精安，味苦甘除热，能明目细观时珍曰：女贞子，少阴之精，隆冬不凋。味苦甘，微寒。能益肾强阴，明目，变白发，健腰膝。益血能凉血，头昏目赤除，强阴腰膝健，黑发补阴虚时珍曰：女贞丹用女贞子（酒浸，晒干为末），待旱莲草出，采鲜者捣汁熬膏和丸，每夜酒服五十丸。白发变黑，良验。按：女贞纯阴益肾。旱莲草凉血清热，乃血热生风要药。一方加桑椹子、黑豆，惟阴虚有火者宜之。若脾胃虚寒人服之减食、腹痛作泻，当加川椒服之。盖女贞纯阴至静，惟阴虚有火者相宜，若中气虚寒者忌用女贞子叶长而子色黑，冬青子叶微团而子红。叶治口舌疮，舌肿胀出口，捣汁含咽，吐涎则愈。

青　盐

青盐阴气结《本经》下品，吐溺血皆安，固齿坚筋骨，甘咸味性寒一名戎盐。助水脏增精，茯苓小便行，治牙痛出血，舌衄热能清《金匮方》：治小便不通。戎盐弹丸一块、茯苓八两、白术二两，作十次水煎服之。宗奭曰：戎盐却血入肾，治目中瘀赤涩昏。《唐氏经验方》：治风热牙痛。用青盐二两、槐枝一两，水煎减半，煮盐至干，日用揩[①]牙洗目。补肾清肝明眼目，能除瘀赤涩昏蒙[②]，治癃白浊劳淋已，止血归阴引肾功《本草述》曰：沉香磁石丸治上盛下虚，眩晕，耳鸣耳聋，用大温补以归肾。又如二至丸治老人肾气虚损，腰痛不可屈伸，亦大用温补以实肾气。二症皆用戎盐入于温补中，藉元阴之气，和阳而归阴也。又治

---

① 揩：原作“楷”。
② 蒙：原作“瞢”。

痔漏。解斑螯毒。出西羌，生涯涘之阴，禀至阴之气凝结而成《逢原》。不经煎炼而味咸带甘。方稜明莹，色青者良荔枝散治疝气，阴核肿大痛甚。荔枝核十四枚（炙），川楝肉、小茴香各二钱，八角茴香（盐水炒）、沉香、木香、青盐、食盐各一钱，为细末。每服三钱，酒调服。

元参

元参色黑苦咸寒《本经》中品，降火滋阴补肾完，壮水清金能止渴，除烦散结化斑丹希雍曰：元参禀北方水气而兼得春阳之和，故味苦兼咸，性微寒，无毒。黑乃水色，苦能下气，寒能除热，咸润下坚软。疗骨蒸劳消颈疬，治瞳赤贯益精化，阴中气分浮游火，血分虚阳佐地黄景岳曰：本草言其入肾而不知其尤入肺脏也。《济急仙方》：治赤脉贯瞳神。元参为末，猪肝日日蘸食之。《本草述》曰：除阴中气分游火，清三焦气，散游风，育阴气，明目清喉。时珍曰：肾水受伤，真阴失守，孤阳无根，发为火病。元参能滋阴降火，解斑毒，治咽喉肿痛专药。法宜壮水以制火，故元参与地黄同功。其消瘰疬亦是散火，刘守真言结核是火病。《开宝本草》：治鼠瘘疮。以元参浸酒，日日饮。阳毒伤寒经汗下，心神颠倒懊侬安，脾亏泄泻虚寒忌，劳复咽喉痛痹宽元素曰：元参乃枢机之剂，管领诸气上下，清肃而不浊，风药中多用之。故《活人书》治伤寒阳毒汗下后毒不散及心中懊侬烦不得眠，心神颠倒欲绝者，俱用元参。《圣惠方》：治急喉痹风。元参、鼠粘子（半生，半炒）各用一两，为末。新汲水调服，一盏立瘥。《活人书》：治发斑咽痛。用元参、生甘草、升麻，水煎服。其分两随时随症。盖元参入肾壮水，清肃而不浊，能治胸中氤氲之气，无根之火，当以元参为圣剂也。但性寒滑，脾虚泄泻，血少目昏，虚寒者忌用《经疏》。反藜芦。恶黄芪、干姜、大枣、山茱萸之才。蒸过，曝干用。忌铜器。烧香治劳《经验方》：用元参一斤、甘松六两，为末，白蜜半斤和匀，入瓶中封口，埋地中十日取出，烧之闻香自愈。加百部四两烧更妙。**年久瘰疬**元参、牡蛎、大贝服效。

发　灰

乱发血余灰《别录》梳下发，**胎生发髢**[①]**孩，扶元胎毒解，发髲**[②]**顶心裁**《本经》。雷敩曰：二十岁男子，顶心剪下之发髢，音剃。乃始生孩发。《逢原》曰：服自己之发，胜于他人之发也。**仍自还神化，行肝肾入心，性微温味苦，消瘀血治淋**时珍曰：发者，血之余。埋之土中，千年不朽，煎之至枯复液出。误食入，变为癥虫。煅治服饵，令发不白。此神化之验也。《类苑》云：发属心，禀火而上，生能消散瘀血。**止血补阴功，治关格五癃，小儿惊大痉，利小便滋通**若金曰：丹溪所谓补阴者，补阳中之阴也。癃闭小便不通，能滋小便水道。**川椒已发乌，止血出肌肤，血痢肠风止，崩安赤带无**治儿惊，大人痉。自己发一两，同川椒三十粒（煅研），酒服，令发长黑。症治肌肤出血，用发灰敷止。**同中白止衄，缀耳鼻粘连，柏叶鸡冠蕊，发灰泻血痊**止血崩赤带。《圣惠方》：治鼻血。人中白、发灰吹鼻止。《经验方》：治擦落耳鼻。以落下耳鼻乘热蘸发灰缀缚自合。《普济方》：治大便泻血。血余灰、鸡冠花、侧柏叶等分，为末。卧时酒服二钱见效。**止血连金疮，生新长肉良，治儿惊热病，父发炒鸡黄**大明：止血，连金疮。《衍义》：治破伤中风。以发灰、何首乌末，酒服服之。乱发煎膏，能止痛生肌长肉，或炙灰涂敷。弘景：治儿惊热病。以其父乱发同鸡子黄煎熬，久得汁，与儿服之。**能除心窍血，胃弱不相宜，呕泻须知忌，痰红咳嗽治**时珍曰：发乃血余，故治血病。补阴疗惊痫，去心窍恶血。《逢原》曰：其疗小儿惊、大人痉者，以能达心肝二经，开通痰血之滞也。朱氏：治咳嗽有鲜血，用胎发灰和酒服。**但胃**

---

① 髢（dí 迪）：假发。

② 髲（bì 必）：假发。

虚及呕泻者忌之。

麻黄

麻黄[①]**味苦辛**《本经》中品，**温峻散通神，产地无存雪，中空发汗频**麻黄味微苦而辛。其形中空，气味俱薄，轻清而浮升也，阳也。元素曰：手太阴之药，入足太阳经，兼走手少阴、阳明。刘云密曰：能从寒水中透出真阳。僧继洪云：中牟产麻黄之地，冬不积雪，为泄内阳也。故过用则泄真气。观此性热可知。凡服麻黄药，须避风一日，不尔病复作。**泄卫中风热，驱营分重寒，散伤寒表症，喘咳实邪安**元素曰：去营中寒邪而泄卫中风热。**风寒痘倒靥，冬冷透痧难，上肿因风湿，黄疸表热看**宗奭曰：仙源县李用之子病斑疮，风寒倒靥。用麻黄（去节）一钱，蜜炙，水煎，一服便出，如神。冬月痧点发不透，亦用之。伤寒黄疸表热者，用麻黄连轺赤小豆汤。《金匮要略》：治水肿，脉沉者，属少阴，用麻黄附子甘草汤。**功专散肺太阳寒，无汗身疼表实看，偏彻皮毛开汗孔，头疼发热恶寒安**卢子颐曰：表黄里赤，中虚象离，生不受雪，宣火之令。扬液为汗，而开八万四千毛孔，去邪热气矣。杲曰：轻可去实，麻黄、葛根之属是也。麻黄味苦辛，其形中空，入足太阳寒水之经。其经循背下行，本寒而又受外寒，故宜发汗，去皮毛气分寒邪以泄表实。若过发则汗多亡阳，或饮食劳倦及杂病自汗表虚之症，误用则脱人元气即危。好古曰：麻黄治卫实之药，桂枝治卫虚之药，二物虽为太阳症药，其实营卫药也。心主营为血，肺主卫为气。故麻黄为手太阴肺之剂，桂枝为手少阴心之剂。伤寒、伤风而咳嗽，用麻黄汤、桂枝汤，即汤液之源也。仲景治伤寒无汗用麻黄汤，中风有汗用桂枝汤。时珍曰：津液为汗，汗即血也。在营则为血，在卫则为汗。夫寒伤营，营血内涩，不

① 麻黄：原作“黄麻”。

能外通于卫，卫气闭固，津液不行，故无汗发热而憎寒。夫风伤卫，卫气外泄，不能内护于营，营气虚弱，津液不固，故有汗发热而恶风。然风寒之邪，皆由皮毛而入。皮毛者，肺之合也。肺主卫气，包罗一身。是症虽属乎太阳，而肺实受邪气。盖皮毛外闭，则邪热内攻，而肺气膹[①]郁。咳嗽有痰，喘而胸满，故用麻黄、甘草，同桂枝引出营分之邪，达之肌表，佐以杏仁泄肺而利气。是则麻黄汤虽太阳发汗重剂，实为发散肺经火郁之药也。又腠理不密，则津液外泄，而肺气自虚。虚则补其母。故用桂枝同甘草，外散风邪以救表，内伐肝木以防脾。佐以芍药，泄木而固脾。使以姜枣，行脾津液而和营卫也。是则桂枝虽太阳解肌轻剂，实为理脾救肺之药也。又太阳病脉反沉，少阴病反发热，为合病。有麻黄附子细辛汤、麻黄附子甘草汤。因少阴与太阳为表里也。至于陶节庵三黄石膏汤，内有麻黄、淡豆豉者，此乃治热病，夏令表里两解，大热无汗烦渴也。**脉浮紧数实邪瘳，弱用亡阳汗直流，冷水盆中将发浸，滋阴补气扑能收**脉浮紧，或浮数而无汗者为表实，当用麻黄。盖脉弱者忌用麻黄。若邪轻而重用麻黄，若表邪而正虚者，误用麻黄汗多者，急当用补气收阴之药。外用：《奇效良方》法用麻黄根、牡蛎，为末，扑汗；或麻黄根、故蒲扇，为末，扑汗。时珍曰：服麻黄自汗不止而热甚者，以冷水浸病者发即止。昶按：有表邪而正虚者，东垣有麻黄人参芍药汤之法可师。**盖麻黄轻可去实，为峻散第　药。惟冬月在表真有寒邪者宜之**邹润庵曰：其气慓悍，气虚切莫轻投。其性轻扬，夏秋不宜浪用。**或非冬月，或无寒邪，或寒邪在里，或伤风等症，虽发热恶寒，不头痛身疼而拘急，六脉不浮紧者，皆不可用。虽可汗之症，亦不宜多服。汗为心液，若不可汗而汗与可汗而过汗，则心血为之动矣，或亡阳，或血溢，而成大患，可不慎哉**士材。**厚朴、白薇为**

① 膹：通“愤”，郁积。《素问·至真要大论》曰：“诸气膹郁，皆属于肺。”

使。恶辛夷、石韦之才。生用力峻，蜜炙稍缓《别录》曰：泄邪恶气，消赤黑斑毒。甄权：治毒风疹痹，皮肉不仁。大明曰：通九窍，调血脉，开皮肤毛孔。希雍曰：表虚自汗，气虚发喘，肺虚有热，多痰嗽以致鼻塞，伤风、南方类中风瘫痪及平日阳虚腠理不密之人，皆当禁用。自春末夏月至初秋，法所同禁。发汗用茎，去根节。水煎十余沸，掠去浮沫用之弘景曰：沫令人烦，根节能止汗，故也。风痹冷痛《圣惠方》：用麻黄（去根）三分、桂心二分，水煎，入酒一匙，冲服。至汗出为度。须避风。内外障翳麻黄根一两，当归一钱，同炒黑色，入麝香少许，嗃鼻中《普济方》。自汗《局方》：用黄芪、牡蛎各二钱，麻黄根钱许，浮小麦五十粒，水煎服。

桂 枝

桂枝去冷风《本经》上品，暖散解肌功，足太阳心药，温筋血脉通元素曰：桂枝味辛甘，气微热。杲曰：气薄则发泄。桂枝体轻，上行而发表。好古曰：桂枝入足太阳经，兼手少阴血分药。解表风头痛，除烦咳嗽涎，辛甘温气味，心痛胁疼痓《本经》曰：治咳逆。《别录》曰：治心痛、胁痛、胁风。温筋通脉，止烦。甄权：去冷风疼痛。元素曰：伤风头痛。开腠理，解表发汗，去皮肤风湿。辛甘发散是为阳，汗出恶风发热凉，舌绛昏沉斑衄忌，奔豚腹痛臂疼忘成无己曰：泄奔豚气。震亨曰：治手臂痛风。昶按：舌绛神昏，发斑鼻衄，血热症皆忌用。散表营寒卫中风，调营达卫汗从容，如无汗出麻黄配，有汗还同芍药融《本草述》曰：桂枝能散肌表寒风，又通血脉。冬时北风，风中有寒也。《本经逢原》曰：仲景治太阳中风，阳浮者热自发，阴弱者汗自出，卫实营虚，故发热汗出，桂枝汤为专药。又太阳病发热汗出者，此为营弱卫强，皆用桂枝发汗，此调其营，则卫气自和，风邪无所容，遂从汗解，非桂枝能发汗也。汗多用桂枝汤者，以之与芍药调和营卫，则邪从汗去，而汗自止，非桂枝能止汗也。世俗以伤寒无汗不得用桂枝者，非也。桂枝辛甘发散为阳，寒伤营血，亦不可少之药。麻黄汤、葛根汤未尝缺此，但不可用桂枝汤，以中有芍药酸寒收敛表腠为禁耳。详桂枝本手少阴血分药，以其兼走阳维，凡伤之邪无不由阳维传次，故此方为太阳首剂。昔人以桂枝汤为太阳经风伤卫之专药，他经皆非所宜，而仲景三阴例中，阴尽复阳，靡不用之，即厥阴当归四逆汤，未尝不本桂枝汤也。盖桂枝上行而散表，调和营卫，解肌散风邪，然无过汗伤表之虞。三阴阴尽复阳可用《逢原》。但风热之邪，舌绛神昏及邪热传营，发斑鼻衄，皆当禁用华希元：治有汗热不退，桂枝同鲜生地用。忌生葱。畏石脂。勿见火。留皮用。舌绛，深红色也。

羌活

羌活能疏散《本经》上品，气温味苦辛，治风寒胜湿，头项痛难伸元素曰：手、足太阳行经风药。又入足厥阴、少阴。能祛风胜湿，透关利节，治督脉为病，脊强而厥。与川芎同用治太阳、少阴头痛。《本草述》曰：能畅阴达阳。《逢原》曰：治手足不遂，瘫痹血癞，风中血脉之病。疗脊强而厥，透关利节中，搜肝风泻气，发汗表邪攻好古曰：搜肝风泻气，发汗，治项强腰脊痛。治无汗痉反张弓，入太阳经督脉通，手足拘挛寒湿痹，气雄色紫理游风好古曰：羌活气雄，治足太阳经风湿相搏，一身尽痛，头痛目赤，肢节痛，除无汗刚痉，颈项腰脊痛强，头足向后如反张弓形也。非时感冒防风佐，目赤㖞斜血癞红，血少头疼虚痉忌，周身骨节痛神功羌活同防风治春末夏初及秋非时感冒，风寒头痛身疼，恶寒发热无汗有效。嘉谟曰：羌活治风，小无不入，大无不通，故能散肌表入风之邪，利病身百节之痛。若血虚发痉，血少头疼身痛，皆当忌用。大抵羌活能逐风胜湿，发汗散表《逢原》。得当归疗身疼，同川芎治头痛周慎斋：治气虚感寒，于补中益气汤加羌活，深得补中寓泻之义也。若血虚头痛，身疼发痉及过汗发痉，皆当忌用。产中国者为独活色黄气细，产西羌者为羌活色紫气雄，蚕头鞭节，气香者佳。喻嘉言曰：羌活中之独本者，即是川独活。睛垂至鼻《奇疾方》：治人睛忽垂至鼻，如黑角塞痛，大便血出痛，名肝胀。羌活煎饮自愈。喉痹口噤，羌活、牛蒡煎。

防　风

防风能解表《本经》上品，气薄味甘辛，禀性平而散，治风妙入神元素曰：手足太阳经风药。两太阳之肺，能祛大恶风，眼红流冷泪，风激血崩中《本经》：治大风头眩痛，恶风风邪，目盲，风行周身骨节痛。《经验方》：治风入胞门，崩中不止。用防风为末，面糊酒调丸服。然惟血色清希[1]而脉浮弦者宜。如血色赤浓，脉数者，属一味子芩丸症。不可混用也。疗四肢挛急，游风在面头，治疮疡咳嗽，泻肺实邪瘳[2]元素曰：防风治风去湿之仙药。擅能泻肺实，误服泻上焦元气。周身尽痛兼葱白，去湿疏风润剂兮，项脊强痛头眩痛，同荆蒡子痧痧齐之才曰：得葱白能行周身。杲曰：防风治一身尽痛，乃卒伍卑职，随所引而至，乃风药中润剂。凡脊痛项强，不可回顾，乃手足太阳症，当用。凡疮在胸膈已上，亦当用防风，为能散结，去上部风热也。若补脾胃药，非此引用不能行。钱仲阳泻黄散中倍用防风者，乃于土中泻木也。表邪闭遏，发热无汗，咳嗽咽痛，痧疹不透者，防风同荆芥、薄荷、木通、葛根、桔梗、枳壳、大力子、前胡、贯众、茅根、西河柳、蝉蜕也。按：防风泻肺实，治风要药。若头痛身疼不因风寒，肺虚喘乏有汗及气升作呕，火升发嗽，咸为切禁《逢原》。恶藜芦、白蔹、干姜、芫花。畏萆薢。杀附子毒之才。产青州黄润者佳，软芦糯体。叉头者令人烦喘，叉尾者发人痼疾。

---

① 希：通“稀”。

② 瘳：病愈。

藁本

藁本气温香《本经》中品，行膀足太阳，治风巅顶痛，味苦大辛尝元素曰：藁本气温，味苦，大辛。苦泄辛散，无毒。升也，阳也。乃足太阳经风药。其气雄壮，寒气郁。《本经》：头痛、巅顶痛，非此不除。大寒犯脑，痛连齿颊，既治风又除湿。与木香同用，治雾露之邪中于上焦。疗胃风之泄，木香雾露邪，阴中寒肿痛，止妇疝疼瘕《闻见录》曰：夏英公病泄，太医作虚治不效。霍翁曰：风客于胃也。饮以藁本汤而止。甄权：治恶风鬼疰，腰脊冷痛。《本草述》曰：手太阳达心火之气化，上会于督，下合于胃者，不止谓其祛风。治皯皰、粉刺、酒齄，同白芷末擦。治寒头脑痛，热痛不相宜，血弱头疼忌，肝风火禁之肝经风火致巅顶痛忌用。但温热病头痛口渴及产后血虚火升头痛，皆不可用《逢原》。恶蔄茹。畏青葙之才。根紫色似芎䓖而轻虚，气香。

升麻

升麻禀性平《本经》上品，脾肺大肠行，入胃升清气，甘辛苦体轻升麻甘辛，微苦，性平，体轻。元素曰：气味俱薄，浮而升也。为足阳明、太阴引经，亦入手阳明、太阴经。独擅升阳性散宣，阳明表热泻同痊，治头齿痛祛瘟疫，起痘疏斑标点前治阳明表发热，即连里泻。杲曰：引葱白，散手阳明经风邪；引石膏，止阳明齿痛。时珍曰：同柴胡，引生发之气上行；同葛根，能发阳明经之汗。升麻能解痘毒，惟发热标点前可用。若痘已出，或泻少，用其升麻葛根汤则见红，点后不可用，为解散也。升提邪陷举清阳，泻痢中虚益气汤，吐蛊如神除百毒，治崩带下脱肛肠元素曰：升麻治阳明经头痛，升阳气于至阴之下，去至高之上及皮肤风邪。杲曰：升麻发散阳明风邪，升胃中清气，引甘温之药上升。故元气不足下陷者，用此于阴中升阳，以缓带脉之缩急。凡胃虚伤冷，郁遏阳气于脾土，宜升麻、葛根，升散其火郁。人参、黄芪，非此引之，不能上行。《范石湖文集》：治蛊方。毒在上，用升麻吐之；毒在腹，用郁金下之；或合二物服之，不吐则下。此方活人甚多也。士材曰：凡气虚下陷，如泻痢、崩带、脱肛，须其升提。虚人之气，升少降多。东垣取入补中汤，独窥其微矣。**杀鬼精殃消瘴雾，气虚后重效称能，痰凝喘血麻痧忌，肾弱阴虚火禁升**士材曰：升麻禀极清之气，升于九天，得阳气之全者，故杀鬼辟邪。盖下痢初起后重，察其实有积而气旺者，用槟榔立效；若痢久后重，详其气虚下陷者用升麻即验。绿色升麻引人参、莲肉，扶胃进食，治噤口痢有效。至于麻痧误投，喘满立至，因其升热毒于上而为害也。又上盛下虚之症切忌。**盖升麻属阳性升，凡吐血咳喘，阴虚火动，气逆呕吐，癫狂怔忡，切勿误用**士材。**解莨菪毒**《外台秘要》：用升麻煮饮解。**消肿毒**升麻研末，醋涂。**里白外黑，紧实者佳。去须、芦用。别有绿色者，仲淳用治痢有效。忌见火。发散生用；治痢醋焙。**

葛根

葛根开腠理《本经》中品，**气薄味甘辛，入胃脾平性，治消渴益津**《别录》曰：鲜葛根汁大寒。晒干葛根气平，味甘辛，无毒。好古曰：阳明经的药也。**阳明经额痛，发散解肌功，化酒能开胃，温邪合豉葱**元素曰：升阳生津，治脾虚作渴。仲景治太阳、阳明合病，用桂枝汤加麻黄、葛根。又有葛根黄芩黄连汤，是用此以断太阳入阳明之路。头颅痛如破乃阳明中风，可用葛根葱白汤。若太阳经初病，头脑痛而不渴者，邪未入阳明，不可便用，恐引邪内入也。震亨曰：凡斑痘已见红点，不可用升麻葛根汤，恐表虚反增斑烂，且升热毒于上而为害也。若时气发热，头痛脉洪者，葛根同淡豆豉水煎服。**疗泻痢升阳，麻痧痘点彰，治烦身热呕，散郁火轻扬**杲曰：葛根其气轻浮，鼓舞胃气上行，生津液又解肌热。治脾胃虚泻圣药。时珍曰：《十剂》云：轻可去实，麻黄、葛根之属。盖麻黄乃太阳经药，兼入肺经，肺主皮毛；葛根乃阳明经药，兼入脾经，脾主肌肉。虽皆轻扬发散，而所入各不同也。葛粉除烦热《开宝》，治消渴热疮，祛丹石酒毒，利二便清凉此生根水磨澄粉，晒干用。生根捣汁清温热，止血堕胎性大寒，葛壳十年之痢愈，葛花解酒便红安弘景曰：生葛捣汁饮，解温病发热。希雍曰：解散阳明温病热邪要药。《圣惠方》：治衄血不止。用生葛捣汁饮。《梅师方》：治热毒下血。用生葛根捣汁，和藕汁温饮。时珍曰：葛根子绿色，扁扁如盐梅子。生嚼腥气，即葛壳也。葛花消酒，治肠风下血。按：上盛下虚之人，虽有脾胃病，亦不宜服士材。杀野葛、巴豆毒之才。白如粉者良。解表，晒干用；泄泻，湿纸包，煨熟用。

葱　白

葱白辛温能发汗《别录》中品，中空入肺足阳明，伤寒寒热头疼解，脚气奔豚尿秘行元素曰：葱茎白入手太阴、足阳明经。葱主发散，以通上下阳气，故《活人书》治伤寒头痛如破，用莲须葱白香豉汤。仲景治少阴病下利清谷，里寒外热，厥逆脉微者，白通汤主之，内用葱白四逆汤。若面色赤者，加葱白；腹中痛者，去葱白。成无已曰：肾恶燥，宜辛以润之。葱白辛温以通阳气也。伤胎下血腹疼安，跌打金创罨损瘢，厥逆脉微清谷痢，通阳达表散风寒时珍曰：葱味生辛散，熟甘温。外实中空，肺之药也。肺主气，外应皮毛，其合阳明有发散通气之功。气通则血活毒解矣。损伤血出而痛者，《百一选方》：用葱白、砂糖研涂止痛，无瘢也。小便不通，用葱管吹盐入小便内即通。《逢原》曰：妊娠风邪喘嗽，宜用橘皮、葱白，有效，且能安胎顺气。合犬、雉肉动血。同蜜食，壅气杀人。服地黄、常山人，忌之。多食葱，神昏动，损须发。葱子温中补气。葱须行经络，治饱食、房劳渗血成痔。葱花治心脾腹胀痛，同吴萸用。

淡豆豉

淡豉豆甘寒《别录》中品，调中下气宽，能升能散吐，热越闷烦安时珍曰：黑豆性平，作豉则温。既经蒸罯，故能升能散，调中下气。生用则宣散，得盐则涌吐，得薤治痢，得蒜止血。疗发斑温毒，宣虚热懊侬，头疼洪脉热，吐汗豉兼葱《肘后方》云：初觉头痛身热，脉洪一二日，以葱白一握，淡豉一升，水煮服。汗出更作，加葛根。得酒则治风，薤和痢有功，虾蟆椒毒解，血痢蒜煨同《茆亭客话》[①]云：小虾蟆有毒，多食小便闭涩，脐下闷痛，以新汲水浸生豉浓汁饮解。《究原方》：治脏毒下血。用淡豉十文、大蒜三枚（煨烂），捣丸，香菜汤日二服。《药性论》：治伤寒暑痢。淡豉、葱白煎饮。胸中满闷宜栀豉，疗懊侬烦不得眠，瘴疫伤寒劳食复，能宣发汗解肌功治伤寒吐下后，心中懊恼，烦不得眠者，乃热郁胸中，宜栀豉汤宣剂以除之也。寒热头疼温疟止，伤胎下血保胎维，胃中热结烦当忌，直中传阴禁用之《子母秘录》：治堕胎下血烦满，用豉水煮服之。华佗方：治妊娠动胎，豉汁服。盖豆豉经蒸罯，能升能散。得葱则发汗，得盐则涌吐，苦以涌吐发汗，治虚热懊侬。生用则宣散，炒熟则止汗时珍。然伤寒直中三阴，与传入阴经者，勿用。热结烦闷，宜下不宜汗，亦忌之希雍。入发散药，陈者为胜。入涌吐药，新者为良《逢原》。必以江右制者入药。

豆　卷

黑豆芽黄卷《本经》中品，治周痹酒行，滋皮毛益气，补肾

---

① 茆亭客话：北宋·黄休复撰，共十卷，又作《茅亭客话》。“茆亭”为黄氏居处。

味甘平思邈曰：宜肾。《宣明方》：治周痹，邪在血脉之中，水痹不通，上下周身故名。用黑大豆蘖（炒），研末，温酒调服二钱。妇人恶血凝能破，湿痹筋挛膝痛轻，解毒脑疮秋石共，胃中积热水清平王氏曰：得秋石解伏火药毒，热生脑疽。得前胡、牡蛎、杏仁，蜜和良。恶海藻、龙胆普曰。壬癸日，以井水浸黑大豆，生芽五寸长，阴干今以紫苏煎汤，待汤冷浸豆发芽用。

瓜蒂

瓜蒂苦而寒《本经》上品，功专涌吐喷，胸中邪滞越，痞鞕懊侬安时珍曰：瓜蒂苦寒，小毒，乃阳明经除湿热之药。故能引去胸脘痰涎、头目湿气水气、皮肤黄疸，吐去上脘宿食。除阳明湿热，食积水停胸，疗湿家头痛，黄疸嗃鼻中《经》曰：高者，因而越之；在上者，吐之。丹溪曰：吐中就有发散之义。吐去上焦邪滞。治身面肿水浮汎，合麝同辛鼻塞通，豆豉汤调瓜蒂散，邪痰上脘吐之空汎，房戎切，浮也。好古曰：瓜蒂同麝香、细辛，治鼻不闻香臭。仲景曰：病如桂枝症，头不痛，项不强，寸脉微浮，胸中痞鞕，气上冲咽喉不得息者，此为胸中有寒也，当吐之，以瓜蒂散主之。瓜蒂末五分，赤小豆末五分，以香豉一合，煮熟糜，去滓，调服。得快吐乃止。诸亡血虚不可与瓜蒂。胃家无痰食者忌之。此甜瓜蒂也。瓜甜而蒂味极苦，其性上涌吐胸中邪滞，但损胃耗气伤血，若上部无实邪者，禁用。误服瓜蒂，吐不止者，一味麝香汤立解。头有湿热面目黄者，瓜蒂为末，嗃鼻中，出黄水愈《本事方》。甜瓜子味甘寒，破溃腹中结聚脓血，肠胃内痈要药《别录》。开痰利气治肺痈用苇茎、甜瓜仁、桃仁、苡仁，疗肠痈用当归、甜瓜子。

常山

常山蜀漆苦辛寒《本经》下品，破瘴行肝腹胀宽，涌吐黄涎专截疟，生宜必呕酒轻安苗名蜀漆，根名常山。味苦辛，气寒。古方有蜀漆散，取其苗性轻扬，发散上焦之邪结。杨士瀛曰：常山治疟，人皆薄之。疟家多畜痰涎黄水，或停潴心下，或结癖胁间，乃生寒热，法当吐痰逐水，常山岂容不用。水在上焦，常山能吐之，水在胁下，常山能破其癖而下其水，但须行血药品佐助之。《逢原》曰：如桃仁、蓬术、穿山甲之类。吴又可曰：有纯热发疟或蕴热内实之症，投以常山。大便点滴而下，似泄不泄者，须用北大黄为佐。泄利数行，然后获愈也。同甘草吐大黄下，草果槟脾肺秫麻，麦竹兼心龙附肾，并梅甲片入肝家敩曰：春夏用茎叶，秋冬用根。时珍曰：常山、蜀漆生用则上行必吐，酒蒸炒熟用则气稍缓，少则亦不致吐。得甘草则吐；得大黄则利；得草果、槟榔则入脾；得秫米、麻黄则入肺；得小麦、竹叶则入心；得龙骨、附子则入肾；得乌梅、鲮鲤甲则入肝经。盖无痰不作疟，故皆以常山佐之也。盖常山、蜀漆有劫痰截疟之功，须在发散表邪及提出阳分之后用之得宜，神效立见。用失其法，真气必伤。夫疟有六经疟、五脏疟及瘴疫、鬼邪、痰积、湿诸疟，须分阴阳虚实，不可一概论也。但疟在三阴而无停饮及元气虚寒人，常山、甲片皆为戈戟《逢原》。瓜蒌为使。恶贯众之才。忌葱、菘菜。伏砒石大明。蜀漆、桔梗为使炳曰。常山，川产淡黄，细实如鸡骨者佳。俗云：忌鸡肉，犯之面黑。截疟酒治久疟不止。常山一钱半，槟榔一钱，丁香五分，乌梅一个，酒一盏，浸一宿，五更饮之。一服便止，如神《医学正传[①]》。三十年疟《张文仲方》：用常山一两半、龙骨五钱、附子（炮）二钱半、大黄一两，为末，鸡子黄丸如梧子。未发时五丸，将发时五丸白汤下。支太医云：此方神验。截疟丸《肘后方》：丹砂丸，用常山末一两、真丹三钱三分（研），和白蜜丸梧子大。先发时三丸，少顷三丸，再服三丸。临时服三丸，酒下必断。主治《本经》：

① 医学正传：原作"医药正传"，据《医学正传·序》改。

治伤寒实热，发温疟，胸痰结吐逆。《别录》：治水胀，痰瘘。蜀漆，《本经》：治疟，寒热咳，腹癥痞积蛊。元素曰：破血。

藜 芦

藜芦有毒苦辛寒《本经》下品，涌吐风痰实症看，入胃脾经通顶嚏，痰痴蛊毒呕之安颂曰：藜芦服钱匙则恶吐人。又曰：嗃鼻令人嚏。时珍曰：吐药不一，常山吐疟痰，瓜蒂热痰，乌附尖吐热痰，莱菔子吐积痰，藜芦吐风痰也。疗咳风痫疥癣疮，宣壅导滞蛭虫戕，连绵呕吐葱汤止，反五参辛芍酒殃张子和曰：一妇病风痫，一二年二三作，至三十岁后则日作，甚至一日数作，遂至昏痴健忘，求死而已。值岁大饥，采百草食，见野草若葱状，采蒸饱食，五更时觉心中不安，吐涎如胶数日，约一二斗，汗出如洗，甚昏困，三日后遂轻健，病永不发。以所食葱访人，乃憨葱苗，即藜芦也。服之令人烦闷吐逆，大损津液，虚者忌用《经疏》。反人参、沙参、紫参、丹参、苦参、细辛、芍药。恶大黄。黄连为之使之才。畏葱白。服藜芦吐不止者，饮葱汤即止时珍。与酒同用杀人《从新》。取根去头用，出河东，色黄白者是范曰。反花恶疮《圣济总录》：治恶肉反出，如米。藜芦末，猪脂调服。鼻中息肉《圣济总录》：藜芦三分，雄黄一分，为末，蜜调点之。误吞水蛭《德生堂方》：藜芦（炒）为末，水服一钱，必吐出。

秦 艽

秦艽纹错综《本经》中品，活络痛挛伸，入胃兼肝胆，性平味苦辛味苦，燥湿清热。辛散风。卢复曰：艽纹错综如织，象形治经络病。祛风除湿痹，疗酒病黄疸，退日晡潮热，荣筋养血安时珍曰：秦艽，手足阳明经药也，兼入胆肝，故手足不遂，黄疸烦渴须之，去湿热也。甄权曰：治酒黄疸。除邪寒热气，节痛便红谐，疗急劳烦热，身酸痛草柴《本经》：治肢节痛。元素：治泻血，荣筋养血。时珍曰：阳明有湿则身酸痛烦热，有热则日晡潮热，骨蒸。所以《圣惠方》治急劳烦热，身体酸疼。用秦艽、柴胡各一两，甘草五钱，为末。每服三钱，白汤调下。治小儿骨蒸潮热，减食瘦弱。用秦艽一钱半、炙甘草五分、薄荷五分，水煎服。络热骨蒸凉，牙疼口噤张，驱黄除湿热，利二便牛浆阎风曰：治经络热结。甄权曰：秦艽以牛乳煎服，治酒黄疸，去头风酒毒。崔元亮：治酒黄，误食鼠粪黄，因劳发黄。用秦艽五钱，以酒浸，绞取汁，空腹服，或利便止。凡痛有寒热，或浮肿者，多挟客邪，用此以祛风利湿，若久痛血气虚者，勿用《逢原》。按：下部虚寒及小便不禁，大便滑者，忌用士材。菖蒲为之使。畏牛乳之才。根色罗纹交纠，左纹者良。胎动不安《圣惠方》：用秦艽、阿胶、艾叶等分，元米廿粒，煎服。小便艰难或转胞，腹满闷，不急疗，杀人。秦艽、冬葵子等分，水煎服之《圣惠方》。

白　薇

白薇根细软《本经》中品，气味苦咸寒，入胃冲任药，除寒热痛酸《本经》：治暴中风，身热支满，忽忽不知人，狂惑邪气，寒热酸疼，温疟洗洗。《别录》：治伤中淋露，利阴气，益精。时珍曰：性寒，乃阳明冲任之药，治热淋遗尿。治风温灼热，除热益阴经，目闭昏眠噤，妇人血厥醒朱肱：治风温发汗后，身犹灼热自汗，身重多眠，鼻息鼾，语言难出。萎蕤汤中用之。《金匮》：治产中虚烦呕逆，安中益气，竹皮丸亦用之。《本事方》曰：人平居无疾苦，忽然身不动摇，目闭口噤，或微知人，眩冒，移时方寤。此名血厥，亦名郁冒。出汗过多，血少阳气独上，气塞不行，故身如死。气过血还，故移时方寤，阴阳复通也。妇人多此症，宜用白薇汤。白薇三钱，当归二钱，人参、甘草各三分，水煎服。《千金方》有发汗白薇散焉。疗热淋温疟，金疮血出身，中风支满热，忽忽不知人汪昂曰：阴虚火旺则内热生风，火气焚灼，故身热支满，痰随火涌，故不知人，此类中风之症也。盖白薇除热盖阴，兼调经种子《经疏》。血热，血癖相宜沈鳌[①]。血虚而寒者忌。恶黄芪、大黄、大戟、干漆、山萸、大枣、干姜之才。芦头空，稍细软，柔韧能弯不断，味咸者，白薇也。

茅根

茅根入胃肺脾行《本经》中品，色白甘寒伏热清，止渴凉金除火喘，治温热病哕枇平《本经》：治劳伤虚羸，益气，除瘀血，血闭寒热，利小便。《别录》：除客热在胃肠，止渴，血崩。庞安常：治温病因热甚饮水成暴冷啘者。茅根（切）、枇杷叶（去毛）各半斤，水煎服之。能和血闭之寒热，吐衄崩淋血分凉，解酒黄疸行小便，祛除客热胃中肠时珍曰：白茅根甘寒，能除伏热，利小便，故能止诸血，哕逆，喘急，消渴，治黄疸水肿，乃良物也。世人因微而忽之，惟事苦寒之剂，致伤冲和之气，惜哉。《逢原》曰：甘寒能除内热，而无伤犯胃气之虞。言补中益气者，是指胃热去而中气复，客邪退，非劳伤本病所宜也。茅花轻虚入肺，散热止衄。茅针酒服，溃痈，一针一孔茅针初生苗也。溃痈肿，二针溃二孔。按：吐衄有因于寒者，有因于虚者，皆非所宜也士材。

白芷

白芷温辛苦《本经》上品，含之臭转香，治头风涕泪，胃肺大肠行时珍曰：白芷，色白味辛，行手阳明庚金；性温气厚，行足阳明戊

---

① 沈鳌：指沈金鳌。清代医学家。字芊绿，号汲门，晚号尊生老人。著有《沈氏尊生书》。

土；芳香上达，入手太阴肺经。如头、眉、目、齿，三经之风热也；如崩、带、痈疽，三经之湿热也。风热者，辛以散之；湿热者，温以除之。杨吉老都梁丸治阳明头痛，用香白芷一味，为末，蜜丸。每嚼一丸，腊茶或荆芥汤下。项生磊块者，更宜疏风邪也。**表汗能通窍，眉棱齿痛忘，阳明头额痛，痔毒蝮蛇伤**口臭含香白芷良。《夷坚志》云：人被蝮蛇伤即昏死，臂如股，少顷皮胀，遍身黄黑色。以新汲水调香白芷末灌之，吐出腥黄水愈。**发背乳痈疮，排脓止痛疡，治阳痈赤肿，表里大黄行**《经验方》：治痈赤肿，表里实热者。白芷、生大黄等分，为末。服二钱。**治肌肤燥痒，去面皯疵瘢，疗鼻渊阴肿，丹瘤白带安**宗奭曰：带下，肠有败脓血，淋露腥秽，脐腹冷痛，须用排脓。单叶红蜀葵根二两，白芷、白芍、白枯矾各五钱，为末，黄蜡溶丸梧子大。每空心米饮下十五丸，俟脓尽以他药补之。鼻塞流清涕，白芷、细辛、辛夷。《保寿堂》：治偏正头风。白芷、川芎，酒水煎。**小儿丹瘤**游走入腹必死。初发，白芷、寒水石末，葱汁调涂。**按：白芷燥散耗血损气，有虚火者勿用。痈疽已溃，减去**土材。**当归为使。恶旋覆花。色白气香者佳**水白芷不香者勿用。

柴 胡

柴胡生卯月《本经》上品，**味苦性微寒，足少阳经药，能和表里间**颂曰：柴胡二月生苗。杲曰：阴中之阳，升也。入手足少阳、厥阴四经。好古曰：柴胡入足少阳，在经主气，在脏主血。前行则恶热，却退则恶寒。**达木郁疏肝，耳聋胁痛安，治伤寒口苦，呕目眩咽干**如逍遥散能舒郁气而理肝脾，若四逆散疏达厥阴而助战汗，又治左胁痛。《逢原》曰：柴胡，足少阳经药，能引清阳之气从左上升。胆为清净之府，无出无入，禁吐、汗、下，惟宜和解，以其经居半表半里故也。**和解少阳枢，升阳痢疟驱，柴芩参半草，姜枣小柴胡**《经》云：太阳为开，阳明为阖，少阳为枢。小柴胡汤，枢机之剂，能和解少阳经。《伤寒论》：治少阳中风，耳聋目赤，伤寒脉弦细、头痛及少阳经疟疾，表邪未清痢疾。小柴胡汤能治少阳经往来寒热、口苦作呕，不治太阳经发热恶寒，即柴胡、黄芩、人参、制半夏、甘草、生姜、大枣也。**治寒热往来，血室热清哉，退早晨潮热，调经结气开**治伤寒温病、热病，妇人经水适来适断，日暮谵语，昼日明了，为热入血室症，宜小柴胡汤加生地、丹皮，随症加减。凡寅卯辰时寒热，为少阳经症，又疮疽用之者，散诸经血结气聚。时珍曰：行手足少阳，以黄芩为佐；行手足厥阴，以黄连为佐。凡邪，表之无汗，或邪在气分留连，或邪郁三焦而见口苦、中痞、喜呕、厥冷、脉弦涩，用四逆散透战汗解。**肝劳病郁蒸，目暗疬筋凝，咳喘须当禁，阴虚火忌升**劳在肺、肾二经禁用。咳嗽痰火、阴虚火升，皆当忌用。**盖柴胡，少阳经主药，得益气药则能升阳，同清气药则能散邪。若病太阳，服之太早，则引贼入门；病在阴经用之，则重伤其表。其性升发，病人虚而气升者忌之。咳呕及阴火上升者禁用**疟在三阴经者禁用小柴胡汤。士材曰：世俗不知柴胡之用，每遇伤寒传经未明，以柴胡汤为不汗、不吐、不下，可以藏拙，辄混用之，误人不可胜数。**半夏为之使。恶皂荚。畏藜芦**之才。**解散用北柴胡，肝劳用银柴胡。忌见火。外感生用，肝劳及疟邪用鳖血拌炒**产江南古城山，名齐接口者佳。定远县产亦好。**银柴胡退热，长白软甘寒，疗骨蒸劳疟，疳羸热血安**时珍曰：银州，即今延安府，五原城是其废迹。所产柴胡根长尺余，微白且软，不易得也。北地所产者，亦如前胡而软，其苗以竹叶者为胜。南土所产者，如蒿根，强硬不堪用。张知阁久疟，热时如火，年余骨立，医投茸、附诸药，热益甚。孙淋诊之曰：此名劳疟，热从髓出。进小柴胡汤三服，脱然。又曰：用银州者更效。《逢原》曰：银柴胡行足阳明、少阴，性近石斛，能清热凉血。《局方》：治上下诸血。龙脑鸡苏丸中用之。凡虚劳用银柴胡为宜，用北柴胡喘嗽更甚。

青蒿

青蒿根叶梗《本经》下品，气味苦微寒，去骨间留热，三焦至胆肝青蒿二月生苗。时珍曰：得春木少阳之气最早，故所主之症皆少阳、厥阴血分之病。退骨蒸劳热，煎童便有功，血虚之伏热，盗汗蓐劳融颂曰：青蒿治骨蒸热劳为最。《斗门方》：治男妇劳瘦。《灵苑方》：治虚劳寒热，俱用童便制青蒿服。类明曰：骨蒸是阴血衰少，阳气陷入阴中而为蒸热也。诸经血热亦阳胜阴也。青蒿，退热补阴要药，用童便熬膏，入猪胆少许，治阴虚骨蒸奇效。《圣济录》：治虚劳盗汗，烦热口干。用青蒿取汁熬膏，入人参、麦冬末为丸服。治温疟久痢，杀鬼疰传尸，疗目昏清暑，芬芳启胃脾诸苦寒药伤胃，惟青蒿芳香之气与脾胃相宜。盖青蒿治血虚骨蒸劳热有功入手少阳经兼杀虫。脾胃虚寒泻者忌。青蒿子不苦，擅退骨蒸劳，止血能明目，疟同鳖甲熬大明曰：子味甘冷，无毒，能明目，开胃，治劳瘦。《十便良方》：治积热眼涩。三月三日取青蒿花，至秋收子，并末，用井水下。伏硫黄。得鳖甲效。血分结热，生捣汁服敩曰：根茎子叶并用恐成痼疾。

夏枯

夏枯草紫茎《本经》下品，冬至一阳生，夏至阴来槁，微寒性体轻刘云密曰：夏枯草以冬至后发生，夏至后枯瘁。丹溪谓禀纯阳之气，故遇阴而枯。讵知其气寒，其味苦辛，谓为阳是也，谓其纯阳则犹未尽也。盖夏枯草有阴遇阳生，阳遇阴化之妙。如人身所病，阳盛而不得阴以化，则气结而血亦结。故治寒热瘰疬有专功。更妙于阳趋阴以化，气得化而即能化血，故治目珠夜痛有奇效也。味苦辛无毒，能明目养肝，治寒热郁火，产血晕崩安士材曰：辛能散结气，苦能泄热。震亨曰：能补养厥阴血脉。夜目珠疼甚，同香附草痊，治眉棱骨痛，失血后难眠《本草述》：治失血后不寐有效。娄全善云：夏枯草治目珠痛，至夜甚者神效，或用苦寒药点之反甚者亦效。时珍曰：一男子至夜目珠疼连眉棱骨及头半边肿痛，用黄连膏点之反甚，灸厥阴、少阳，疼止又作。以夏枯草二两、香附二两、甘草四钱，为末，每服二钱，清茶调服，五次愈。**辛能散结气，解瘰疬良工，软乳岩癥瘿，养肝血脉功**乳痈乳岩，夏枯草、蒲公英。薛己方：治瘰疬、马刀，不论已溃未溃，日久成漏。用夏枯草六钱，水二钟，煎七分，食远服。虚甚者，煎汁熬膏服，并涂患处，兼以十全大补汤加香附、贝母、远志服尤善。**入肝胆经。土瓜为使**之才。

荆　芥

荆芥苦辛温《本经》中品，**清头目眩昏，行肝经气分，散瘰疬盘根**好古曰：肝经气分药也，能搜肝气。刘云密曰：荆芥穗能升阳于阴中，还能降阴于阳中，故为调血要药，能祛经络中风热。**风寒头痛解，破结气和平，疗湿疸黄黑，芳香瘀血行**《本经》曰：除湿疸，阴黄也，色如烟熏黄。《医学集成》：治儿惊痫。**疗产痉虚风，身强直反弓，眼歪斜瘛疭，血晕噤奇功**华佗愈风散：治产后中风，口噤，身强如角弓反张，手足瘛疭。荆芥（微炒）为末。每服三钱，豆淋酒调服。血虚生风，血不营筋也，或产后血晕不醒，四肢强直，热童便调服效。**惊痫风热散，发汗利咽喉，吐衄肠红止，风疮疥毒搜**士材曰：长于治风，又兼治血，何也？为其入风木之脏，即是藏血之地，故并主之。**妇血风劳热，崩中痔肿瘘，阴虚面赤忌，自汗不宜投**金阆风曰：肝热生风故名血风。曰：劳者，经闭发热不止也。许叔微曰：一妇产后睡久，及醒则昏昏如醉，不省人事。医用愈风散及交加散，云服后当睡，必以左手搔头，用之果然。《逢原》曰：表虚自汗，阴虚面赤，皆当忌用也。**黄颡鱼逢死，河豚毒反驴，诸无鳞及蟹，忌食载方书**《铁山丛语》云：食黄颡鱼犯荆芥者立死。《辍耕录》曰：食河豚，不可服荆芥，一儒者因此丧命。李廷飞云：

凡食一切无鳞鱼，忌荆芥。若吐血者，饮地浆可解。与蟹同食动风。反[①]驴肉。连穗用效穗在顶，善升发。发散生用，治血炒黑存性。

天　麻

天麻用透明宋《开宝》，无毒味辛平，号定风之草，肝经气分行苗名赤箭。《本经》上品：根即天麻。能除蛊鬼精，语蹇涩清明，久服红斑出，驱风痫定惊弘景曰：其茎如箭竿，赤色。有风不动，无风自摇。罗天益曰：眼黑头旋，风虚内作，非天麻不治。天麻乃定风草，故为治风之神药。今有久服天麻药，遍身发出红丹者，是其祛风之效。疗不仁麻痹，头旋眼黑痉，治风虚掉眩，风湿痹拘挛《素问》云：诸风掉眩，皆属于木。甄权曰：治瘫缓不随，语多恍惚。元素：治风虚眩晕头痛。杲曰：肝虚者，宜天麻、芎䓖以补之。疗大人风热头痛，小儿风痫惊悸，诸风麻痹不仁，风热语言不遂。利膝强筋力，治瘫痪不随，同芎头痛止，养血药相宜宗奭曰：天麻须别药相佐使，然后见其功。或曰：须与养血药同用更相宜。按：天麻虽不甚燥，毕竟风剂助火，若血虚无风者，不可妄投士材。苗根承曰：赤箭用苗有自表入里之功，天麻用根有自内达外之理。子名还筒子，定风补虚时珍。同破故纸、芡实、金银花蜜丸，能益气固精种子邓才。其根明亮坚实者佳，酒浸煨熟焙。

独　活

独活辨羌中《本经》上品，风寒湿有功，色黄兮气细，独本不摇风弘景曰：一茎直上，不为风摇。时珍曰：独活以羌中来者为良。喻昌曰：川羌活中独本者，即是真川独活。《从新》曰：节疏，色黄，气细者是。足少阴经药，微温味苦辛，治筋挛骨痛，足湿痹难伸好古曰：独

① 反：原作“及”，据《本草纲目·荆芥》改。

活气细，治足少阴伏风头痛，两足湿痹，不能动止者效。气缓善收，入足少阴经气分。中风身冷噤，产痉反弓张，黑豆烧淋酒，牙风痛地黄《千金方》：治中风口噤，通身冷，不知人。独活用酒煎服。产后发痉，身强，头足向后如弓反张。黑豆（酒炒紫）同独活煎服。文潞公：治风牙肿痛。地黄、独活等分，煎服。奔豚瘕疝病，不语中风形，肾伏风头痛，细辛佐有灵元素曰：独活同细辛治少阴头痛。《小品方》：治少阴中风不语。用独活、黑大豆（酒炒紫）煎服。理下焦之病，治腰膝冷疼，血虚诸痛禁，弱痉忌难胜士材曰：若血虚头疼，肢节痛者，误用增剧。盖独活不摇风而治风元素。与羌活不分而分，与细辛不合而合也邹润庵。但气血虚而头痛及下体痿弱痛，虚风类中，皆禁用《经疏》。蠡实为使之才。

细　辛

细辛味极辛《本经》上品，紫细直根真，气馥能温散，风寒火郁伸时珍曰：叶似小葵，柔茎细根，直而色紫，味极辛者，细辛。盖辛温能散，故风寒风湿头痛、痰饮、胸中滞气，宜用之。口疮、喉痹、䘌齿用之者，取其散浮热，亦火郁发之之义；辛能泄肺，故风寒咳嗽上气宜用之；辛能润燥开窍，故通少阴及耳窍，便涩者宜用之。行肝肾血分，利窍引经心，疗脊强而厥，温经发少阴元素曰：入足厥阴、少阴血分，为手少阴引经之药。以独活为使，治少阴头痛如神。亦止诸阳头痛。味辛而热，温少阴之经，散水气以去内寒。刘云密曰：脊强而厥，太阳夹督者也。太阳之气为少阴寒气所郁，而此能散内寒以通真阳也。杲曰：胆气不足，细辛补之。又治邪气自里之表。故《伤寒论》太阳、少阴合病，用麻黄附子细辛。又厥阴病，当归四逆汤亦用之。畅齆[①]鼻渊聋，温中下气通，治头疼脑

① 齆（wèng 瓮）：鼻塞不畅。

动，倒睫泪眼风治迎风下泪，起眼毛倒睫，治齆鼻不闻香臭，鼻渊流清涕，耳聋。治阴寒咳嗽，首面上风邪，口舌疮浮热，咽喉痹痛牙《三因方》：治口舌生疮。黄连、细辛研末掺之，或煎含漱，或用黄柏、细辛。肾寒胃热，牙龈痛肿，以细辛、熟石膏煎含。又寒牙痛、虫齿痛，含细辛。解百节拘挛，治风湿痹痓，破痰行水气，润肾燥周全《本经》：治百节拘挛，头痛脑动。成无己曰：水停心下不行则肾燥，细辛之辛能行水气以润燥也。性烈五分规，阴虚嗽戒之，血虚头痛禁，有汗忌须知《经疏》曰：细辛升燥发散，即入风药，亦不可过五分，以其气厚味极辛而性烈故耳。凡病内热及火升，上盛下虚，气虚有汗，血虚头痛，阴虚咳嗽，法皆忌用。按：细辛散烈，凡血虚内热因成头痛咳嗽者，痛戒之士材。恶黄芪、山萸。畏硝石、滑石。反藜芦。忌生菜之才。暗风猝倒不省人事，细辛末吹鼻，辛香开窍也《危氏效方》。耳聋细辛末溶黄蜡丸，绵裹塞耳，一二次即通《龚氏效方》。用北产者细而香华阴出者最佳。拣去双叶者。南产者稍大，名马辛，不大香因其叶似马蹄也。细辛若单用末，不可过一钱。多则闷塞不通而死承曰。

裈 裆

裈裆换炙黑《拾遗》，引出髓中邪，病后阴阳易，头难举眼花男病取妇人中裈，近隐处剪下，烧灰服。若女人换用男裈。膝胫拘挛急，冲任热上胸，翻身重少气，小腹急阴中，尿利阴头肿，烧裈散有功，房劳黄病退，手足爪灰同仲景曰：伤寒阴阳易病，身体重，少气，少腹里急，或引阴中拘挛，热上冲胸，头重不欲举，眼中生花，膝胫拘急者，烧裈散主之。以裈灰水和服方寸匙，日三服。小便利，阴头微肿，即愈。后医又加手足指甲烧灰同服。《三十六黄方》：治房劳黄病，体重不眠，眼赤如朱，心下块起若瘕，十死一生。宜烙舌下，灸心俞、关元穴，各二七壮。以妇人内衣烧灰，酒服二钱。盖裈灰能导阴气也无己。

韭　菜

韭菜暖辛酸《别录》中品，补中可久餐，生辛能散血，熟益肾温肝侯氏《药谱》：名起阳草，言温补也。《别录》曰：归心。甯原曰：归肾壮阳，止泄精。时珍曰：生则辛而散血，热则甘而补中，肝之菜也。温脾治泻痢，打扑损伤完，血膈喉间噎，除胸痹痛安震亨治一人腊月饮刮剁酒，自后食必屈曲下膈，硬涩微痛，右脉涩，关脉沉。此瘀血在胃脘口，气因郁而成痰隘塞。以韭汁半钱，细细冷呷，尽半斤而愈。治经脉逆行，下气喘和平，暖膝腰强肾，起阳气固精藏器曰：温中下气，补虚益阳，止泄血脓，腹中冷痛。颂曰：韭最温而益人，宜常食。肾气攻心痛，五苓韭汁丸，童便冲韭饮，胃脘瘀消宽有肾气上攻致心痛者，宜五苓散为末，生韭汁和丸，空心茴香汤下。盖韭酸入肝，温下，辛散胃口血滞也。又反胃宜捣生韭汁二杯，生姜汁、牛乳各一杯，细细温饮。忌同蜜食，忌同牛肉食。韭子温肝肾，兴阳补命门，治寒精不固，止白带归元，齿痛熏虫出，治遗尿固存，夏令多食臭，损目暗神昏尿赤痛、阳易举者勿食。牙有虫痛者，以韭子、葱子烧烟熏虫出。胃虚而噎者勿服，恐呕吐《经疏》。

鼠　矢

鼠矢行肝肾《别录》下品，消疔肿乳岩，甘微寒小毒，雄者两头尖时珍曰：鼠属子宫癸水，其目夜明，其粪有小毒。雄鼠矢，两头尖者是。烧灰存性，敷伤疔肿。倘食中误食鼠矢，令人目黄或疸病。达阴气厥回，发疹点红来，疔乳痈吹奶，通经下死胎鼠矢入足少阴、厥阴血分。刘云密曰：鼠五脏俱全。用屎者，取其禀至阴之气。更由肠胃以转化而出者，用于受邪之阴气，则借其转化而使之不留。乳痈初起，用雄鼠屎七粒，研末。温酒服，取汗散。阴阳易腹痛，合用韭根宜，足冷而身热，须同独活煎朱肱：治阴阳易病，男子阴肿，少腹绞痛，头重眼花。宜用豭鼠屎十五粒，韭根一把，水煎去滓服。得黏汗为效。亦治伤寒女劳复。疗鼠瘘疮疡，房劳复折伤，马肝之毒解，狂犬咬砂糖完素曰：鼠善穿，而用以治鼠瘘疮者，因其性而为用也。治狂犬咬，洗去恶血，用鼠粪（炒研）、砂糖调涂。

白前

白前色白辛甘味《别录》中品，下气除痰性降平，肺实邪壅停饮嗽，治哮喉有水鸡声《别录》：治胸胁逆气，咳嗽上气。大明：治肺气烦满。时珍曰：白前色白，味辛，微甘，手太阴药也。长于降气下痰，肺气壅实而有痰者宜之。若虚而长哽气者不可用也。仲景治嗽而脉浮，泽漆汤中用之。按：白前性无补益，肺实邪壅者宜之。若咳嗽上气，由于气虚、气不归原者，切忌《经疏》。忌羊肉。去头须，甘草水浸一伏时，焙用。似牛膝而短，芦头实脆稍易断，味辛者白前《深师方》：治久咳上气，体重短气胀满，昼夜倚息不得卧，喉中常作水鸡声者。白前、紫菀、制半夏各二钱，水煎服。若体气实者，加大戟七分。久患暇呷咳嗽暇呷，有声出喉，不得卧。白前（焙研）服二钱。

前胡

前胡能下气《别录》中品，味苦带辛甘，入肺三焦药，微寒性降痰时珍曰：前胡性降，与柴胡上升者不同。其功长于下气，故能散风邪，降痰热喘嗽、膈痞呕逆。气下则火降，痰亦降矣。《逢原》曰：入手足太阴、阳明、少阳。味苦，微寒，泄肝胆风热。辛以畅肺散风邪，甘以悦脾理胸腹，为痰气要药。气实风痰降，安胎化食脾，阴虚痰火忌，外感饮涎宜士材曰：前胡治气实风痰，凡阴虚火动之痰及不因外感而有痰者，皆当忌用。治痰热喘头疼嗽，胁痞胸痰结气行，表散伤寒寒热解，时邪内外热皆清《别录》曰：治伤寒寒热，推陈致新。甄权曰：能去实热及时气内外俱热。单煮，服凉。盖前胡能散有余邪热，降气实风痰，而不可施诸气虚血少之病希雍。半夏为使。恶皂荚。畏藜芦。味甘，气香，性软，冬采者良硬者拣去。

紫 苏

苏香叶紫看《别录》中品，发表去风寒，入肺辛温散，寒邪喘嗽安苏以气香，梗叶面背皆紫者佳。紫血辛行气，温中止痛无，参芎香附择，弱血气三苏紫苏同人参用，治气弱，风寒发热，气短咳嗽；苏叶同川芎用，散血分之邪，退至夜寒热腹痛；苏叶同香附用，散气分之邪，温中止痛，理气也。时珍曰：苏味辛行气分，色紫入血分。故同藿香、砂仁，则止呕痛安胎；同橘皮、乌药，则温中止痛；同归芎，则行血止痛；同桔梗、枳壳，则行气利膈；同杏仁、菔子，消痰利气。叶散除寒热，妊娠解表肌，专宜兼下气，解蟹毒鱼鲱紫苏入心肺胃三[①]经。万密斋：治妊娠伤寒，解表用香附、苏叶。之颐曰：紫苏宣剂、轻剂也。叶则宣散，梗则宣通。汗多忌用叶。梗顺气安胎，宽中脚气回，治心腹胀满，霍乱橘皮陪治呕泻痞。苏梗同橘皮用。苏梗顺气安胎。若胎前心腹胀满子悬症，顺胎，达生散、紫苏饮，必梗叶同用方有效。子润肺宽肠，消痰定喘当，虚劳邪夹杂，咳嗽橘红芳《逢原》曰：诸香皆燥，惟苏子独润，为虚劳夹邪咳嗽之专药。性能下气，故胸膈不利者宜。与橘红同为除喘顺气良剂。忌鲤鱼。宜橘。毗陵出者奇。便溏须忌。子气弱，叶非宜同鲤鱼食，生毒疮。得橘皮良。出毗陵郡，叶面背皆紫色，气香者良。

---

① 三：原作“二”。

桔 梗

桔梗苦辛平《本经》下品，**少阴肾肺行，能开提气血，疗痢腹疼轻**时珍曰：桔梗味苦辛，气平为是。海藏曰：桔梗味厚气轻，阳中之阴，升也。入手太阴肺经气分及足少阴肾。《经疏》曰：入手太阴兼手少阴、足阳明胃经。辛散升发，苦泄甘和。**除邪鼻塞宽胸痞，右胁胸疼枳桔推，甘草同为舟楫剂，排脓清肺疗痈痿**《活人书》：治胸中痞满不痛。用桔梗、枳壳，取其通肺利膈下气也。元素曰：桔梗清肺气，利咽喉，色白属金，故为肺部引经。与甘草同行，为舟楫之剂。如大黄苦泄峻下之药，欲引至胸中至高之分，成功须用辛甘之剂升之。譬之铁石入水，非舟楫不载。所以诸药有此一味，不能下沉也。《金匮》：治肺痈唾脓。用桔梗、甘草，取其苦辛清肺，甘温泻火，又能排脓血，补内漏也。**疗咳无痰开肺郁，咽喉痹痛桔甘宜，阴虚久嗽须知禁，攻补下焦忌用之**震亨曰：干咳嗽乃痰火之邪郁在肺中，宜苦桔梗开之；痢疾腹痛，乃肺金之气郁在大肠，亦宜苦桔梗开之，后用痢药。此药能开提气血，故气药中宜用之。《伤寒论》：少阴症二三日咽痛，用桔梗、甘草，取其调寒热，通阴气也。后易名甘桔汤，通治咽喉口舌病。加荆芥、防风、连翘，名如圣饮。又加薄荷、鼠粘子，治温邪咽痛。再加贯众治疫邪。士材曰：桔梗，功著于华盖之脏，攻补下焦药中不可入也。《逢原》曰：阴虚火升久嗽忌用。**按：气逆上升不得下降及邪在下焦者，切勿用之**《经疏》。**下虚及怒气上升忌用**嵩曰。**痘疹下部不能起发者切禁**《逢原》。**畏白及、龙胆草**之才。**忌猪肉。去芦头用**恐吐。**桔梗一类二种**甘者名荠苨；苦者名桔梗；咬之腥涩者名木梗，不堪用。

恶 实

恶实苦辛平《别录》中品，**除风热肺清，治咽喉肿痛，大力鼠粘名**《别录》：一名鼠粘子，又名牛蒡。《纲目》名大力子。元素曰：鼠粘子能润肺，散气，利咽膈，去皮肤风，通十二经而行肺为多。宣肺气痧扬，消斑起痘疮，治麻喉痹痛，柽柳最相当杲曰：治咽喉风热，除风湿瘾疹，散诸肿疮疡毒，利凝滞腰膝气。时珍曰：消斑疹毒。希雍曰：入手太阴、足阳明经。同赤柽柳为痧疹要药。《逢原》曰：痘不起发，鼠粘子为末，刺雄鸡冠血和酒酿调服，胡荽汤送下。散肿毒疮疡，治邪郁咳伤，除风湿瘾疹，性冷滑肠溏恭曰：利二便，出痈疽头。钱乙：治咳嗽，补肺阿胶汤同马兜铃、甘草、杏仁、糯米、鼠粘、阿胶。希雍曰：恶实性冷滑利，痘疹家惟宜血热便闭之症。若气虚痘色白，大便泻痢者勿服。痧疹不忌泻，故用无妨。若痈疽已溃，便溏忌用。盖牛蒡子利咽喉，开毛窍，除热毒，为痘疹要药。但性冷而滑，惟血热便闭者宜之，否则忌用士材。或生研，或炒研，或酒焙研。风水身肿欲裂《圣惠方》：用鼠粘子（炒）研末，每服三钱。风热瘾疹牛蒡子、浮萍、薄荷效。

薄　荷

薄荷叶碧香《唐本草》，发汗性浮扬，味苦辛凉散，清头目疬疮思邈曰：味苦辛，平。元素曰：辛，凉，浮而升阳也。好古曰：薄荷，手足厥阴气分药也。疏风头痛止，下气食消行，气分司清化，消风散热凉时珍曰：薄荷入手太阴、足厥阴经。辛能发散，凉能清利，专于消风散热。故治头风头痛，眼口齿病，小儿惊热，咽喉，瘰疬，疥疮。云密曰：薄荷所司者，气分之清化，若夏歊之侯，而商飔飒飒，俾其酷暑顿转也。先哲所谓清利六阳之会首，祛除诸热之风邪，意完而语尽。解表通关节，麻痧瘾疹彰，心经风热散，退壮热惊狂洁古曰：辛香通窍，开郁。去高巅及皮肤之风邪。辛香开郁气，抑肺盛搜肝，擦舌胎言爽，喉疼齿痛安好古曰：薄荷治肺盛有余，能搜肝气，治风能发汗。伤寒舌苔语涩，薄荷捣末和蜜擦，舌苔去则言爽。洗漆疮猫咬，忌消渴汗淋，因辛香伐气，恐损肺伤心猫咬伤者，捣汁涂。煎汤洗漆疮。同连翘能清心凉膈，助钩藤去肝火惊风。但辛香泄气，多食消渴汗多苏州产者，茎细气香。

贯 众

贯众苦微寒《本经》下品，时行疫疠安，治崩中鼻血，快痘疹斑看苏颂曰：治鼻血立止。《集简方》：治女人血崩，贯众半两水煎和酒一瓦匙服，即止。王海藏云：夏月斑出不快，快斑散用之。云贯众有毒，而能解腹中邪热之毒，病因内感而发之于外者多效，非古法之分经也。解腹中邪热，癥瘕骨哽行，治三虫湿火，血热毒消轻时珍曰：贯众大治妇人血气，又解毒软坚。盖贯众辟时行疫疠，不正之气《逢原》。其治诸血症，皆泄热散结之功《经疏》。且能解毒软坚也希雍曰：贯众有小毒，味苦，微寒，故治腹中邪热气及诸毒，苦以泄之兼散之之义。遇时行疫疠，以鲜贯众浸水缸之中，日饮之水则不传染。《百一选方》言：滁州蒋教授因食鲤鱼玉蝉羹，为肋肉所鲠，凡药不效，或令以贯众浓煎汁一盏，连进三服，至夜一咯而出。其软坚之功可知，不但治血治疮而已。度荒黄山谷《煮豆贴》言：荒年以黑豆一升，贯众一斤（切），同黑豆煮熟，晒干。食豆数十粒，则食草木树叶可饱矣。赤小豆为使。伏石钟乳之才。解轻粉毒齿缝肿臭出血。贯众五钱、黄连一钱，水煎，时时漱口。漆疮作痒贯众末，油调涂。

河 柳

赤柽西河柳宋《开宝》，先知雨性灵，甘咸温气味，入肺胃心经《尔雅翼》云：天之将雨，柽先知之，起气以应，又负霜雪不凋，乃木之圣也。《开宝》：味甘咸，性温。《逢原》：性平。即西河柳。治痧麻疹隐，喘嗽闷昏烦，六一治痧痢，洗风疹痒番《开宝》：治剥驴马血入肉毒，用柽木片煮汁浸之。时珍曰：解酒毒，利小便，消痞，去风。《逢原》曰：能发麻疹，洗风疹痒。《从新》：治痧疹不出，喘嗽闷乱。希雍曰：赤柽禀春阳之气以生，入足阳明、手太阴、少阴经。治痧疹热毒不能畅用，为发散之神药。《经》曰：少阴所至为疮疡。盖热毒炽于肺胃，则发斑疹于肌肉间，以肺主皮毛，胃主肌肉也。此药正入肺、胃、心三经，三经毒解则邪透肌肤而内热消，皆开发升散甘咸微温之功用也。单用或兼各药治痧疹发不出，或难发不透，并用之也。除驴马酒毒，利小便能通，用去风荆芥，消斑痞积功《普济方》：治远近诸风。柽叶、荆芥煎冲，白蜜、竹沥服，柽柳煎洗。风疹痒、痧痢，用柽柳六一散。

芫荽

芫荽辟恶气宋《嘉祐》，香窜味辛温，发痘疮痧疹，时寒酒煮喷时珍曰：芫荽，辛温香窜，内通心脾，外达四肢，故痘疮出不爽快者，能发之。诸疮皆属心火，营血内摄于脾，心脾之气得芳香则运行，得臭恶则壅滞故耳。喷身项背足，出快点分明，大小肠通利，心脾胃并行《经验后方》：痘疹不快。用胡荽二两（切），以酒煎沸，沃之，盖好，勿泄气。候冷去滓含，微微喷，从项背至足令遍，盖好，勿喷头面。内用畅心脾，外能达四肢，治头疼化谷，解蛊毒宜之《嘉祐》曰：治头痛，通心窍，疗痧痘不出，酒煎喷立出。主消谷，利大小肠，通小腹气，拔四肢热。盖芫荽能辟一切不正之气，若痘疹出不快者，用芫荽酒喷。逢天时阴寒，用之妙。如春夏阳气发越时用之，反助热毒，恐变黑陷，不可不慎也士瀛。但痘疹出不快，非风寒外侵秽恶之气触犯者勿用《经疏》。伏石钟乳。服白术、丹皮者，忌食时珍。狐腋臭人勿食华佗。

香蕈

香蕈味甘平《日用》，治风破血营，能开胃引毒，松蕈止溲

精吴瑞曰：治风，破血，益气不饥。《菌谱》曰：松菌治溲浊不禁。紫色者名香菌，白色者名肉菌，皆因湿气熏蒸而成。生山僻处者，有毒，杀人。以米泔水日浇楠木上种出，名香蕈佳也。**鲜蕈、土姜有毒，误食或呕或泻，地浆粪清饮解**藏器曰：菌冬春少毒，夏秋有毒。蛇虫过也，夜中有光者，欲烂无毛者，上有毛下无纹者，仰卷赤色者，黑色者，并有毒杀人。

马　勃

马勃紫辛平《别录》下品，**轻虚肺热清，治咽喉痹痛，咳嗽失音声**时珍曰：马勃轻虚，上焦肺经药。故能清肺热咳嗽、失音、喉痹，解毒，散血热，治衄血。李东垣：治大头瘟病。普济消毒饮治咽疼喉不利用之。**除瘟邪血热，赤肿大头温，止衄能消毒，臁疮敛没痕**马勃体轻虚，色紫，气平，味辛。云密曰：此物于五六月猝然而发，是当火土极盛之候，百物化生之气已极。如马勃之成，乃本于腐化之气，故以对待浮而在上，并偶寄而不即化之症也。仇远《稗史》：治臁疮不敛，以葱盐汤洗净，拭干，马屁勃傅之即愈。**积热吐血**马勃为末，砂糖丸如弹子大，冷水化服《袖珍方》。**生湿地朽木上，壮如肺肝，色紫虚软。弹粉出，用粉。**

辛　夷

辛夷苞顶上《本经》上品，**入肺达阳奇，利窍辛温散，治寒热解肌**《本草述》曰：辛夷花发于枝稍头，二月始开。花落内生叶。叶间随含花苗。经夏秋冬至，来年仲春复开。不经接者，花紫色。试观兹物根六阳之气，入于六阴进气之候，以至于阴极生阳，渐以滋长。至于三阳交泰之候，而阳之出于阴中者，顿以宣发，犹人身之真阳首于足太阳，丽于足阳明，乃至于手太阴也。故治脑痛及治鼻塞、鼻渊，有专功也。**助胃升清气，能开窍鼻通，经浮香上窜，鼻塞涕垂葱**《纲目》曰：鼻气通于天，肺开窍于鼻，而胃脉环鼻上行，脑为元神之府，而鼻为命门之窍。凡中气不足，清阳不升，则头痛而九窍不利。辛夷之辛温走气而入肺，利窍，其体轻浮能助肺中清阳上行通于天，所以能温中解肌，治头面目鼻上窍之病。轩岐之后达此理者，东垣一人而已。治鼻鼽、鼻渊、鼻塞，并研末，入麝香少许，以葱白蘸入甚良。脑鼻中有湿气，久窒不通者宜之。治风头脑痛，面肿齿疼寒，眩冒身摇兀，如车上不安《别录》：治面肿引齿痛，眩冒，身兀兀如在车船之上者。按：辛香走窜，虚人忌之。虽偶感风寒而鼻塞不宜。头痛属血虚火炽者，服之转甚《经疏》。芎䓖为使。恶五色石脂。畏菖蒲、蒲黄、黄连、石膏之才。即木笔花也。去外皮毛用毛射肺，令人咳。忌炒。

蔓荆

蔓荆子气清《本经》上品，味薄苦辛并，入太阳肝胃，轻虚体性平时珍曰：蔓荆，气清味辛，体轻而浮，上行而散，故所主者皆头面风虚之症。祛头风作痛，疗湿痹拘挛，止泪滴明目，能凉血热痓元素曰：治太阳头痛，头沉昏闷，散风邪，凉诸经血，止目睛内痛。好古曰：搜肝风。疗骨筋寒热，血虚火禁升，瞳神大散忌，退目赤睛疼元素曰：除目昏暗。《别录》曰：治风头痛脑鸣。按：头疼目痛，不因风邪，而因于血虚，有火者忌之。瞳神散大者尤忌士材。胃虚人不可服，恐生痰疾元素。恶乌头、石膏之才。去膜打碎用。

朝天

朝天子向上《日华》，疗正侧头风，反胃需花白，肠风赤带红即木槿子，结在枝梢头。时珍曰：烧烟熏头痛。《逢原》曰：治偏头风。木槿子为末，酒调服一钱。《袖珍方》：治反胃吐食。千瓣白槿花为末，糯米汤调服。肠风赤带用红槿花。木槿根甘苦，微寒润燥功，治肠风泻

血，擦恶癣疮虫时珍曰：木槿根皮花，并滑如葵花，故能润燥。色如紫荆，故能活血。川中来者肉厚色红，用效。土槿少力。《简便方》：以川槿皮煎汁，磨雄黄搽癣疮有虫效。《扶寿方》[1]：治牛皮风癣。川槿皮一两，大枫子仁十五个，半夏五钱（锉），河水、井水各一钟，浸露七宿，入轻粉一钱，研和，以笔蘸涂，覆以青衣。忌浴。

苍耳

苍耳子治巅《本经》中品，**头风痛鼻渊，性温甘苦味，益气去风痓**藏器曰：治风头痛，风湿周痹，四肢拘挛痛，膝痛。去恶肉死肌，益气。时珍曰：浸酒服，去风补益。大明：治疮疥瘙痒。**梗叶微寒辛苦味，治风去湿疥疮稠，除周痹症拘挛痛，疔反花疮癞疾瘳**叶味苦辛，微寒，有小毒。时珍曰：苍耳药久服，去风湿有效。忌猪肉及风邪，犯之则周身发出红丹也。《圣济总录》：治反花恶疮，有肉如饭粒，破之血出，随生反出。用苍耳叶捣汁，服三合并涂之。《袖珍方》：治大风疠疾。用嫩苍耳、荷叶为末，酒服二钱。**去面乌斑猪肉忌，治身疹痒毒疔抽，血风脑闷头旋倒，巅顶皮肤膝足周**《斗门方》云：妇人血风攻脑，头旋闷绝，忽倒地不知人事者，用喝起草嫩心，阴干为末，以酒服一大钱，其功甚效。此物善通顶门连脑，盖即苍耳也。苏恭曰：治大风，头风湿痹，毒在骨髓，腰膝风毒。夏月采晒为末，水调一二匙，冬月酒服，或水滴为丸，每日服三十丸，满百日病出如瘑疥，成汁出水，或斑驳驳，甲错皮起，皮落则肌如凝脂，令人省睡身轻。**盖能达至阴中之阳以静风，难以风剂例视也**《本草述》。**忌猪、马肉**苏恭。**实捣去刺用叶，酒蒸用**一切疔肿，用苍耳叶根捣，和童便服。

---

[1] 扶寿方：《扶寿精方》，明·吴旻撰。

豨莶

豨莶端午采《唐本草》，气味苦辛寒，疗四肢麻痹，除风气肾肝时珍曰：生则性寒，熟则性温，生捣汁服则令人吐，故云有小毒；同蜜酒九蒸九晒用之则去痹，补人。生寒九制转温良，去湿偏风活血行，口眼歪斜腰膝弱，兼治骨节冷疼疮颂曰：治骨间冷，肝肾风气，四肢麻痹，腰膝无力，用叶酒蒸九遍，蜜丸服之能益元气。张益州曰：治中风坠马失音，疗偏风口眼歪斜，时时吐涎。盖豨莶能宣能补，故风家珍之士材。但脾肾两亏，阴血不足致腰膝无力，骨痛麻痹，大非所宜希雍曰：感少阳生发之气以生，能祛风除湿兼活血要药。以蜀产者良，酒蒸用之。痈疽肿痛《乾坤秘韫》[1]：用豨莶、乳香各一两，白矾（烧）五钱。每服二钱。为末，热酒调服。

威灵仙

威灵仙属木宋《开宝》，色黑味咸辛，禀性温而猛，祛风湿若神时珍曰：气温，味微辛咸。辛泄气，咸泄水，故风湿痰饮之病，气壮者服之有捷效，其性疏利，久服恐损真气，气弱者不可服之。手足拘牵不遂痟，行难履地痛风痊，兼除冷滞行痰水，脚膝连腰冷痛𪾢痟，音渊，骨节疼也。周君巢曰：威灵仙去众风，通十二经脉。疏宣五脏冷脓宿水，朝服暮效，微利，不泻。有商州人病手足不遂，不履地者数十年。后遇新罗僧见之曰：此疾须用威灵仙，阴干捣末，温酒调服二钱，数日能步履。忌饮茶及面汤。脚气上冲喘胀平，宣疏五脏太阳行，能消骨哽除痰疟，善走兼通十二经震亨曰：威灵仙属木，治痛风之要药也。在上、

---

① 乾坤秘韫：即《乾坤生意秘韫》，明·朱权编。

下者皆宜服之，其性好走亦可横行。忌茶、面汤。然灵仙之性疏利，泄气耗血，无风湿者勿服。若血虚而痛者，切忌《逢原》。威灵仙一根丛须百条。初时黄黑，干则深黑。以不闻水声者良志曰。骨哽威灵仙一两，砂仁八钱，砂糖水煎服。飞丝缠阴肿痛欲断，以威灵仙捣汁浸洗。李楼《怪症》。脚气入腹胀闷喘急，用威灵仙，为末。每服二钱，酒下《简便方》。手足麻痹时发疼痛，或打扑损伤，痛甚，或瘫痪。威灵仙（炒）五两，生川乌头、五灵脂各四两，为末，醋糊丸梧子大。每服七丸，盐汤下《普济方》。

五加

五加皮味辛温馥《本经》上品，入肾肝经浸酒良，骨节拘挛腰痛止，舒筋壮骨可兴阳王真人曰：五加皮者，五车星之精。茎叶青色，节白花赤，皮黄根黑。孟绰子、董士固相与言曰：愿得一把五加，不用金玉满车。王纶云：风病饮酒能生痰火，惟五加一味浸酒，日饮，有益也。除风湿痹温经络，疝气阴囊湿痒轻，若肾肝虚有火忌，治儿三岁躄难行时珍曰：五加皮治风湿痿痹，壮筋骨有功。按：下部无风寒湿邪而有火及肝肾虚而有火者，皆忌用士材。产江淮，芳香，五叶者最佳苏颂。远志为使。恶元参、蛇皮之才。

松脂

松脂味苦甘温燥《别录》上品，入肺袪风胃热清，燥湿除邪兼下气，能治恶癞死肌生《抱朴子》曰：赵瞿有病癞历年，垂死。送置山穴，有仙人过，见而哀之，与精炼松脂一囊与之。瞿服百日，癞愈色泽，后炼脂久服，遂成地仙。坚筋壮骨治崩带，辟谷延年寿羡彭，止痛排脓肌肉长，头疡白秃瘘疮平时珍曰：松脂乃松之津液精华岁久结成，须桑灰汤炼至白滑方可。服之以辟谷延龄也。节劲舒筋陈者效，能治骨节痛风伤松节，松之骨也。质坚气劲，年久不朽，故治筋骨间痛。风湿病浸酒良。丹溪曰：松节燥血中之湿。松毛去湿除风痹，长发生毛解冻疮千金方松叶酒：治脚气十二风痹。松叶六十斤（细锉），以水四石煮至五斗，取松汤浸糯米五斗，酿如常法。服此一料便能行走。《圣惠方》：治风牙肿痛，松叶一握，食盐，酒煎漱。《简便方》：治阴囊湿痒，松毛煎洗之。松花能益气，痘湿烂敷痂，止血收风湿，凉心润肺嘉，海松子润肠，益寿疗风伤，燥咳胡桃蜜，甘温润肺良《列仙传》：偓佺好古柏，实体毛数寸，走及奔马。此云南松子也。同胡桃、白蜜治干咳少痰；同麻仁、柏仁治大肠虚燥闭。

杉　木

杉木味辛温《别录》中品，除虫蚀齿根，治臁疮黑烂，疗上气奔豚时珍曰：叶治风虫牙痛，同细辛、川芎酒煎含漱。《救急方》：治臁疮黑烂。多年老杉木节烧灰，麻油调，隔箬叶敷之，绢帛包定，数贴即愈。木节治风毒，除心腹胀疼，平冲心脚气，痞绝胁坚凝震亨曰：杉屑属金有火。杉节煮汁浸，捋脚气肿满。唐·柳柳州二月得脚气，夜半痞满，胁有大块如石，困不知人，搐搦上视三日。郑洵美传杉木汤，服半日顷，人下三行，气通块散。杉节一升，切橘叶一升（无叶用橘皮），大腹槟榔七枚（连子碎），童便三升，共煮一升半，分两服。若一服得快利，即停后服。子治疝气痛，研酒服。

海　桐

海桐皮味苦宋《开宝》，血分胃经行，畅脉除顽痹，通经络性平味苦。《经疏》：带辛，性平，无毒。时珍曰：能行经络达病所，又入血分及去风杀虫。专能去湿风，杀疥癣牙虫，腿膝腰疼止，治风蹶有功李珣曰：主腰脚不遂，血脉顽痹，腿膝痛。颂曰：浸酒治风蹶。南唐刺史王绍颜曰：予得腰膝痛而不可忍，以肾脏风毒攻刺，诸药莫效，后服《传信方》而愈。生地黄十两（焙干），海桐皮二两，苡仁二两，牛膝、羌活、川芎、香加皮各一两，甘草半两，地骨皮一两。好酒二斗浸之，冬二七日，夏七日，每日早午晚服三次效。腰膝痛非风湿者忌《经疏》。出广南，皮白坚韧有刺，作索不烂。风癣有虫海桐皮、蛇床子共为末，腊猪油调搽。

络 石

络石苦甘平《本经》上品，治痈肿痛轻，坚筋骨养肾，疗白浊澄清《本经》曰：苦温。《别录》曰：微寒。时珍曰：味甘微酸，不苦，性平。《仁存堂方》云：小便白浊，缘心肾不交，或由酒色。盖肾不足而有虚热，故土邪干水。史载之言：夏则土燥水浊，冬则土坚水清。即此理也。往往峻补，其疾反甚，惟服溥金散，则源洁而流清矣。方用络石、人参、茯苓各二两，龙骨（煅）一两，共为末，空心米饮下，每服二钱。希雍曰：观《本经》诸治，皆热毒之郁于血分者，故治口干舌燥。云密曰：以凌冬不凋之性，阴中有阳。故益阴气能治热毒，以达其清解之用也。治风热血中，喉肿痹消通，舌胀腰髋痛，舒筋骨节融髋，音宽，尻也，股骨也。《外台秘要》：治喉痹肿塞，喘息不通，须臾欲绝。用络石藤一两，煎服即通，效验。但络石藤，阴脏人畏寒易泄者忌服《经疏》。杜仲、牡丹为使。恶铁落。畏贝母、菖蒲之才。当浸酒服。络石者是，络木者非。

桑寄生

桑寄生真少《本经》上品，味甘苦性平，安胎崩漏止，益血脉流行《准绳》方：治小便溲血。治风湿痹痛，脚腿痛腰疼，长发坚筋骨，充肌固齿能时珍曰：桑寄生，其叶圆而微尖，厚而柔，面青而光泽，背淡紫有茸须，亲自采或连桑采者乃真。断之色深黄者真保升。如无真者，川续断可代葵山。今以榕树枝为充《逢原》。慎勿误用杂树，松、枫上寄生致祸震亨曰：近海州邑及海外之境，其地暖而不蚕，桑无采捋之苦，气厚意浓，自然生出也。宗奭曰：若以为鸟食物子落枝节间感气而生，则麦当生麦，谷当生谷，不当生此物矣。

木　瓜

木瓜气味涩温酸《别录》中品，益肺理脾以伐肝，去湿舒筋宽项强，能治霍乱转筋安《逢原》节时珍论曰：木瓜酸收下降，所主霍乱转筋吐泻脚气，皆取收摄脾胃湿热，非肝病也。转筋虽属风木行脾，实湿热或寒湿之邪袭伤脾胃所致，用此理脾以伐肝也。杲曰：木瓜入脾肺血分，气脱能收，气滞能和。希雍曰：木瓜得春生之气，禀曲直之化，故味酸，气温，无毒。入脾胃肝三经，降多于升。疗吐泻兮收气脱，多餐小便闭难通，能和气滞调营卫，脚膝挛疼湿痹融方书治寒湿转筋，同吴萸用效。木瓜虽疗转筋，然吐泻必须小便通利而止，若重用木瓜酸收，则小便不通而泻，甚危矣。但腰膝无力，由于精血虚及脾胃有积滞者，皆不利酸收也《逢原》。若多食损齿及骨诜曰。食多令人癃《针经》曰：多食小便不利。郑奠一曰：木瓜酸涩之品，世用治水肿腹胀，误矣。有大寮舟过金陵，爱其芳馥，购数百颗置舟后，舟人皆小便闭，医以通利罔效，迎予诊之，闻四面皆木瓜香。予曰：撤去此物，顷之，小便皆通矣。产宣州陈久者良。忌铁。脚气顾安中患脚气筋急腿肿，因附舟以足阁一袋上，渐觉不痛，乃问袋中何物。舟子曰：宣木瓜也。归制木瓜袋用之愈。项强筋急不可转侧。《本事方》曰：一人患此，自午后发，黄昏时定，以古方宣木瓜、乳香、没药，为末。每用三钱，用生地黄汁半盏，同陈酒调，温服，又兼服都梁白芷丸愈。

丝　瓜

丝瓜嫩滑味甘寒《纲目》，**合蜜朱砂快痘看，解毒除风凉血热，肠红槐米及崩安**《丹溪心法》：治痘疮出不快。老丝瓜近蒂三寸，连皮烧灰存性，入朱砂末，蜜水调服。《普济方》：治肠风下血。丝瓜一个（烧存性），槐花减半，为末，每空心米饮服二钱。《效良方》[1]：治血崩不止。老丝瓜（烧灰）、棕榈皮（烧灰）等分，盐汤调服止。**老者舒筋脉络行，消痈痔疝化痰方，藤根浴体能稀痘，脑漏喉风齿䘌疡**时珍曰：丝瓜老者，筋络贯串，房隔联属。故能通人脉络脏腑，而去风解毒，消肿化痰，祛痛杀虫及治诸血病也。风热腮肿：丝瓜（烧存性）研末，水调搽。《严月轩方》：治肛门酒痔。丝瓜（烧存性）研末，酒调服二钱。《刘松石方》：治小肠疝气，连脐冲心痛。老丝瓜灰酒调服。《摄生方》：化痰止嗽。老丝瓜（烧灰），枣肉和丸弹子大，每温酒化服一丸。**嫩丝瓜寒滑**多食阳痿。**预解痘毒**《体仁汇编》：夏取丝瓜蔓上卷须阴干，至正月初一日子时，用二两半煎汤，温浴儿头，一身至足，以去胎毒，则痘疮稀少，屡效验。**脑漏臭痛**《医药正传》：治鼻流臭黄水，脑痛，名控脑砂，有虫食脑也。用丝瓜藤近根三、五尺，烧存性。每服一钱，温酒下，以愈为度。**风虫牙痛**《直指方》：经霜干丝瓜，烧存性，和盐研，擦之。**喉痹肿痛**《普济方》：嫩丝瓜研汁灌之。**牙宣露痛**《惠生方》：丝瓜藤一握，川椒、灯心一把。水煎汁，漱吐，痛立止。**鱼脐疔疮**《危氏效方》：丝瓜叶须、葱白、韭菜等分，捣汁，以酒和服。如疮在两手，以渣贴两腋；在左脚贴左胯，右脚贴右胯；在中贴心、脐。用帛缚住，看肉下红丝转白散。有潮热，令抱住。**叶擦虫癣，头疮生蛆**小山《怪症》：头疮皮肉有蛆出，以刀挑破，挤丝瓜叶汁搽，蛆出绝根。

① 效良方:《奇效良方》，明·方贤编。

木　通

木通藤细孔《本经》中品，利窍性平通，味苦辛甘淡，宣通气血功时珍曰：有细细孔，两头皆通，故古名通草，今名木通也。《本经》：治脾胃寒热，通利九窍，血脉关节。诜曰：利诸经脉寒热不通之气。去胃脾寒热，心包两太阳，治脾疸欲睡，降火水随行时珍曰：木通，行心包络、小肠、膀胱之药。上能通心包清肺，治头痛，利九窍，下能泄湿热，利小便，通大肠。盖能泄丙丁之火，则肺不受邪，能通水道，水源既清，则津液自化，而诸经之湿热，皆由小便泄去，故导赤散用之。能疏血脉通关节，舌燥咽疼尿痛红，足冷周身拘痛热，催生下乳月经通《医略》曰：经络不通，元脉不接，孔窍不通，加木通以通之。类明曰：木通苦泄而辛散，甘缓而淡渗，是为泄湿热之剂。杨仁斋言：人遍身胸腹隐热疼痛，拘急足冷，皆是伏热伤血，血属于心，宜木通以通心窍，则经络流行也。《本草述》曰：一人感风湿，得白虎历节风症，遍身抽掣疼痛，足不能履地者三年，百方不效。一日梦与木通汤愈，遂以四物汤加木通服，不效，后以木通二两（剉细），长流水煎汁，顿服，服后一时许，遍身痒甚，上体发红丹如小豆大，随手没去，出汗至腰而止，上体不痛矣。次日又如前煎服，下体又发红丹，方出汗至足底，汗干后通身舒畅而周身无痛矣。后治数人，皆效。盖痛则不通，通则不痛矣。能通九窍开关格，止渴除烦退热轻，利水治淋清湿热，通心导火小肠行《别录》曰：治脾疸常欲眠。甄权：治五淋，利小便，开关格。士良曰：理风热。大明曰：安心除烦热。钱乙方治心热尿赤、面赤，唇干，咬牙，口渴。导赤散：木通、生地黄、甘草等分，淡竹叶九张，水煎服之。盖木通泄湿热，通经络，利大小便，令人心宽气下藏器。然性通利，若精滑气弱，内无湿热者及妊娠均忌《十剂》曰：通可去滞，木通、防己之属是也。杲曰：木痛甘淡，能助西方秋气下降，利小便，专泄气滞也。肺受邪热，津液气化之源绝，则寒水断流，膀胱受湿热约缩，小便不通，宜此治之。君火为邪，宜用木通；相火为邪，宜用泽泻。利水虽同，用各有别。今之木通有紫白二色，紫者皮厚味辛，白者皮薄味淡。

大　酒

酒味辛甘苦《别录》中品，通经性热升，祛寒邪暖胃，动火血痰凝好古曰：味辛者能散，苦者能下，甘者能居中而缓。酒能引诸经，可以通行一身之表，至极高分。《逢原》曰：酒严冬不冰，其性热而升走，其气悍以侵明。腊酿陈佳温饮少，红通血脉白升清，宣行药势头身表，擅御风寒雾毒平宗奭曰：酒以糯为上。汪颖曰：入药用东阳酒最佳，其曲用麸面、蓼汁拌造，假蓼解毒辛辣之力，清香色黄，饮之至醉，不头痛，不口渴，不作泻，其水秤之重于地水。时珍曰：东阳酒即金华酒，古兰陵也。今老酒腊月酿造者，可经数十年不坏，陈酒佳者宜温饮之。酒色红者，通血脉，养脾胃，润皮肤；酒色白者，能升清气。《博物志》云：王肃、张衡、马均三人，冒雾晨行。一饱食者病，一空腹者死，以饮酒者健，此酒势辟恶胜故也。壮神逐秽辟邪瘴，苦烈甘醇辛散浮，助胆扶肝防发怒，宣心喜气以忘忧汪颖曰：人戒早饮，而不知夜饮更甚。醉饱就枕，热壅伤心伤目。夜气收敛。酒以发，乱其精明，动火助欲而生痰病。时珍曰：酒少饮则和血行气，壮神御寒，消愁；过饮则昏神耗血，损胃，动火，败行。若夫沉湎无度，醉以为常者，轻则致疾，重则亡身。此大禹所以疏仪狄、周公所以著《酒诰》也。盖酒性热，行药势，辟寒气。然新者有毒，而动火生痰，乱性败行，故喘嗽及吐衄、痴狂切忌《经疏》。醉当风卧成恶风，醉浴冷水成痹痛，醉饱饮水成癖积《逢原》。入肺胃二经，多畏鸡距、葛根花、赤豆、绿豆粉咸味时珍。藏器：凡酒忌诸甜物，合乳饮令人气结，同牛肉食令人生虫。时珍曰：一切毒药因酒得者难治。酒后饮茶伤肾、膀胱，致水肿、疝疾及痰饮。惊怖猝死温酒灌之即醒。断酒不饮《千金方》：酒七斤，朱砂五钱。瓶浸紧封，安猪圈内，任猪摇动七日，取出顿饮。又方：正月初一日，酒五升，淋碓头杵下，取饮之。

卷　三

郁　金

广郁金平性《唐本草》，微甘味苦辛，轻香升后降，郁鬯酒通神震亨曰：郁金性轻扬，能致达酒气于高远。之颐曰：用黑黍酿酒，以郁金及菁茅合之，故曰郁鬯。周朝灌用鬯以降神也。《逢原》曰：郁金辛苦，气平。本草以为辛寒，误矣，安有辛香而寒之理乎。行包络至肺，疗胃热肠红，去瘀兼宣气，凉心解郁功时珍曰：郁金入心及包络，治诸血病。元素曰：凉心。杲曰：治阳毒入胃，下血频痛。能消血积而行气，产瘀冲心痛晕醒，痘紫无浆惊搐乱，癫狂痴闷郁矾灵甄权曰：女人宿血气心痛。时珍曰：治产后败血，冲心欲死。《袖珍方》：治产后心痛。用郁金（炒，研末）二钱，淡醋调，白汤下。《经验方》：治失心癫狂。用真郁金七两、明矾三两，为末，薄糊丸梧子大。每服五十丸，白汤下。有妇人癫狂十年，初服此丸觉心胸间有物脱去，再服而苏，此惊忧痰血络聚心窍所致。郁金入心去恶血，明矾化顽痰故也。庞安常云：斑痘始有白泡，忽搐入腹，渐作紫黑色，无脓，日夜叫乱者。郁金二枚，甘草片二钱，水半碗煮干，去甘草，以郁金切焙研末，入真脑子二分。每用一钱半，以生猪血五七滴，新汲水调下，不过二服。甚者毒气从手足心出，如痈状乃瘥，此乃五死一生之候也。治淋尿血金创晕，宿瘀心疼唾血腥，蛊毒升麻分上下，经停吐衄倒行经《范石湖文集》云：岭南有挑生之害，于饮食中行厌胜法，鱼肉能反生于人腹中，而人以死，则阴役其家。初得觉胸腹痛，次日刺人，十日则生在腹中也。凡胸膈痛，即用升麻或胆矾吐之。若膈下痛，急以米汤调郁金末二钱服，即泻出恶物；或合升麻、郁金服之，不吐则下。此方活人甚多也。震亨曰：治吐血、衄血、唾血血腥及经脉逆行，并宜郁金末加韭汁、姜汁、童尿同服，其血自清。痰中带血者，加竹沥。妇人月经不行反上逆，血从口鼻出，或从目出，名倒经，用郁金。**亦治马胀病**甄权。**出川、广，体圆如蝉腹，外黄内赤，色鲜微香，光明脆彻，必苦中带甘味，真。按：真阴虚极，火亢吐血，不关肝肺气逆者，不宜用也**士材。**置生鸡血中，血化成水者真。若无真者，山茶花可代**嘉谟。**川中野郁金最佳**广郁金者，川中种郁金也，今药肆中所用川郁金者，蓬术子也。

菖蒲

菖蒲味苦辛《本经》上品，**砂石上为真，俾达心胸畅，脾经气分伸**《吕氏春秋》云：冬至后五十七日菖始生。希雍曰：菖蒲禀孟夏之气，合从革之辛，芳香利窍，辛温达气，用宣邪结，俾达真阳，心脾之良药也。**蚤虱耳疼聋，辛香九窍通，除风胎漏止，噤口痢奇功**《道藏经》曰：菖蒲者，水草之精英，神仙之灵药。《圣济总录》：治蚤虱入耳。菖蒲末炒热，袋盛，枕之即愈。《圣惠方》：治耳聋，生菖蒲汁滴耳。杨士瀛曰：下利噤口，虽是脾虚，亦热气闭隔心胸所致。俗用木香失之温，用山药失之闭。惟参苓白术散加石菖蒲，米饮调下；或用参、苓、石莲肉，少入菖蒲服。胸次一开，自然思食矣。**小便多能止，治心积伏梁，宣通除脉痹，叶疗疥脓疮**《本经》曰：开心孔，出音声，通九窍，主耳聋，延年，益心智，不忘不迷惑。治风寒湿痹。好古曰：治心积伏梁之症。**辛温达气宣邪结，益智通神疗健忘，不语昏谵寒热引，开心孔窍发心阳**卢复曰：宣发脉痹。王晋三曰：治热邪入包络，舌绛神昏，同生地、连翘用。治寒证不语，又治热证神昏谵语，皆当用菖蒲为引导。**治尸厥魇疗癫惊，冷腹心疼咳逆平，血少滑精多汗忌，除烦闷热出音声**颂曰：猝患心痛，嚼菖蒲，热汤下。《肘后方》曰：尸厥病，猝死脉犹动，听其耳目中如微语声，股间暖是也。魇死，卧忽不寤，勿以火照，但痛啮其踵及足踇趾甲际，又唾其面即苏。仍以菖蒲末吹鼻中，桂末纳舌下，并以菖蒲根汁灌之。《衍义》曰：遍身疮痛而不痒，手足疮脓粘衣被，旦夕难睡。用水菖蒲三斗，为末，布席上卧之，衣被覆之。十余日愈。**下痢痞兮呕食微，三焦不理胃无依，参苓术草连姜枳，半夏菖蒲噤痢稀**下利，中焦痞闷，上焦呕吐，下利无度。用人参、茯苓、白术、甘草扶其脾胃，加枳壳治痞，干姜、黄连、半夏和其寒暑，菖蒲启胃。**按：菖蒲香燥而散，血少、汗多忌用。惟佐地黄、天冬资其宣导，臻于太和**士材。**解巴豆、大戟毒**时珍。**秦皮、秦艽为使。恶麻黄**之才。**忌饴糖、羊肉。犯铁器则呕**大明。**生砂石间，叶细，根瘦，一寸九节者良**若根长节疏，气腥，叶长者，泥菖蒲也。治疥，断蚤虱。

远　志

远志肾经行《本经》上品，**能强志益精，苦辛温气味，益智慧聪明**好古曰：远志肾经药。《经疏》曰：味苦，微辛，气温。苦能泄热，辛能散[①]郁，温能益气也。**治难眠梦泄，益肾气通心，疗善忘迷惑，交离坎茯参**得茯神，交心肾。治不寐合丹参效。丹溪：言其入心归血。卢复曰：苗短根长，司肾之物。之颐曰：藏于肾而用于心。时珍曰：远志入肾经气分，非心经药也，专于强志益精，治善忘。盖肾藏精志，肾精不足则志气衰，不能上通于心，故迷惑善忘。远志叶治虚损梦泄。**治邪气止惊，利九窍身轻，实火于心忌，壮阳道起茎**《本经》曰：除邪气，利九窍。《别录》：止惊悸，治皮肤中热。甄权曰：壮阳道。**治皮肤内热，血噤失音声，解附乌头毒，痈疽起七情**《日华》曰：治妇人血噤失音。之才曰：解附子、乌头毒，煎汁饮之。《三因方》：治七情内郁致患痈疽发背，

① 散：原作“故”。据《本草经疏·远志》改。

吹乳肿痛。用远志，米泔水浸，去心，为末。每服三钱，温酒一盏调，澄少顷，饮其清，以滓敷患处。盖远志性禀纯阳，善通诸窍，窍利则耳目聪明，强志不忘，皆益肾气之验。但阴虚火旺，便浊遗精，喉痹肿痛勿用，以其善鼓龙雷之性也《逢原》。又心经有实火，应用黄连、生地黄者，禁与参、术同用《经疏》。得茯苓、龙骨、冬葵子良。畏珍珠。忌藜芦之才。治肾积奔豚好古。心孔惛[①]塞多忘善误。丁酉日密自至市买远志，着角巾中，还为末服之，勿说《肘后方》。叶苗小草。益精，补阴气，止虚损，梦泄《别录》。山西白皮者佳。甘草汤泡，去梗用。

蝉　蜕

蝉蜕性微寒《别录》，甘咸味入肝，高鸣治哑病，饮露吸风餐苏颂曰：蚱蝉本生土中，云是蜣螂孚[②]子土丸中，久而化生，至夏夜登木而蜕。时珍曰：蝉诸蜩总名，以胁鸣，至一月死。疗噤风天吊，治惊痫夜啼，体轻浮性蜕，快痘疹痧齐时珍曰：蝉乃土木余气所化，吸风饮露，溺而不粪，其气清虚。故主风热症，皮肤疮疡。治失音夜啼，取尽鸣夜息之义。除风热散邪，去翳障昏花，疗破伤风症，松肌脱痘痂希雍曰：蝉蜕入肝。其体轻浮，能出疮疹；其味甘寒，能除风热。同鼠粘子、赤柽柳、薄荷、元参、甘草、花粉、葛根治大小儿痧邪瘾疹，服即快畅。痘翳羊肝佐，消疔肿毒疮，治肤风疹痒，产子易何妨《医学正传》：治破伤风病发热。用蝉蜕炒研，酒服一钱，神效。得薄荷治风疹痒。钱氏：治痘后目翳。用蝉蜕末。每服一钱，羊肝汤下，日二服。《心鉴》[③]：治小儿夜啼。用蝉蜕四十九个，去上身，用后身，为末。分四服，钩藤汤服即止。惊

---

① 惛：通“昏”。

② 孚：通“孵”。

③ 心鉴：指《博爱心鉴》，明·魏直撰。

啼，加朱砂末一分。《易简方》：治儿天吊惊，头目仰视，痰塞内热。蝉蜕为末，温汤服，一钱即效。蝉性蜕，善鸣，故治失音、目翳，因其性而为用也。去足用。

水萍

水萍湿化性轻浮《本经》中品，气味辛寒发汗流，入肺宣通行小便，称能下水肿消瘳之颐曰：谷雨萍始生，杨花入水乃化也。时珍曰：浮萍性轻浮，入肺经，达皮肤，所以能发扬邪汗也。震亨曰：浮萍发汗若麻黄。颂曰：俗医用治时行热病，亦堪发汗，甚有功。又浓煮汁浴，遍身恶疮、疬风效。鼻血吹停洗癞疮，治风热病痒相当，除消渴症同花粉，蒡子薄荷瘾疹扬《本草述》曰：水萍一叶，经宿即有九叶，寄根于水。味甘酸带辛。禀寒水之旺气，乘风木之出机。之颐曰：逐风清热，解表出汗，下水气，止消渴也。去风丹：七月十五采紫背浮萍，晒干为末，蜜丸弹子大。每豆淋酒化服一丸，治瘫痪诸风。《千金方》：治消渴饮水。用干浮萍、花粉等分，为末，入乳汁和丸梧子大。空腹饮服二十丸，三年者数服愈。《圣惠方》：治鼻血不止。浮萍末吹鼻。《古今录验》：治风热瘾疹。浮萍（蒸焙干）、牛蒡子（酒炒）各一两，为末。每薄荷汤服二钱。表气虚自汗者勿服。

香薷

香薷宣暑湿《别录》中品，入肺胃辛温，水肿须兼术，同连解热烦时珍曰：香薷味辛，气微温，无毒。仲淳曰：入肺、胃，兼入手少阴经。香薷同黄连能解表清里。先升后降兼金水，少汗腹疼霍乱治，壮热恶寒头痛用，乘凉饮冷暑相推香薷辛散温通，能解寒郁之暑气。朱肱《活人书》：夏用香薷、厚朴、黄连，以酒焙，或姜汁炒，能解表清里，除烦热渴。深师薷术丸：治通身水肿。用香薷煎膏，白术末为丸服。弘景曰：

霍乱用香薷煮饮，无不瘥者。作煎，除水肿尤良。汪颖曰：煎汁漱口，去臭气。盖香薷属金与水，有彻上彻下之功，解暑利小便，治水甚捷震亨。以大叶者煎服。肺得之清化行而热自降也时珍曰：暑有乘凉饮冷，致阳气为阴邪所遏，遂病发热恶寒，头痛，烦躁，口渴，或吐或泻，或霍乱者。宜用此发越阳气，散水和脾则愈。若饮食不节，劳役作丧之伤暑，大热烦渴、喘促自汗者，乃劳倦内伤夹暑，必用清暑益气汤，如大热大渴汗多者，又宜人参、白虎之类，以泻火益元可也。若用香薷，是重虚其表而又济之以温，则误矣。《逢原》曰：更有吐泻脱元，汗出如雨，四肢清冷，脉微欲脱者，又须大顺浆水散等方救之矣。按：香薷乃夏月解表之药时珍。无表邪者戒之士材[①]。产江西白花者良宜温饮，若热饮防呕逆。

藿　香

藿香广产良宋《嘉祐》，去恶气宣阳，入肺脾温性，甘辛苦味尝《别录》曰：去恶气，止霍乱，心腹痛。杲曰：芳香之气助脾胃，止呕逆。士材曰：为脾肺达气要药。气禀清芳烈，消除瘴疫和，安胎治口臭，快气食增多元素曰：开胃口，进饮食。好古曰：手足太阴之药。温中快气。肺虚有寒，上焦壅热，饮酒口臭，煎汤含漱。霍乱心疼止，能开胃助脾，温中除呕吐，胃热忌寒宜卢复曰：气乱于胃肠，遂作霍乱。致乱正气者，恶气耳。藿温燥馥，轻宣正气，乱自定矣。《百一选方》：治霍乱吐泻垂死者，服之回生。藿香、陈皮各二钱，水煎服。沈金鳌曰：藿香入肺经。古方治鼻渊以之为主，以其能引清阳之气上通巅顶也。同香附能升降诸气。胃热呕忌用。禀清和芬烈之气。凡时行疫疠，山岚瘴疟，用此醒脾健胃，则邪气自不容矣。若阴虚火旺，胃热呕胀，皆当忌用。产交广，中虚，有节，叶微似茄者良江浙土产者力薄。

---

① 材：原残，据清道光活字印本补。

霍乱括要附[1]

暑湿风寒饮食伤，三焦失道夏秋行，厥阴风木司天盛，浊气清阳乱胃肠夫六气之邪，惟燥气霍乱少；风邪为霍乱轻；若暑火挟湿邪，发热霍乱；若寒湿之邪，发寒霍乱，必兼饮食过饱而发；亦有触秽恶发者。《灵枢经》云：更实更虚，其气乃居。食入则胃实而肠虚，食下则肠实而胃虚。若饮食多饱胀，则肠胃俱实，气闭不得升降，作吐泻矣。吐泻转筋手足寒，心烦热渴左金安，猪苓止泻阿胶去，痞呕藿香温胆肝猝然痞痛，呕泻而转筋者，霍乱。证因清气、浊气乱于肠胃也。若病在上中焦，脘痛者，先呕后泻；若病在中下焦，腹痛者，先泻后呕。先转筋后吐泻者轻，先吐泻后转筋者重。若吐泻，手足温，烦而不躁不渴者顺；若吐泻，消渴烦躁，手足厥冷，有汗，脉伏者险。盖霍乱证，手少阳、三焦俱病，上焦呕而饮食不纳，中焦不运而痞痛，下焦不分，大便泻而小便不通。兼太阴者轻，兼厥阴经发厥参蛔消渴，少阴经腰痛直视，喘燥者险危。凡吐泻，痞痛，口渴，厥冷，眶陷肉脱，失音，烦热者，急用左金汤和阴阳止吐泻。因川黄连入心、胃，清暑除烦渴，能治火呕泻也；吴茱萸入肝、肾，祛寒降浊气，治左关、尺脉涩伏，手足冷、转筋，能治寒吐泻也。萸、连分两随寒热轻重配合。温胆汤加藿香，止呕通痞；再合猪苓汤，去阿胶，利小便止泻；加木通，通经络治厥也。温胆汤：陈皮、制半夏、茯苓、甘草、枳壳、淡竹茹、生姜。猪苓汤去阿胶，即猪苓、茯苓、滑石、泽泻也。井水、河水各一杯，煎一杯，此夏秋霍乱证治法也。若冬令春初霍乱，当宗《伤寒论》霍乱门，张长沙诸方治法。先针手紫[2]木通灵，畅痞分疏小便行，呕泻渐安无喘躁，肢温脉复转阳生凡治霍乱吐泻，先化滞通痞以止呕，分

---

① 霍乱括要："霍乱括要"内容据清道光活字印本补。

② 先针手紫：下文"凡吐泻痞痛，指爪连手紫者，先针刺以通经泄邪也"。

消利小便以止泻。若服药不呕，小便通利则吐泻止，手足渐温，六脉渐复，为阳回即生。虽吐泻已止，然烦躁喘，为暑邪未解，阴阳未和，有邪正两脱之危。但盛夏霍乱烦热，若性躁者，昼夜赤体不衣，当风而卧，虽呕泻止，而暑邪郁闷，无汗喘躁则毙。又有恣饮冷汤、井水，吐泻不止，肢冷发呃，汗冷脉脱则危矣。再者长夏吐泻，汗多，正气易脱。深秋呕泻，无汗，伏邪难达。治法须当活变。**呕泻连连语失音，肢寒眶陷汗淋淋，沉微欲绝浮虚散，救脱冬苓四逆参**霍乱吐泻连次多不止，手足如冰，寒至肘膝，冷汗淋淋，手爪青白，目眶低陷，微微烦渴，声低失音，呃短，转筋，脉沉微欲绝，或浮虚欲散者，逆证也。此三焦、厥阴、少阴俱病，虚阳发躁，危急之象。用四逆汤，熟附子、干姜、炙甘草，加茯苓、麦冬、人参以挽真阳；若舌赤烦躁口渴者，加黄连清暑火，去干姜、麦冬；若参蛔者，加鲜黄土煎汤澄清代水煎药。服后手足温，汗不冷，烦躁止，脉转细缓者，阳回即生。**痞通呕止泻多空，用枳连苓入理中，泻止痞坚频呕哕，热烦半夏泻心功**吐泻转筋用左金汤、温胆汤、猪苓汤，去阿胶，加藿香、木通，服后痞通呕止；而连泻不止者，用理中汤，党参、白术、炙甘草、干姜，加黄连、茯苓、枳壳（炒），六一散，车前子补气和阴阳，利小便止泻也；若吐泻，服左金、温胆、猪苓复方后，小便长泻止而痞闷烦热渴，呕哕不止，宜半夏泻心汤，即甘草、黄芩、黄连、干姜、制半夏、党参，去大枣，加枳壳、厚朴、陈皮、生姜、藿香、竹茹也；若痞痛，舌赤，暑伤血分，加广郁金凉心营；若无汗昏烦者，暑邪闭气分，加鲜石菖蒲开心阳也。**调和霍乱阴阳水，汗少香薷呃柿丁，止渴蛔梅清暑土，承先哲法后通灵**凡吐泻痞痛，指爪连手紫者，先针刺以通经泄邪也，又饮井水、沸汤各一勺，和服；若汗少者，加香薷；吐泻若呃者，加丁香、柿蒂；吐泻若转筋者，加木瓜；吐泻若参蛔消渴者，加乌梅，但乌梅、木瓜味酸收，重用恐致小便不通；吐泻脘腹痛甚，加延胡、木香。渴甚多饮，饮停必呕，必戒；少饮，则呕泻易止。**若转筋肢麻，手爪紫色，脉涩伏者，当先针刺出血**以泄痧邪。道光元年辛巳，水运风木司天，相火在泉，夏秋发霍乱证。《经》云：必先岁气毋伐天和。援引古方，拟撰七言，以附管见。

井水　沸汤

井水沸汤并《拾遗》，转筋吐泻轻，调中消食胀，沴乱气和平汪昂曰：霍乱有寒热二种，猝然患此，脉候未审，慎勿轻投偏寒偏热之剂，亦有服姜汤而毙者，惟饮阴阳水最稳。若心腹绞痛，不能吐泻者，名干霍乱，用各半汤。以食盐投汤，进一二升，令吐尽痰食便愈。时珍曰：上焦主纳，中焦主运化腐熟，下焦主出，三焦通利，清阳上升，浊阴下降，则阴阳和平。一失其道，二气淆乱，清阳下陷，浊阴上逆。故发为霍乱吐泻转筋之病。饮此汤辄定者，分其阴阳，使各得其平也。以新汲井水同烧百沸汤，和匀服藏器曰：凡人大醉及食瓜果过度者，以生熟汤浸身，则汤皆为酒及果味出矣。

芒　硝

芒硝消结热《本经》上品，属水太阴精，性大寒而润，辛咸苦味并此水硝也。大寒能除热，味咸能软坚，微辛能润燥，兼苦能下泄。治阳强燥火，润下软坚功，破结除邪气，胃肠实热通元素曰：芒硝气薄味厚，沉而降，阴也。能去胃中实热，涤肠中宿垢而润燥软坚。破血死胎驱，消痰积癖无，通经治瘰疬，赤障火丹涂大明曰：芒硝末点眼去翳赤障。治小儿赤游火丹，以芒硝纳汤中，取布蘸湿，揩之。《信效方》：治死胎不下。芒硝末二钱，童便温服即下，又下猫犬死胎。胃冷脾虚忌，液枯涸戒之，阴虚火动禁，便冷闭非宜希雍曰：硝者，消也。无坚不磨，无结不散，无热不荡，无积不推。故仲景大承气汤用之。非热结坚实不可按者勿用。恐其误伐下焦真阴故也。至于血涸液枯以致大肠燥结者忌用。

士材曰：阴结不大便切忌。**大承气使令，火亢水承平，枳朴硝黄下，急攻实热行**《经》云：火气亢则害，水气承乃制。亢过极也，言有制者生于其间，则亢害者可化为和平也。大承气主攻下之。令用大黄、芒硝、厚朴、枳实，攻三焦痞满燥实，治火气亢极为病。故调胃承气汤不用枳、朴者，恐伤上焦阳气也。小承气汤不用芒硝者，恐伤下焦阴血也。《经》云：热淫于内，治以咸寒，佐之以苦。故用大黄、芒硝相须为使也。成无己曰：按《经》云：咸味下泄为阴。气坚者以咸软之，热盛者以寒消之。故大陷胸汤、大承气汤、调胃承气皆用芒硝以软坚去实，热结不至坚者勿用也。**荡涤肠中热垢行，胎前里热蜜硝并，能消舌胀治喉痹，化食通淋肿毒平**时珍曰：硝禀太阴之精，水之子也。气寒味咸走血而润下，荡涤三焦肠胃实热，阳强之病乃折，治火邪之药也。故紫雪、红雪、碧雪皆此硝炼成者，治积热神效。《金鉴》：治妊娠温热病，里有实热闭结者。用蜂蜜、芒硝（燉烊）调和服之。好古曰：本草言芒硝利小便而堕胎，然妊娠伤寒察其脉症实而可下者，用此兼大黄下之而母子俱安。《经》云：大积大聚，其可犯也。衰其大半而止，过者死。昶按：以《伤寒论》麻仁圆缓下之至稳当也。《外台》方：治喉痹肿痛，用芒硝末含咽之效。孙真人：治口舌生疮，朴硝末含化。大明曰：消肿毒。**盖芒硝消散，破结软坚。大黄推荡，走**[①]**而不守。故二药相须同为峻下之剂**誉卿。**若病不由于邪热深固，闭结难通者，断不可轻投，恐其误伐下焦真阴也**《经疏》。**畏山稜。石韦为使**之才。**凡硝用白色者佳**《别录》曰：朴硝黄色伤人，赤色者杀人。**生于卤地**刮取煎炼，在上者芒硝，在下者朴硝也。**凉膈驱积**王闵山人甘露饮：治热壅，凉胸膈，驱积滞。用蜀芒硝一斤、白蜜十二两，和匀，入新竹筒内，半筒即止。筒置炊甑中，令有药处在饭内。候饭熟取出。以筯搅不住手，待凝入磁盒。每卧时含之，渐咽。如要通转即多服之。**膜中痞块**皮硝一两，

① 走：原作“定”，据《本草备要·芒硝》改。

独蒜一个，大黄末、阿魏各一钱，捣饼样贴患处《邵验方》。**风化硝甘缓轻浮，疗上焦风热。治儿鹅口疳，解暑能清肺，除惊热膈痰，能治经络痰湿，肩背重着隐疼**时珍曰：以芒硝置风日中，消尽水气名风化硝。治上焦心肺痰热而不泄利。《逢原》曰：治痰湿流于肩背隐痛，指迷茯苓丸用之。

元明粉《药性》**性冷，无毒味辛甘，治心热烦躁**甄权，**退膈上热痰**《逢原》，**去胃中实热，荡肠内宿垢**李杲。**炼硝也**以朴硝同莱菔煎化，再同甘草煎，待冷凝，入砂罐，煅炼取出，谓元明粉。时珍曰：硝经莱菔，甘草煅炼减去寒性，代芒硝治三焦实热积滞。

大黄

大黄味苦寒《本经》下品，**川产锦纹看，入大肠脾胃，心包血分肝**《本经》曰：大黄味苦。《别录》曰：性大寒。元素曰：气味俱厚，沉而降，阴也。时珍曰：乃足太阴脾，手足阳明胃、大肠，手足厥阴心包络、肝，五经血分药。产川中，紫地锦纹者佳。又号将军。**生攻急泻频，苦泄热如神，荡涤通肠胃，推陈积致新**杲曰：大黄苦峻下走，用之于下必生用。成无己曰：热淫所胜以苦泄之。大黄之苦以荡涤瘀热，下燥结而泄胃强。《本经》：主治下瘀血，血秘，寒热，破癥瘕积聚，留饮宿食，荡涤肠胃，推陈致新，通利水谷，调中化食也。**熟下缓攻轻，黏痰宿食行，调中甘草缓，引上酒蒸烹**大黄用酒蒸熟则下缓攻轻。时珍曰：妊娠产后有下症，慎勿轻用生者。若实热内结势不可缓者，用熟大黄为稳。治老痰坚黏热结，礞石滚痰丸用之。《逢原》曰：大黄能攻中宫宿食热结。若宿食在上脘，虽经发热则须枳实，黄连以消痞热，宿积自通。若误用大黄推荡不下，反致滞结不消，为害不浅。大黄、芒硝得甘草则下缓，故调胃承气汤治中焦燥热，大黄用酒浸，入太阳经。杲曰：若邪气在上，大黄必用酒浸引上至高之分，驱热而下。若用生者，则遗至高之邪热。

是以愈后或头肿目赤，或喉痹，膈上热疾也。**热痞同连浸，通经止痛灵，攻癥瘕太过，泻数粥餐停**仲景治心下痞满，按之软，属热实者，用大黄、黄连，沸汤浸。绞取汁，温饮。若心下痞而复恶寒汗出者，其人阳气本虚。另煎附子汁冲和大黄黄芩黄连汤服。经闭腹痛非孕者，乃干血气热痛，用醋制大黄同香附用之。攻坚癥积块，用大黄泻不止者，饮稀粥汤则止。若实热欲快利者，不得骤进谷食。大黄得谷气停滞则大便不利矣。**正弱下难禁，黄龙妙合参，妊娠斟酌用，实火血黄芩**盖实热结肠胃不大便者，常用承气汤。若正衰不任攻下者，用陶节庵黄龙汤。其方即大承气汤加人参、当归、桔梗者。时珍曰：凡病在气分及胃寒血虚并妊娠产后，并勿轻用。其性苦寒下泄，能伤元气耗阴血故也。震亨曰：大黄苦寒善泄，仲景泻心汤用治吐衄血者，正因少阴经不足，本经之阳亢甚无辅，以致阴血妄行。故用黄芩救肺，黄连救肝，大黄泻去亢甚之火，使之平和则血归经而自安矣。时珍曰：虽曰泻心，实泻四经血中伏火也。宗奭曰：此乃邪热因不足而客之，故令吐衄，惟在量其虚实而已。**欲与大承通，先探里实空，小承汤少与，转矢气当攻**大黄、厚朴、枳实名小承气汤，若不大便六七日，恐有燥屎。欲知之法，少与小承气汤，汤入腹中转矢气者，此有燥屎也，乃可攻之。若不转矢气者，此但初头硬，后必溏，不可攻之，攻之必胀满不能食也。**专攻结热大肠通，泻胃中焦实火功，满朴燥硝除痞枳，谵狂潮热闭当攻**《经》云：实则泻之，土郁夺之。大黄苦寒性峻，泻血热，治发斑、丹毒、赤痈、发狂、便闭。阳明申酉时热盛者，为潮热谵语，声长而壮，若不大便皆当下之。乃快利中下二焦要药。大承气汤用大黄泻实热不通，芒硝润燥软坚，厚朴泻满，枳实攻痞。须痞、满、燥、实皆见，用之。颂曰：古人用毒药攻病，必随人之寒热虚实而处方，非轻用也。梁武帝因发热欲用大黄，姚僧垣[①]曰：大

① 姚僧垣：原作“姚僧坦”，据《本草纲目·大黄》改。

黄乃是快药，至尊年高，不可轻用。帝弗从，几至委顿。梁元帝常有心腹疾，诸医谓宜用平药，可渐宣通。僧垣曰：脉洪而实，此有宿妨，非用大黄无瘥理。帝从之遂愈。以此言之，今医用一毒药而攻众病，其偶中便谓此方神奇，其差误则不言。用药之失可不戒哉。**行脾燥结麻仁缓，自汗便难蜜导融，下瘀斑丹清血热，能通痢积癞皮风**阳明病，自汗出，若发汗，小便自利者，此乃津液内结，虽硬不可攻之。常须自欲大便，宜蜜煎导而通之。大猪胆汁亦可为导，此直肠燥屎不通也。趺阳脉浮而涩，浮则胃气强，涩则小便数，大便则难，其脾为约，麻仁丸主之，即小承气汤加麻仁、杏仁、赤芍，蜜丸也。时痢初起，腹痛里急后重，数至圊而不能便者，此湿热挟积滞阻，可用大黄，通因通用也。《十便良方》：治癞风、恶癞。用大黄一两（煨）、皂角刺一两，为末。酒调服一钱。**气弱便难误用危，脾虚痞胀不相宜，血枯便闭停经忌，动气阴疽白禁之**当脐上下左右有动气者皆忌。血枯经闭，血少气弱便闭忌下。**按：大黄虽有拨乱反正之功，然峻利猛烈，长驱直捣，苟非血分热结，六脉沉实者，切勿轻与推荡。若在气分用之，是谓诛伐无过矣**士材。**再者，老人血枯便秘，气虚便难，阴虚寒热，脾气痞积，脾虚腹胀食少，阴疽色白不起等症，不可妄用以取虚虚之祸**《逢原》曰：若病本阳邪，或兼停食，而攻发太过，正气消乏，实结不解。拟欲攻之而正气不能行其药力，则加人参于桃核承气汤以助硝黄之势，如陶氏黄龙汤法也。**黄芩为使。无所畏**之才。**忌冷水。恶干漆**权曰。**产川中，色黄润，如锦纹者佳。如峻用攻下生用**[1]。**邪气在上，酒浸。脾经积血块，醋制。破瘀血，韭汁制。尿桶中浸，散瘀兼行渗道。疫热结胃**脉实者，大黄、贯众各三钱，水煎服通。**腹胁积块**《丹溪心法》：风化石灰末半斤（炒热），大黄末一两，桂

① 用：原作“渗”，据《本经逢原·大黄》改。

心末五钱。醋调，摊布上贴之。**汤火伤灼**《夷坚志》：用大黄生研，蜜调涂，止痛，灭瘢痕。**牙痛出血**《本事方》：治口臭牙衄痛。大黄、鲜生地，捣烂，贴上止痛。**灸疮飞蝶**张杲《医说》：有人用火灸讫，火痂即退，疮内鲜肉片飞如蝶形，而去痛不可忍，火激肉飞。大黄、朴硝各半两，为末。水调服，愈。**伤损瘀血**《三因方》：治木石压伤，瘀凝积痛。酒蒸大黄三钱，杏仁十粒（研）。水煎服，瘀血行。《和剂》方：治跌压瘀血在内胀痛。大黄、当归（炒研）。每服三钱，温酒下。**打扑伤痕**瘀血滚注或作潮热者。大黄末、姜汁调涂。一夜黑者紫，二夜紫者白也。《濒湖》方。**赤白浊淋**《简便方》：症实者以鸡子一个，破顶入上大黄末六分，搅匀蒸熟，空心食之，三服即愈。

厚朴

厚朴产川滇《本经》中品，**气温味苦辛，先升兮后降，泄实满通神**《逢原》曰：辛能散结，苦能燥湿，破血中气滞。杲曰：苦能下气，故泄实满。温能益气，故散湿满。好古曰：盖厚朴与枳实、大黄同用，则能泄实满，所谓消痰下气也。与橘皮、苍术同用，则能除湿满，所谓温中益气也。与解表药同用，则治伤寒头痛。与泻痢药同用，则厚肠胃。**色紫温脾胃，除寒腹胀宽，治酸涎冷痛，散湿满风寒**宗爽曰：厚朴最调中，既能温脾胃，又能走冷气。元素曰：厚朴能平胃去腹胀，孕妇忌之，虽除腹胀，若虚弱人宜斟酌用之。误服脱人元气，惟寒胀大热药中宜兼用之，乃结者散之神药也。**治惊烦霍乱，忌大豆须知，气弱脾虚禁，胎前炒用之**忌大豆，犯之动气。胎前忌用。若胀满者炒用之。**辛散头疼寒热呕，除寒犯胃湿侵脾，温中下气消痰积，喘咳三虫泻痢治**震亨曰：厚朴属土，有火，其气温，能泻胃中之实。平胃散用之佐以苍术，燥胃中湿以治。腹胀者，味辛能散滞气也。若气实人误服参芪，胀闷作喘，宜此泻之。刘云密曰：厚朴之治，宜于寒，或宜于湿；枳实之治，宜于热，或宜于燥，各从其所对治者投之。盖可施于元气未虚，邪滞方盛者士材。然行气峻猛，虚者误服，气温即止，不可久服《逢原》。干姜为使。恶泽泻、硝石、寒水石之才。产蜀川。榛树皮也，肉紫厚润，味苦而辛者良，皮色白者不堪用。去粗皮切，姜汁炒宗奭曰：不以姜制，则棘人喉舌。

枳　实

枳实入脾肝《本经》中品，辛酸苦小寒，攻坚积实痞，泄结热中宽味苦而辛，微酸，气微寒，入肝脾。《本经》曰：治寒热结。《别录》曰：逐停水，破结实，除胸胁痰癖，心下急痞痛。元素曰：散败血，破坚积，去胃中湿热。性酷而行速，治胸痞结胸，能治寒热结，散积血之壅《金匮要略》：治胸痹，心下痞坚，留气结胸，胁下逆气抢[①]心，枳实薤白汤。枳实一枚，厚朴一两，薤白二两，瓜蒌半枚，桂一钱。以水先煎，枳、朴后纳，余药煎十余沸，分温三服当愈。杲曰：枳实破水积以泄气除内热。洁古曰：去脾经积血，脾无积血则心下不痞也。八月采者，皮厚而实，为枳实。九、十月采者，壳薄大而虚，为枳壳。宗奭曰：枳实小则其性酷而速，大则其性详而缓也。破气真元损，胎前戒用之，脾虚痞积忌，气弱禁须知好古曰：非白术不能去湿，非枳实不能除痞。张仲景治心下坚，大如盘，水饮所作。用枳实二钱、白术一钱，水煎服之，腹中软即消也。士材曰：枳实破气损真元，凡气弱脾虚致停食痞满，法当补中益气，则食自化，痞自散。胀满因于实邪者当用。若因土虚不能制水，肺虚不能行气而误用之，则祸不旋踵矣。冲墙倒壁泻痰涎，降气除疼喘胀痉，宿食不消心下痞，便兼发热佐黄连震亨曰：枳实泻痰能冲墙倒壁，乃滑窍破气之药也。元素：心下痞及宿食不消发热，并宜枳实、黄连。好古曰：益气则佐以人参、

① 抢：原作“枪”，据《金匮要略·胸痹心痛短气病脉证治第九》改。

白术、干姜。破气则佐之以大黄、芒硝、牵牛。孕妇忌用。麸炒去烈性，欲下磨汁冲服。江西者佳。

枳壳气微寒，兼辛味苦酸，采迟而性缓，入胃肺肠肝枳壳性微寒，味多苦兼辛酸。时珍曰：枳实、枳壳上世并未分别，魏晋以来始分用。自东垣分枳壳治高，枳实分治下。海藏分枳壳主气，枳实主血。今以枳实力猛，枳壳力缓也。除皮风疹痒，利气膈胸宽，右胁疼同桔，平痰咳逆安《本经》曰：治大风在皮肤中，如麻豆苦痒。按：右胁痛，肺气滞。同桔梗升降，气平则痰降咳嗽自安。治关膈塞壅，霍乱痞宽松，泄肺胸高气，胎前弱忌逢甄权曰：治关膈壅塞。元素曰：枳壳破气胜湿化痰，除胸痞，泄肺气。走大肠，治气刺痛，在何经部分当以其经药导之。多用损胸中至高之气。杲曰：气血弱者不可服，以其损气也。瘦胎饮治湖阳公主奉养太过，气实难产。用枳壳（炒）一钱、甘草五分，为末，汤调服。自六月服至产易娩。然孕妇气弱者，必用丹溪大达生散方救。枳桔和中先理痞，消痰化积二陈并，能除胀满消停水，痔痢肠肛后重轻朱肱曰：果知误下，气将陷而结痞，当先与桔梗、枳壳，升降其气使不致痞也。二陈汤同枳壳用，能消痰下气，则饮食不致停积也。时珍曰：枳壳、枳实二者，大抵其功皆能利气，气下则痰喘止，气行则痞胀消，气通则痛刺止，气利则后重除。故以枳实利胸膈，枳壳宽肠胃。然仲景治胸痹痞满，以枳实为要药。诸方治下血，痔痢，大肠闭塞，里急后重。又以枳壳为通用，则枳实不独治下，而枳壳不独治高也。盖自飞门至魄门皆肺主之，三焦相通一气而已，不分亦可。然枳实力猛，枳壳力缓，分之可也。夹食伤寒感冒与表药同用无碍。瘦胎饮为气壅阻滞而设，妊娠怯弱者非宜《逢原》。按：枳壳利气，泄肺走大肠，多用损胸中至高之气元素。治痞宜生者，麸炒缓，陈者良。

麻 仁

麻仁滑利味甘平《本经》上品，润大肠脾苏子烹，液竭津枯脾约用，阳明多汗便难行弘景曰：麻仁性滑利。好古曰：脾与大肠药也。阳明病汗多，胃热便难，皆燥也。故用麻仁以通润之。成无己曰：麻仁之甘能缓脾润燥。麻仁丸治脾约，大便秘而小便数者。许学士云：产后汗多则大便难，惟麻子粥最稳。凡老人诸虚，风闭，皆能通利。用大麻子仁、苏子各二合，研细，再以水研取汁，滤去渣煮粥，食之，大便自通。缓脾润燥肌肥健，益气除风止渴休，怪症肠肛干痛落，治淋倒产顺生头刘完素曰：麻仁，木谷也，而治风。同气相求也。藏器曰：妇人倒产者，吞三七枚，即头向产户也。夏子益云：大肠头出肛寸余，痛苦，干则自落，落后复肛出痛苦，名截肠怪病。若肠尽即不治，但初觉截时，用器盛麻油，坐浸肛肠内，饮大麻仁汁数升即愈。盖麻仁利大肠风热结燥及热淋，若多食，损血脉滑精气。妇人多食发带疾士材。以其滑利下行而不守也《经疏》。畏牡蛎、白薇、茯苓之才。麻子去壳，名火麻仁，连壳者有毒而仁无毒。黄麻破血，利小便，治跌扑损伤疼痛切骨。黄麻烧灰、头发灰各一两，乳香五分，为末。每服三钱，温酒下，立救。王仲勉方。麻花《外台》言生疔肿，人见防危。修治宗奭曰：麻仁极难去壳。取帛包置滚汤中，浸之冷取出。垂之井中一夜，勿令着水。次日日中晒干，就新瓦上挼去壳，簸扬取仁，粒粒皆完。《伤寒论》麻仁圆：治脾约，大便闭而小便数者。麻仁二升，杏仁一升，芍药半斤，厚朴一尺，大黄、枳实各一斤，其末炼蜜丸梧子大。浆水下十丸，日三服。时珍曰：大麻即今火麻，亦曰黄麻。处处种之，剥麻皮收子。

杏 仁

杏仁禀性温《别录》下品，有毒者双仁，下气能平喘，甘辛苦味存元素曰：杏仁气薄味厚，降也，阴也。入手太阴经能润肺，消食积，散滞气。震亨曰：性热，因寒者可用。时珍曰：凡花六出者，必双仁有毒。苦降辛能散，治头痛解肌，祛风寒咳逆，狗锡毒消之好古曰：麻黄汤，仲景治伤寒无汗喘咳，用杏仁。为其利气泻肺解肌也。《别录》曰：杀狗毒。之才曰：能解锡毒。润肺散邪功，除疮疥杀虫，能消索粉积，疏解面头风时珍曰：杏仁能散能降，故解肌散风，润燥消积而治伤损，除疮杀虫。按:《医余》云，凡索面、豆粉，近杏仁则烂。顷一官兵食粉成积，医以积气丸、杏仁相半研末，熟水下，数服即愈。除蛆虫入耳，风热咳平治，泄泻当知忌，阴虚嗽不宜杲曰：杏仁散结润燥，除肺中风热咳嗽。《扶寿精方》：治蛆虫入耳。杏仁捣烂，取油滴耳中，非死即出。《经疏》曰：阴虚咳嗽便溏忌用。散肺风寒滞气融，陈皮气闭大肠通，痰红火咳煎童便，解结宽胸润燥功杲曰：杏仁下喘治气也，桃仁疗狂治血也。俱治大便闭。昼则便难行，阳气也；夜则便难行，阴血也。故虚人便闭不可过泄。脉浮者属气，用杏仁、陈皮。脉沉者属血，用桃仁、陈皮。盖肺与大肠相表里，贲门至魄门皆气之通道也，故并用陈皮佐之。《千金方》：治咳嗽寒热，旦夕加重，少喜多嗔，面色不润，少食脉弦紧者。杏仁半斤（去皮尖），童子小便浸七日，水洗，研如泥，再以童便三升，煎如膏。每服一钱，温汤服。女用妙。得火良。泻忌久服，落须发，耗气也。有甜苦二种，甜者性缓。恶黄芪、黄芩、葛根。畏蘘草之才。浸去皮尖，炒黄弘景。治风寒在表，连皮尖用时珍曰：取其发散也。陷胸、麻仁等丸皆熬黑研用《逢原》曰：杏仁性愈熬黑，愈润下。杏子味甘酸，微热，有小毒。心病宜食思邈曰：心果也。生食多伤筋骨《别录》。杏树根时珍曰：食杏多致迷乱，将死者，根皮煎汤服解。两仁者毒。巴旦杏甘平《饮膳正要》，宽肠下气行，消心腹逆满，润肺咳痰清形扁嘴尖歪者，乃真。目生胬肉痒痛。杏仁去皮尖，研三钱，和腻粉一钱，人乳点消胬肉《圣济录》。

葶苈

葶苈苦辛寒《本经》下品，通经利水干，治痰涎咳嗽，水气喘平安杲曰：葶苈大降气，与辛酸同用以导肿气。《十剂》云：泄可去闭。葶苈、大黄之属，一泄气闭，一泄血闭。盖葶苈苦寒，气味俱厚，能泄阳分肺中之闭，亦能泄大便，为体轻象阳故也。震亨曰：葶苈属火，性急善逐水，病人涉虚者远之。阳经水肿暴宜攻，喘渴烦兮汉己同，骤起肺痈同枣泻，泄能去闭气肠通《外台秘要》：治阳水暴肿，面赤烦渴喘急，小便涩。用甜葶苈一两半（炒，研末）、汉防己二两，为末，以冬瓜汁为丸梧子大。甚者空腹白汤下十丸，轻者五丸。日夜各一服，小便利为度。一加猪苓末一两。《金匮玉函方》：治肺痈，喘不得卧，葶苈大枣泻肺汤主之。葶苈子炒黄捣末，蜜丸弹子大，每用大枣二十枚，水三升，煎取二升，乃入葶苈二弹丸，煎取一升，作三次服，三日服完。《伤寒论》大陷胸丸亦用葶苈子。按：葶苈子体轻性沉降，引领肺气下走大肠而泄大便《逢原》。下膀胱水，伏留热气《别录》。而肺中水气膹满急者，非此不能除。但水去则止，不可过剂耳时珍。然胀满由于脾虚不能制水，而水气泛滥；小便不通由于膀胱虚，气化不通者并忌《经疏》。榆皮为使。得酒良。恶僵蚕之才。子如黍米微长色黄，有甘苦二种，甜者性稍缓，以大枣佐之时珍曰：大抵甜者性稍缓，泄之性缓，虽泄肺而不伤胃；苦者下，泄之性急，既泄肺而易伤胃，故以大枣辅之。水肿实者生用，或元米拌炒去米用，或酒焙。忌敷头疮恐药气久伤脑。

甘遂

甘遂苦甘寒《本经》下品，攻阳水肿胖，消留饮痞热，决水结胸宽元素曰：苦性泄，寒胜热，直达水气所结之处。乃泄水之峻药。水结胸中，非此不除，故大陷胸汤用之。但有毒不可轻用耳。能攻经隧水，十二水疏通，泻肾除瘕疝，伤脾损气凶《三因方》云：甘遂能行经隧之水湿。时珍曰：肾主水，凝则为痰饮，溢则为肿胀。甘遂能泄肾经湿气，治痰之本也。不可过服，但中病则止。《保命集》云：凡水肿服药未全消者，以甘遂末涂腹围脐内，服甘草汤，其水肿便消。《百一选方》云：脚气结成肿核，以甘遂研末，水调敷肿处，煎甘草汤服，其肿即散。按：甘遂专于行水攻决为用宗奭。然损真气极速，大实大水可暂用之，否则禁止士材。恶远志。反甘草。瓜蒂为使之才。面裹煨熟用之。癫痫风心《济生方》：遂心丹治风痰迷心癫痫及妇人心风血邪。用甘遂二钱，为末，以猪心血和药，入猪心内缚定，纸裹煨熟，取末，入辰砂末一钱，分作四丸。每服一丸，将猪心煎汤调服，大便下恶物效。不下，再服。

大 戟

大戟苦辛寒《本经》下品，能攻蛊肿宽，长驱十二水，绿入肾脾肝性寒有小毒。时珍曰：大戟浸水色青绿，肝胆之药也。士材曰：入肾、脾、肝三经。苦能直泄，故逐血行水。辛能横散，故发汗消痈也。苦泄辛能散，消痈二便通，专攻脏腑水，瘀血热行空《逢原》曰：苦寒下走肾阴，辛散上泻肺气，故《本经》治蛊毒十二水，腹满急痛，皆浊阴填塞所致。大明曰：泄天行瘟黄病。按：大戟性禀阴毒，峻利首推，惟暴实胀为宜。若脾胃肝肾虚寒，阴水泛滥，犯之立毙，不可不审《逢原》。堕胎甄权。又治痘黑，大便闭结仲阳。得枣即不损脾时珍。反甘草。用菖蒲解之。畏芦苇、鼠屎苏恭。赤小豆为使。恶薯蓣大明。入药惟用正根雷敩曰：误服附生根令人泄气甚，煎荠苨汤解。百祥膏钱仲阳：治痘疮归肾，紫黑干陷发黑者宜下之，不黑者慎勿下。红芽大戟，浆水煮软去骨，焙干为末，水丸粟米大。每服一二十丸，研赤脂麻汤送下。控涎丹《三因方》：治痰涎留在胸膈背腹及肢体致病，或身或肢隐痛，筋骨牵引钓痛，走易及皮肤麻痹，或内有咳嗽，或痰迷心窍并宜。此丹紫大戟、白甘遂、白芥子（微炒）各一两，为末，姜汁打面糊丸梧子大。每服七丸或二十丸以津液咽下。**杭州紫大戟为上，以浆水煮软，去骨晒干用。北大戟白，根皮柔韧如绵，性峻利，弱者服吐血。**

芫 花

芫花攻五水《本经》下品，**入肺肾脾膲，味苦辛温毒，长驱五饮消**芫花性微温，味苦辛，有小毒。士材曰：入肺肾脾三焦。《别录》曰：治水肿、五水在五脏皮肤。夫饮有五，皆由内啜水浆，外受湿气，内蓄而为留饮。流于肺[①]谓支饮，则喘咳寒热，吐沫背寒。流于肝谓悬饮，令人咳唾，痛引缺盆两胁。流于心下谓伏饮，令人胸满呕吐，寒热眩晕。流于肠胃谓痰饮，令人腹鸣吐水，胸胁支满，或泻，忽肥忽瘦[②]。流于经络，则谓溢饮，令人身肢沉重注痛，或作水气胕肿。芫花、大戟、甘遂之性，逐水泄湿，能直达水饮窠囊隐僻之处，但可徐用取效，不可过剂泄人真元也。**专攻水肿痔丝维，逐鬼邪胎蛊毒离，饮癖实宜虚忌用，水行养胃法当知**好古曰：水者，脾肺肾所主，有脏腑十二经之部分，三焦、头胸背、腰腹、手足之别，皮毛、肌肉、筋骨浅深之辨。脉有尺寸之殊，沉浮之别，不可轻泻，当知病在何经何脏，方可用之。喻昌曰：胃者，水谷之海，五脏六腑之源，脾不能散胃之水精于肺，而病于中；肺不能通胃之水道于膀胱，而病于上；肾不能司胃之关时，其畜泄而病于下，以致积水浸淫无所底止，此论停饮化水内生之湿也。**伤寒表解水汪洋，戟遂同芫十枣汤，洁净腑兮通二便，胁疼喘咳呕相当**《伤寒论》：太阳症表不解，心下有水气，干呕发热而咳，或喘，或利者，用小青龙汤治未解之表，使水气从毛窍出，开鬼

---

① 肺：原作“脾”，据《本草纲目·芫花》改。

② 忽肥忽瘦：原作“勿肥勿瘦”，据《本草纲目·芫花》改。

门也。若表已解，头痛出汗恶寒，心下有水气，干呕胁痛，或喘咳者，用十枣汤攻里，使水气从二便出，所谓洁净腑也。**鬼胎癥瘕**《圣惠方》：治鬼胎经闭。用芫花根为末，每服一钱，桃仁煎汤调下，当利恶物而愈。**痔疮乳核**《经验方》：芫根鲜者捣汁煎膏，将丝线于膏内度过，以线系痔，当微痛数日，候痔干落，以纸撚蘸膏纳窍内，除根。**按：芫花毒性至紧，取效极捷，不可过剂，泄人真元**《逢原》。**反甘草。决明为之使**之才。**芫花用陈者缓，好醋煮过晒干。**

防 己

防己辛苦寒《本经》下品，**治风水肿宽，除膀胱积热，脚气湿疼安**《十剂》云：通可去滞，木通、防己之属是也。弘景曰：疗风水要药。元素曰：去下焦湿肿及痛，并泄膀胱火邪，必用汉防己，乃太阳经药也。**能通腠理行经脉，泻血营中湿热清，险健实宜虚忌用，疏通二便下焦行**李杲曰：防己苦寒，能泻血中湿热，通其[①]滞塞，亦能泻大便，性险而健。若善用之，亦可敌凶突险。用之不得其宜，下咽令人心烦食少。又治湿热肿痛，下注脚气，膀胱积热，通十二经要药。若虚人用防己，其害有三：谷食已亏，复泄大便，重亡其血，一也；渴在上焦气分，而防己乃下焦血分，二也；外伤风寒，邪传肺经，气分湿热，而小便黄赤，禁用血药，此三也。**按：防己性悍善走，下行除湿，以辛能走散，主血分之病。大抵上焦湿热不可用，下焦湿热流入十二经，致二便不通者用之**东垣。**但汉防己是根，入膀胱，去下焦湿热。木防己是苗，走阳跻，治风痹湿热**《逢原》。**畏萆薢。恶细辛、女苑。伏消石。杀雄黄毒，咸卤**之才。**《从新》曰**出汉中根虚大，通心有花纹，色黄，名汉防己。黑点黄腥木强，木防己不佳。

---

① 宜虚忌用……通其：原残，据清道光活字印本补。

巴豆

巴豆峻攻凶《本经》下品，除寒实结胸，阳中阳有毒，气热味辛浓元素曰：性热气薄，味厚，体重而沉降也。杲曰：味辛有大毒，浮也。阳中阳也。时珍曰：巴豆气热味辛，生猛熟缓，能吐能下，能止能行，是可升可降药也。《伤寒论》：三物白散除寒实结胸，无热症者。用巴豆（去油）、贝母、桔梗为散也。入肺肠脾胃，攻坚冷积功，能开通闭塞，水蛊杏仁同元素曰：巴豆乃斩关夺门之将，不可轻用。震亨曰：巴豆去胃中寒积，无寒积者勿用。急攻生用猛，熟以缓疏通，热闭阴虚忌，液枯膈禁中好古曰：若急治，为水谷道路之剂，去皮心膜油，生用。若缓治，为消坚磨积之剂，炒去烟令紫黑用，可以通肠，可以止泻，世所不知也。元素曰：世以巴豆热药治酒病膈气，以其辛热能开肠胃郁结也。但郁结虽开，而亡血液，损真阴矣。泻痢寒凝滞久延，反治止泻蜡丸仙，通肠导气消痰癖，冷积坚癥热下痊时珍曰：巴豆峻用则有戡乱劫病之功，微用亦有抚绥调中之妙。一老妇年六十余，病溏泄已五年，肉食油腻生冷，犯之即痛。服调脾升提止涩诸药，则泄反甚。延余诊之，脉沉而滑，此乃脾胃久伤，冷积凝滞所致。王太仆所谓大寒凝内，久痢溏泄，愈而复发，绵历岁年者，法当以热下之，则寒去利止。遂用蜡匮巴豆丸药五十丸与服，二日大便不通亦不利，其泄遂愈。自是每用治泄痢积滞诸病，皆不泻而愈者近百人，妙在药病相对配合，得宜故也。缠喉急痹郁金雄，合大黄姜备急攻，破血排脓疔毒拔，黄连冷水解其凶解毒丸：用雄黄一两、郁金五钱、巴豆仁十四粒（去油），为末，丸梧子大，每服二粒。金匮备急丸：治寒积实痛。用大黄、干姜、巴豆霜，蜜为丸。《外科精义》：巴豆（炒焦）和乳香研膏点疔肿，又能去腐恶肉。东垣：治五脏积块硬者，巴豆同破积药用之。盖巴豆生于盛夏之令，成于秋金之月，得火烈刚猛之气，故其性热毒。能荡脏腑冷积，开通阴结闭塞，利水谷道与大黄峻下热结闭者各异耳。然热结火闭，误用不死亦危。试以少许着好肤，须臾发泡，况下肠胃能无熏灼溃烂《经疏》。孕妇忌用。得火良。恶蘘草。与牵牛相反。芫花为之使。畏大黄、黄连、芦笋、藜芦。误中巴豆毒者，冷水黄连大豆汤解之才。巴豆不去膜则伤胃，不去心则作呕。与大黄同用泻人反缓，为其性相畏也时珍。若急欲攻利，去皮心膜油生用。若缓治消坚磨积，炒紫黑色用。水蛊大腹动摇水声，皮肤色黑。张文仲方：巴豆三十枚（去心皮熬黄），杏仁二十枚（去皮熬黄），捣为丸如小豆大。温水下一丸，勿得饮酒。箭镞入肉不可拔出者。《经验方》：新巴豆略熬，与蜣螂同研涂之，须斯痛定，微痒忍之，待极痒不可忍，便摇拔动之，取出即敷生肌膏。

牵　牛

牵牛子苦辛《别录》下品，利二便频频，性烈温行气，阳虚肿忌娠《本草述》曰：色黑者先甘后苦多，色白者先甘后辛多。李杲曰：牵牛子气味辛热雄烈，少用则动大便，多则泄下如水，能泻气分湿热。甄权曰：治气块，落胎。治风气闭大肠通，泻气中之湿热壅，黑达命门精隧肾，白行气块癖痃虫白者属金泄肺，黑者属水泻肾。震亨曰：牵牛属火，善走。时珍曰：治水气在肺，喘满肿胀，下焦郁遏，腰背胀重及大肠风秘气秘，卓有殊功。但病在血分及脾胃弱而痞满者，不可用也。一宗室夫人，年几六十，苦肠结病，旬日一行，甚于生产，服养血润燥则膈泥不快，服硝黄通利则若罔知，三十余年矣。时珍胗[①]其人体肥膏粱而多忧郁，日吐酸痰碗许乃宽，又多火病，此乃三焦气滞，有升而无降，津液化痰不下滋肠腑，非血燥比也。润剂留滞，硝、黄徒入血分，不能通气，俱为痰阻，故无效也[②]。乃用牵牛末、皂荚膏丸与服，即便通利，自后但觉肠结，一服就顺，亦不妨

① 胗：同“诊”，诊断。
② 也：原作“乃”，据《本草纲目·牵牛子》改。

食，且复精爽。盖牵牛通三焦气滞，气顺则痰饮消，上下通快矣。外甥柳乔，素多酒色，病下极胀痛，二便不通，不能坐卧，立哭呻吟者七昼夜，医用通利药不效。遣人叩予，予思此乃湿热之邪在精道，壅胀隧路，病在二阴之间，故前阻小便，后阻大便，病不在大肠膀胱也。乃用楝实、茴香、穿山甲诸药，入牵牛加倍，水煎服，一服而减，三服而平。牵牛能达右肾命门而走精隧也。能治水肿实当攻，濬水牵茴号禹功，泄肺能平水喘满，三焦气顺饮痰空张子和云：病水之人如长川泛滥，非杯杓可取，必以神禹决水之法治之，故名禹功散。治诸水饮病实者，用黑牵牛头末四两、茴香一两（炒），为末。每服一二钱，以生姜自然汁调下，当转下气也。盖牵牛除气分湿热，三焦壅结，不能除血中之湿热李杲。然非病形与症俱实，不胀满、不大便闭者忌服震亨。孕妇忌服甄权。得青木香、干姜良大明。有黑白二种，只生磨取头末用时珍。

槟榔

槟榔入胃大肠攻《别录》中品，味苦辛温御瘴攻，逐水奔豚能泄气，除癥腹胀结胸空卢和云：闽广人常服槟榔，云能祛瘴。有瘴而服之可也，无瘴而服之岂不损正气乎？元素曰：味苦辛涩，气温，无毒。味厚气薄，性沉而降。苦以破滞，辛以散邪，泄胸中至高之气，使之下行性如铁石之沉重，能坠诸药至于下极，故治气壅后重如神也。性如铁石之沉重，直达三焦一气通，脚气冲心膀疝痛，除痰癖积杀三虫好古曰：槟榔治冲脉为病，气逆里急。希雍曰：《经》云足阳明为水谷之海，手阳明为传道之官，二经相为贯输，以运化精微者也。肠胃有病则水谷不以时消化，羁留而成痰癖，或湿热停久，则变生伏尸，寸白，三虫。此药辛能散结破滞，苦能下泄杀虫故也。痢滞停肠肛里急，疏通后重实槟宜，气虚下陷升麻举，疟癖除消弱忌之槟榔得木香除后重，得枳实泻痞满，得草果平胃散治山瘴气发疟，同苦楝根、鹤虱、锡灰，能杀诸虫。按：积滞胃肠，实痢后重，气滞也。用槟榔有效。若痢致清气下陷，后重，气虚也，用升麻提举有效。盖槟榔虽有降气，御瘴攻积，通后重诸功，然坠诸气，至于下极气虚下陷者忌服。疟后痢，痢后泻，切不可用希雍。发明《本草述》曰：槟榔木亭亭直上，旁无枝柯，即《经》所谓上行极而下也。按：槟榔虽涩不敌苦，而苦又不敌辛，是全乎金者也。固禀降令之厚矣。如下痢之后重，下而不达。如奔豚气之逆行，脚气之冲心，上而不下。如水谷不消，痰癖久稽，心痛有积聚，膈气为壅滞，必审其病于升者太过，降者不及，是槟榔所独擅耳。鸡心尖长，破之作锦纹者佳弘景曰：产交州者味甘，广州者涩。珣曰：白者味甘，赤者味苦。阴毛生虱煎水洗之。蚘厥腹痛槟榔磨服。脚气冲心闷乱，《广利方》：白槟榔为末，空心热童便调服或冲姜汁服。伤寒结胸已经汗下后者，槟榔酒煎服或磨汁服。庞安常。经火则无力。缓治切片用，急攻磨汁温服。

猪苓

猪苓淡渗苦甘平《本经》中品，入肾膀胱利水行，尿闭热烦消渴呕，经邪及腑太阳清杲曰：苦以泄滞，甘以助阳，淡以利窍，故能除湿利小便。时珍曰：猪苓淡渗，气升而又能降，故能开腠理，利小便。兼开腠理治痎疟，泻热通淋子肿娠，湿肿伤寒温疫解，多伤肾目燥亡津伤寒太阳病，脉浮，小便不利，热微消渴者，又中风发热六七日不解而烦，有表里症，渴欲饮水，水入则吐者，俱用五苓散。茯苓、猪苓、白术、泽泻各一钱五分，桂枝五分，为散服之。阳明病，脉浮发热，渴欲饮水，小便不利者，又少阴病下利六七日，渴而呕咳，心烦不得眠，俱用猪苓汤。即猪苓、茯苓、泽泻、滑石、阿胶各二钱，水煎纳阿胶烊消，温服之。盖猪苓利水道，诸汤无若此駃[1]颂曰。引水之功多，久服损肾，昏目

① 駃：通“快”。

宗奭。淡渗，大燥亡津液元素。有湿而肾虚者忌门曰。妊娠肿渴《子母秘录》：治孕妇肿胀从脚至腹，小便不利，微渴者，猪苓末熟水调服，方寸匙。《小品方》：治孕妇子淋。小儿秘结《外台》方：用猪苓三钱，水煎，入鸡矢白五分，调服立通。皮黑肉白，去皮是枫根余气结成也。

滑　石

滑石性寒甘淡渗《本经》上品，胃中上肺下膀胱，能祛湿火兼清暑，腑窍宣通小便长，利水通津兼滑窍，而除泻痢石淋黄，治疸水肿行癃闭，湿热分消渴热凉刘云密曰：滑石色白属金，味甘者土也，气寒者水也。好古曰；入足太阳经，滑能利窍，以通水道。《别录》曰：通九窍六腑津液，去留结，止渴。元素曰：治前阴窍涩不利，性沉重，能泄上气，令下行。故曰滑则利窍，不与诸淡渗药同。颂曰：治淋沥用滑石，与石韦同，更验。又主石淋。震亨曰：能燥湿，分水道，实大肠。无甘草以和之，勿用。滑草同研称六一，加朱涤暑益元名，凉肝碧玉加青黛，白痢姜温赤曲清《逢原》曰：滑石利窍，不独小便也。上兼解表，下利水道，为荡湿热利窍之剂，取甘淡之味以清肺胃之气，下达膀胱也。河间六一散：用白滑石六两、甘草一两，为末，通顺表里上下湿热；加朱砂六钱名益元散，治暑伤心包，使热从小肠膀胱而泄也；六一散加青黛清肝，名碧玉六一散；加干姜为丸服，名温六丸，治白寒痢；六一散加红曲，为丸服，名清六丸，治红热痢。解表须兼淡豉葱，玉泉清暑石膏同，脾虚下陷滑精忌，蜜滑胎兮产乳通解时气以葱白淡豆豉汤同六一散服。六一散加石膏名玉泉散，清暑热。六一散加薄荷清暑风。六一散白蜜调服，易产下乳。盖滑石味甘淡，气寒而无毒滑能利窍，甘以和胃，寒清积热。为祛暑热，利湿，消积，利下窍要药《经疏》。若元气下陷及滑精者勿用。而久病阴精不足内热，以致小水短少赤涩，虽有泄泻忌用《逢原》。

石韦为使。恶曾青。制雄黄之才。色白而润者佳色青赤者有毒。捣研水飞。

车前

车前草子味甘寒《本经》上品，解热祛风养肺肝，利水通淋分泻痢，能开水窍闭精安《别录》曰：兼咸。《本经》云：治气癃止痛。好古曰：利小便而不走气，与茯苓同功。《逢原》曰：车前子入足太阳、少阴，盖男女阴中有二窍，不并开。水窍得气化乃出，精窍得火动乃泄。车前子通气化，疏利膀胱则湿热外泄，相火静而精气闭固矣。服固精药久服此，行房即有子也。治睛赤痛益精明，麦地同滋内障清，肾弱虚阳下陷忌，采治产难顺胎生欧阳公得暴下病，国医不能治。市人用车前子（为末）二钱，米饮调服即愈。此药利水道则清浊分，而谷藏止矣。《圣惠方》：治内障久。用车前、生地、麦冬，蜜丸服效。驻景丸：治眼昏花，迎风有泪。车前子、熟地、菟丝子，蜜丸，温酒服。《诗》云：采采芣苢。陆机注云：即车前也。治妇人产难。《子母秘录》：治横产不出。车前子为末，酒调服。根叶能行血止血，治火盛泄精。按：阳气下陷，肾气虚脱人勿服《逢原》。入滋补药，酒浸焙。泄泻利水，炒用。

瞿麦

瞿麦苦寒凉《本经》中品，通心利小肠，治淋如石痛，利小便膀胱杲曰：瞿麦利小肠，为君主之用。颂曰：通心经，利小肠要药。《本经》：专主关格诸癃结，小便不通，出刺，决痈。宗奭曰：八正散用瞿麦为至要药，若心经虽有热而小肠虚者，服之则心热未退而小肠作病矣，以其降泄太过也。破血行经胎损堕，栀灯热结下焦通，诸癃利窍开关格，去刺决痈出箭功《千金方》：治下焦结热，小便淋闭，或出血，或大小便出血。瞿麦穗二钱，甘草八分，生栀一钱，葱头两个，灯心廿寸，生姜二片。

水煎，时时温饮，名立效散。箭刀在肉及咽膈隐处。瞿麦末酒服方寸匙，日三服《千金方》。九窍出血服药不止。《圣济总录》：用瞿麦拇指大一把，山栀仁十个，生姜二片，大枣二枚，灯草三十寸。水煎温饮。按：瞿麦性猛利窍，妊娠小水不利及脾虚水肿并忌《经疏》。蘘草、牡丹为使。伏丹砂。恶螵蛸之才。用蕊壳力倍斆曰。

萹　蓄

萹蓄苦甘平《本经》下品，膀胱小便行，治淋疸湿热，阴蚀痔虫伤士材曰：治瘙及疮，皆利水去湿热也。按：萹蓄直遂，不能益人，不宜恒用。《本经》：治浸淫，瘙疥痔，杀三虫。

海金沙

海金沙出叶宋《嘉祐》，手足太阳行，利水甘寒性，营中湿热清时珍曰：海金沙清小肠、膀胱血分之热。卢复曰：海金沙生叶皱纹中乃气结成砂，故能通利小肠，行气，结成砂石淋。砂膏淋麦滑，肿满术牛攻，血热淋茎痛，同栀六一通《仁存方》：海金沙、滑石各二钱，甘草三分，共末，麦冬汤调服。治砂石淋及膏淋。东垣：治脾湿肿满，腹胀如鼓，喘不得卧。海金沙五钱，白术四两，甘草三钱，黑牵牛头末一两半，共末。每服一钱半，煎倒流水下，得利则效。热淋，血淋涩痛，海金沙、山栀、六一散水煎服。《嘉祐》曰：海金沙通利小肠，得栀子、马牙硝、硼砂治伤寒热狂。水煎服。按：海金沙性不狠戾，而真者绝少茎细如线，叶纹皱处有砂色黄赤，产黔中及河南。取全科晒于日中，以纸衬之，以杖击之，则细砂落纸，须不沾纸者真，防充砂土也。

龙　须

龙须为席草《本经》上品，味苦性微寒，利水通淋闭，阴茎热痛安龙须草丛生，苗直上，夏月茎端开小穗花，结细实，并无枝茎，今吴人用以织席。败席主治略同。

石韦

石韦清肺气《本经》中品，水道上源通，禀性寒甘苦，治劳热五癃《本草述》曰：石韦生阴崖石罅，得阴气之专，而性寒除热也。通膀胱小便，发背酒同消，滑石除淋痛，车前疗转脬颂曰：治发背。石韦炒末，冷酒调服。《圣济录》：治小便淋痛。用滑石、石韦等分，为末，饮服二钱。《指迷方》：治小便转脬。石韦（去毛）、车前子各二钱半，水煎，食前服。下气治淋沥，除烦可益精，生阴崖罅处，用叶去毛茎去梗用叶，拭去背上黄毛，免射肺作咳。微炙用。滑石、射干、杏仁为使。得菖蒲良之才。

萆薢

萆薢胃肝行《别录》中品，祛风湿病轻，坚筋强骨节，气味苦甘平时珍曰：萆薢入肝胃二经。厥阴主筋，属风。阳明主肉，属湿。萆薢去风湿，治缓弱𤸷痹，遗浊，恶疮。甄权：治腰冷痛，肾间膀胱有宿水。治腰膝痛除周痹，小便频频白浊疼，火炽阴虚茶醋忌，膀胱宿水浊清澄杨氏萆薢分清饮：治真元不足，下焦虚寒，小便频数，白浊如膏。萆薢、石菖蒲、益智仁、乌药各一钱。盐一捻，流水煎，食前温服。杨子建曰：小便频，茎内痛，必大腑热闭，水液只就小肠，大腑愈加燥竭，因强忍房事，有瘀腐壅于小肠，故痛。此与淋症不同，宜萆薢一两，盐炒，水煎服。以葱汤频洗谷道，气愈通。若阴虚精滑及元气下陷不能摄精，小便频数，大便引急者忌之。以其温散不利于阴虚热也《逢原》。苡仁为使。畏葵根、大黄之才、柴胡、前胡。色白松脆者为萆薢，黄赤色者菝葜。

土茯苓

土茯苓甘淡《纲目》，行脾胃性平，治梅疮去湿，结毒久松轻时珍曰：土茯苓气平味甘淡，健脾胃，去风湿，利关节，治拘挛骨痛，杨梅疮结毒，解轻粉、银、朱毒。健胃脾除泻，治痈漏癣疮，阴痔肛溃烂，忌茗肾虚伤杨梅毒疮类有数种，盖欲染者先起阴器及下[①]身气，染者先起咽喉及上[②]身也。梅疮轻粉劫，疮退毒潜藏，筋骨拘挛痛，喉阴痛烂疡，搜风解毒汤，银皂土苓防，苡木通瓜鲜，参归气血行时珍曰：杨梅疮起于岭表，传及四方，盖岭表风土卑焰，岚瘴熏蒸，男女淫猥，湿热发为毒疮，其证多属厥阴、阳明。盖相火寄于厥阴，肌肉属于阳明也。若用轻粉等劫剂，喉舌碎烂，齿缝臭血，疮即干痿，余毒气窜于经络，筋骨挛痛，发为结毒，喉舌肛阴溃烂。今医家用搜风解毒汤有效，土茯苓一两，苡仁、银花、防风、木瓜、木通、白鲜皮各五分，皂荚子四分。气虚加人参五分，血虚加当归一钱。一日两服，水煎饮效。忌饮茶及牛、羊、猪头、鸡、鲤鱼、肉、面、烧酒，戒房劳百日。按：土茯苓甘淡平，祛湿热，利小便而利筋骨，治梅疮结毒。然淡渗伤阴，肝肾阴亏者，当与养正药相间而服。色白者佳按：梅疮气染者，先发上身，当发汗兼清凉解毒。欲染者先发下身，当攻下兼清凉解毒。今有用连、柏、大黄末，水泛小丸，外以五宝丹为衣服效。

---

① 下：原作“上”，据《医宗金鉴·外科心法要诀》改。《医宗金鉴》曰：“气化传染者轻，精化欲染者重。气化者……脾肺受毒，故先从上部见之，皮肤作痒，筋骨微疼，其形小而且干也。精化者，由交媾不洁，精泄时，毒气乘肝肾之虚而而入于里，此为欲染。”

② 上：原作“下”，同上。

地肤子

地肤子味苦甘寒《本经》上品，清利膀胱湿热完，下水益阴虚火退，通淋赤目疝疮安藏器曰：治虚热。时珍曰：益阴气，通小肠。虞抟曰：家兄年七十，秋间患淋，百方不效。后用地肤草，捣汁冲服，遂通。久疹腰痛《肘后方》：地肤子（焙）研末，酒调服。妊娠淋热痛酸楚，四肢烦疼，地肤子煎汤服《子母秘录》。即落帚草[①]。

郁李仁

郁李仁辛苦《本经》下品，行脾下气功，性平消水肿，润燥大肠通，疗四肢浮肿，肠中气滞松，治膀胱急痛，利水道除癃性平，味苦辛酸。恐悸张开目，须同酒饮瞑，通关格去癖，损水液伤形时珍曰：郁李仁甘苦而润，其性降故能下气利水。昔一妇因恐悸而病，既愈，目张不得瞑。钱乙曰：煮郁李酒饮之，使醉即愈。因目系连肝胆，恐则气结，胆横不下。郁李能去结，随酒入胆，结去胆下，则目能瞑矣。《必效方》：疗癖。郁李仁同干面入水少许，捣和作饼，炙黄。清晨空腹食之，取快利，不利再服之。盖郁李性专降下，善导大肠燥结，利周身水气。然下后令人津液亏损，燥结愈甚，津液不足者，慎勿轻服《经疏》。忌牛马肉、诸酪。用仁，去皮研，不去油。双仁者勿用。皮肤血汗郁李仁末，梨汁调服。

苦　瓠

苦瓠味苦寒《本经》下品，疗鼻塞黄疸，大水周身肿，同葶苈杏丸，宣阳通小便，去痔石淋干，下湿令人吐，须知暴

---

① 落帚草：原残，据清道光活字印本补。

实餐葫芦有甘苦二种，甘者性缓。苦瓤膜苦者。《本经》：治大水，面目四肢浮肿，下水，令人吐，惟暴肿实者有功。《千金方》：治通身水肿。苦瓠瓤膜（炒）二两，苦葶苈二钱，捣合丸小豆大。每服五丸，冬瓜皮汤下，日三服。《圣济总录》：治石水肿胀。苦瓠膜（炒）一两，杏仁五钱（炒去皮），为末，合丸如小豆大、每汤下十丸。**鼓胀用陈瓢，死胎齿蠹销，脾虚膨久忌，腋下溃瘤消**《选奇方》：治中满鼓胀。用三五年陈葫芦瓢一个，酒炙灰存性，研末，每酒服二钱。《海上方》：治死胎不下。葫芦苦者烧存性，每服一钱，空心热酒下。《集简方》：治老妪左胁长瘤，久而溃烂。用长柄葫芦，烧存性，研末搽之。遂出水，消尽而愈也。**若久肿胃虚，误服必致吐利不止。若脚虚肿不亮，忌服。急黄病**苦瓠瓤干末搐鼻内。

赤小豆

赤小豆甘酸《本经》下品，**心之谷色丹，性平治热毒，止渴呕烦安**时珍曰：小豆色赤，心之谷也。其性下行，通小肠，入阴分，治有形之病，故行津液利小便，消肿胀，止吐而治下痢，解酒病，除寒热痈肿，排脓散血而通乳汁，下胞衣，皆病之有形者。久服则降令太过，令人枯燥，肌瘦身重也。**健胃脾通气，能消水肿平，除寒热泄痢，利水小肠行**王好古曰：治水者，惟知治水而不知补胃则失之壅滞。赤小豆消水通气而健脾胃，乃其药也。**散血排脓效，消痈肿发颐，行津液畅乳，难产下胞衣**《朱氏集验方》云：宋仁宗患痄腮，道士赞讳取赤小豆四十九粒，为末，敷之愈。有僧患发背如烂瓜，赤小豆末敷之，又有患胁疽，几见内脏，赤小豆末亦愈。但豆末性黏，干则难揭，入苧根末即不黏，尤效。**下气同通草，祛瘟疫不临，除牙疼脚气，利小便治淋**《小品方》：治腮颊热肿。赤小豆末和芙蓉叶敷尤妙。藏器曰：赤小豆和通草服，下气无限。《纲目》云：当同木通服是。《五行书》云：正月朔旦吞赤小豆二七枚，麻子七枚，用此法能辟瘟疫。盖赤小豆能利水降火，但久食令人枯燥《逢原》。即赤小豆之小而色黯者勿用，半红半黑之相思子。

冬葵子

冬葵子下乳《本经》上品，性滑味甘寒，二便能通利，同苓水肿宽时珍曰：葵气味俱薄，淡滑为阳，故能利窍通乳，消肿滑胎也。其根、叶与子功用相通。《逢原》曰：冬葵子即向日葵子也。滑胎难产易，利窍破痈头，疗痢除椒毒，砂仁乳肿瘳孕妇难产不下，冬葵子为末，芎归汤下五钱，则易生。《金匮》：治妊娠水肿，小便不利，恶寒头眩。葵子、茯苓为末，饮服。若转胞，加发灰服神效。《千金方》：治胎死腹中。用葵子为末，酒服。又治胞衣不下，葵子、牛膝，水煎服即下。孟诜方：治痈肿无头。用葵子二十粒，连壳煎服，痈头即破。《千金方》：解蜀椒毒，冬葵子煮汁饮解。皆取其寒滑润利之功。治癃丹石毒，解痘毒烹葵，恶犬伤当忌，能除肉刺锥《圣惠方》：治血痢，产痢。冬葵子为末，每服二钱，腊茶饮下。又云：小儿发斑，用生葵菜叶绞汁与服，散恶毒气。按：此即今之痘疮也。夏子益：治肉锥怪疾，有人手足忽长倒生肉刺如锥，痛不可忍者，但食葵菜即愈。张元素曰：蜀葵花赤者治赤带，白者治白带，赤者治血燥，白治气燥。冬葵子治水肿便涩，同榆白皮等分煎服。食葵须用蒜，无蒜勿食。秋葵复种，经冬至春作子者，名冬葵子，根叶同功。凡被狂犬咬者，永不食，食之即发时珍曰：葵菜古人种为常食，今之种者颇鲜。有紫茎、白茎二种，大叶小花，花紫黄色。黄蜀葵子根利小便，疗产难五淋。花浸油中，治汤火疮叶如篦麻，绿色开岐[1]五尖，六月开花黄色，紫心六瓣，旦开暮落，结角。

---

① 岐：通“歧”。余同。

榆白皮

榆皮滑利味甘平《本经》上品，利窍五淋湿热清，喘嗽安眠胎顺易，膀胱大小二肠行弘景曰：初生荚仁以作糜羹，令人多睡。时珍曰：榆皮叶性皆滑利下降，手足太阳、手阳明药，故治小便不通，五淋肿满，喘嗽不眠，胎产宜。滑去著兮消肿满，治痈秃癣火丹疮，能通二便行经闭，断谷不饥可当粮《十剂》云：滑可去着，冬葵子、榆白皮之属。盖亦取其利窍渗湿热，消留著有形之物耳。若气盛而壅者宜，若胃寒而虚者忌。有赤、白二种。采皮为面，荒年当粮可食。香料用之黏滑胜于胶漆，去粗皮，取白皮用。五色丹毒俗名游肿，犯者多死。《千金方》：以榆白皮末，鸡子白和涂之。治小儿解颅时珍曰：榔榆八月生荚皮，治小儿解颅。

连　翘

连翘行气分《本经》下品，散结热能伸，两少阳心药，性凉味苦辛时珍曰：味微苦辛。元素曰：性凉味苦，气味俱薄，轻清而浮升也。好古曰：入手足少阳、手少阴经又兼手阳明经。破血结通经，消瘤瘿疬形，除心经客热，散气聚聪听好古曰：治耳聋浑浑焞焞。元素曰：泻心经客热，去上焦诸热。时珍曰：连翘状似人心，两片合成，其中有仁，甚香，乃心经气分主药。《经》云：诸痛疮疡，皆属心火，故为疮疡要药。杲曰：散诸经血结气聚，消肿。治寒热鼠瘘，郁火胆清，去上焦诸热，通淋小便行经《本经》：治寒热鼠瘘，疬瘰，结热瘿瘤，痈肿恶疮。《经疏》曰：此皆足少阳经气郁有热，连翘正清胆经之热，其气轻扬，味辛又解少阳郁气。治疮称妙药，结者散之良，蒡子同疡效，连轺湿热黄杲曰：十二经疮药中不可无此，乃结者散之之义。好古曰：治疮疡瘿瘤结核有神，与鼠粘子同用治疮疡别有神功。连翘根名连轺，治伤寒湿热黄，麻黄连轺赤小豆汤兼消肿痛。**得薄荷清散，治咽疼膈热**陈承曰：凡肿而痛者为实邪，肿而不痛为虚邪，肿而赤者为结热，肿而白者为留气停痰饮也。**按：连翘苦寒，若阴疽色白及溃后无热并忌。项边马刀**属少阳经。连翘二斤，瞿麦一斤，大黄三两，甘草半两，每用一两水煎，食后热服。十余日后，灸临泣穴二七壮，两月效《活法机要》。

山栀

山栀味苦寒《本经》中品，**去客热烦安，入肺心之胃，轻飘色赤看**元素曰：栀子苦寒，轻飘象肺，色赤象火，故能泻肺中火、心经客热，去上焦虚热，治心烦懊侬不得眠，脐下血滞而小便不利。杲曰：入肺经血分。**清三焦降火，屈曲下行消，五内之邪气，心疼导热调**《本经》：治五内邪气，胃中热气，面赤，酒赤鼻，赤癞疮疡。震亨曰：栀子泻三焦之火，屈曲下行，能降火从小便中泄去，清胃脘血、痞块中火邪，解热郁，行结气，治热厥心痛。凡心痛稍久不宜温散，反助火邪。故古方多用栀子以导热药，则邪易伏而病易退。治胃脘火痛，用炒栀子七枚，水煎，冲生姜汁饮之立止。**能清利二肠，解热郁疸黄，旧有微溏忌，除淋血滞行**仲景：治身黄发热，无表里证，用栀子柏皮汤。身黄腹满，二便不利，用茵陈栀子大黄汤。《逢原》曰：取其利大小便而除湿热也。**止懊侬颠倒，虚烦不得眠，阳明胸热扰，栀豉吐之痊**杲曰：仲景以栀子色赤味苦入心而除烦，豆豉色黑味咸入肾而治躁。好古曰：栀子本非吐药，仲景为邪气在上得吐则邪出，所谓高者因而越之也。亦非利小便药。盖肺清则化行，而膀胱津液之府奉气化而出也。宗爽曰：仲景治伤寒发热吐下后，虚烦不得眠，若剧者，必反复颠倒，心中懊侬，栀子豉汤主之。因其虚，故不用大黄，既亡血、亡津液，内生虚热，非此不去也。又治心经留热，小便赤涩，用去皮栀子（火煨）、大黄、连翘、炙甘草等分末之，水煎三钱服，无不利也。**治**

疮红白癞，热吐衄先应，久则须当忌，能治目赤疼《本草汇》曰：世人每用治血，不知血寒则凝，反为败证。河间曰：治实火之吐血，顺气为先，气行则血自归经。治虚火之吐血，养正为主，气壮则自能摄血矣。王海藏曰：六气皆能使人失血，不独一火也。盖栀子味苦，性寒滑①，能清心胃火。实火吐衄色鲜，初起可暂用。若心肺无邪热者，勿用《经疏》。病人旧有微溏者，不可与仲景。寒腹痛亦忌。其性生升熟降，栀豉汤除烦用生栀，若吐衄炒黑用。但栀子苦寒达下，误用邪陷，有减食泄泻之虞好古曰：去心胸热用仁，肌表热用皮，取七棱至九棱，皮薄赤小者佳。又名越桃也。

黄　连

黄连性大寒《本经》上品，泻实火身安，味苦清心胃，除烦热渴干《逢原》曰：黄连味苦，大寒，气薄味厚，降多升少。苦入心，寒胜热，色黄入胃。元素曰：泻心脏实火，去中焦湿热，治阳分诸疮，赤眼暴发，止中部见血，治郁热在中，烦躁恶心，兀兀欲吐，心下痞满。仲景治九种心下痞，五等泻心汤皆用之。好古曰：黄连味苦燥，苦入心，火就燥。泻心者其实泻脾，实则泻其子也。治天行热疾，椒止呕蛔虫，小结胸蒌半，同姜夏痞通时珍曰：五脏六腑皆有火，平则治，动则病。故有君火相火之说。其实一气而已。黄连入心经，治实火之主药。小陷胸汤治伤寒气分，小结胸证。即黄连、半夏、瓜蒌实也。黄连同半夏、干姜、枳实消痞满。黄连、川椒、乌梅止呕蛔。兼辛疗口疮，目赤痛寒光，去眦伤流泪，能清胃厚肠士材曰：黄连苦寒纯阴，直泻丙丁，治痞满，目疾，疮疡，惊烦，南方亢火之象。泄痢，蛔虫，湿热之愆。苦以燥之，寒以清之，固宜痊也。黄连同细辛疗口疮。清寒水化成，火亢害能平，泻有余阳气，行冬

① 滑：疑为衍文。

肃杀令希雍曰：黄连禀天地清寒之气以生。卢复曰：黄连经冬不调，寒水之象。有节色黄，中土之制。心之用药也。时珍曰：黄连大苦大寒之药，用之降实火燥湿，中病即当止。岂可久服，使肃杀之令常行而伐其生发冲和之气乎？止呕吴萸绿苦酸，专清内障雰羊肝，能治湿热中焦血，伏暑烦蒸酒煮干左金汤用黄连、吴萸治肝火作痛，呕吐色绿，味苦酸之痰水有效。《传信方》云：崔承元昔活一辟囚，后囚病死。崔患内障，鬼灵传羊肝丸服之。用黄连末一两、羯羊子肝一具，去膜捣烂，和丸梧子大。每食后，暖浆水吞十五丸。治肝虚风热，目暗羞明，青盲障翳有效。局方黄龙丸：治伏暑发热，口渴舌红而干呕恶，赤痢，小便赤痛。用黄连切片，酒煮干，为丸服。韩懋曰：生黄连为君，佐以官桂少许，煎百沸汤，入蜜，空心服之，能使心肾交于顷刻。入五苓滑石治梦遗。热病三黄狂热渴，苦寒直折恐传阴，姜开酒散能兼制，热痢香连噤口参夏热病，脉洪数，实三焦实火热甚，烦渴发狂者，黄连解毒汤，即黄连、黄芩、黄柏、山栀也。然黄连苦寒直折，生用火闷，得酒制兼散治上焦火，得生姜汁制兼开胃治中焦火。时珍曰：古方治痢，香连丸用黄连、木香。姜连散用干姜、黄连。治肝火用黄连、吴萸。治下血用黄连、大蒜。皆是一冷一热，一阴一阳，寒因热用，热因寒用，最得制方之妙。所以有成功而无偏胜之害也。喻昌曰：下利必先汗解其外，后调其内。首用辛凉以解表，次用苦寒以清里。震亨曰：下痢胃口热噤口，用黄连、人参煎汤，终日呷之，如吐，再强饮，但得一呷下咽便好。噤口痢加沉，湖南出之石莲子极良。《李兵部手集》：治赤白热痢。用川黄连、广木香等分，为末，蜜丸梧子大，每服二十丸。《百一选方》：变通丸治赤白下痢。黄连、吴萸各二两，水同煎十余沸，取出炒干。萸、连各自为末，粟米饭为丸梧子大，各收晒干。赤痢，甘草汤下黄连丸。白痢，姜汤下吴萸丸。寒热痢，各用十丸，米饮下。宗奭曰：黄连治痢，若气实者，初病热多，血痢服之便止。若虚冷者忌。下利呕兮痞食微，三焦失运胃无依，参苓术草连姜枳，半夏菖蒲噤口稀时痢伤胃，正虚邪滞未清者，四君子汤加黄连、干姜、枳壳、制半夏、石菖蒲[1]。三消渴甚冬瓜麦，热痢阳衰佐艾良，久服黄连防化火，诸虚火忌胃阳亡《易简方》：黄连切片，以冬瓜自然汁浸一夜，取出晒干，又浸又晒，如此七次，为末，以冬瓜汁和丸梧子大。每服三十丸，大麦煎汤下。《肘后方[2]》：治热痢不能食者。用黄连三分、广艾绒三分，水服。《内经》云：五味入胃，各归所喜，攻久而增气，物化之常也。气增而久夭之由也。王冰注云：咸入肾为寒苦，入心为热，所以久服黄连、苦参，反热从火化也。然黄连大苦至寒能泻实火，若诸虚火或阳气虚有邪热，误用立危。盖黄连大苦大寒，功专泻心胃实火，然行隆冬肃杀之令。譬如皋陶明刑执法是其任也。若稷契夔龙之事，非其职矣。故弟可荡邪涤热，焉能济弱扶虚。实热非此不能除，虚火投之而厥默士材。至于痢久胃败，阴阳两伤，血虚惊悸不眠，阴亏内热烦躁，脾虚溏泄，五更肾泻，痘疮阳虚行浆后泄泻，法并禁用《经疏》。按：黄连少用入心，多用入胃。得菖蒲开邪热，得郁金治心窍瘀热。黄芩、龙骨为使。恶菊花、元参、白鲜皮、芫花、僵蚕。畏款冬、牛膝。胜乌头。解巴豆毒之才。忌猪肉。恶冷水权曰。治心积伏梁好古。疗腹中儿哭黄连煎汁，孕妇常呷之《熊氏补遗》。酒炒治上焦火邪，生姜汁炒开胃，除中焦火。干漆拌炒，治瘀血发热。猪胆汁炒，泻肝胆火。雅州连细长弯曲，微黄，无毛，有硬刺。马湖连色黑黄，细毛，绣花针硬刺，形如鸡爪。此二种最佳。川中种连色黄，软毛无硬刺，味微苦而力薄《从新》。时珍曰：今惟以雅州、眉州者为良。一种根粗无毛有珠，如鹰鸡爪形而坚实，色深黄。一种无珠，多毛而中虚淡黄色。各有所宜《从新》曰：云

---

① 下利呕兮痞食微……石菖蒲：原残，据清道光活字印本补。

② 肘后方：原作“用后方”，据清道光活字印本改。

南连体松，软毛无硬刺。古勇连体重，无毛无硬刺，此二种次之。水连头产川中，体松，有毛无硬刺，力薄少效。广西新山连，光黄，体重，断则淡黄色。处州土连色黑团结，治马用之。鸡矢连，色黑细小，断则淡绿色。上三种服害。

黄 柏

黄柏苦寒劲《本经》上品，**治阴热耳鸣，泻膀胱相火，血分肾经行**劲，平声，音擎，强力也。元素曰：黄柏味苦微辛，性寒。入足少阴经，为足太阳引经药。泻膀胱相火，坚肾治痿痈，利下窍除热。**味苦能坚肾，除淋闭浊淫，治痿苍术佐，疗湿热伤阴**杲曰：泻伏火，救肾水。黄柏、苍术，治痿要药，去下焦湿热作肿痛。**擅泻膀胱龙火旺，能治旷壮蚀阴疮，梦遗足热同生地，血痢黄疸毒痔疡**《本经》曰：治肠胃结热，黄疸，泄痢，肠痔，女子漏下赤白，阴伤蚀疮。仲景治身黄有热，栀子柏皮汤。厥阴热痢下血，有白头翁汤同连、柏、秦皮。震亨曰：黄柏走至阴，有泻火补阴之功。君火者，人火也，心火也，可以水灭，可以直折。黄连之属可以制之。相火者，阴火也，龙雷之火也，不可以水湿折之，当从其性而伏之。惟黄柏之属可以降之。按：肾象坎，喻龙火。肝象震，喻雷火。黄柏得细辛治口舌生疮。元素曰：泻膀胱龙火，利小便结，痢疾先见血。蜜炙治口疮。按：旷夫及年少壮者梦泄精或下疳用立效。治淫火毒疳验。**能治口舌疮辛蜜，热结脬中尿不通，不渴通关知柏桂，溲红涩痛泽苓同**杲曰：黄柏治膀胱有火邪，治小便不利及黄涩者，用酒洗黄柏，知母为君，茯苓、泽泻为佐。凡小便不通而口渴者，邪热在肺中气分法当用猪苓、泽泻淡渗之药，清肺火，滋水之化源，若邪热在下焦血分，不渴而小便不通者，乃《素问》所谓无阴则阳无以生，无阳则阴无以化。膀胱者，州都之官，津液藏焉，气化则能出矣。法当用气味俱厚，阴中之阴药治之，黄柏、知母是也。王善夫病小便不通，渐成中满，腹坚如石，脚腿裂破出水，双睛凸出，饮食不下，治满利小便药服遍。予曰：此膏粱积热，损伤肾水，膀胱干涸，小便不化，火又逆上，而为呕哕，用黄柏、知母各一两（酒焙），入桂一钱为引，共为细末。以熟水丸芡子大，每服二百丸，沸汤下，少时如刀刺，前阴火烧之状，溺如瀑泉涌出，肿胀消散。疗骨蒸劳梦泄伤，人心动火静清凉，虚劳久服寒知柏，减食伤脾泻恐亡刘河间曰：人心好动，而诸动属火，故虚劳证以静养为至要。按：黄柏苦寒之性，利于实热，不利于虚火。故叶氏《医药统旨》[①]有四物加黄柏、知母，久服伤胃，不能生阴之戒。盖黄柏能制膀胱命门阴中之火，知母能清肺金，滋肾水之化源。滋阴降火，有金水相生之义。故阴虚火动之病须之，然必少壮气盛能食者相宜时珍。尺脉按之有力者用之，否则有寒中减食泄泻之危变时珍曰：古书云黄柏无知母，犹水母之无虾也。按：水母即海蜇，而虾常附蜇下啜其味。《经疏》曰：凡脾虚少食，或呕或泻，或好热，或恶冷，或肾虚五更泄泻，少腹冷痛，瘀血停止，产后血虚发热，痈疽溃后发热，伤食发热，痘后脾虚，小水不利，法咸禁用。恶干漆。伏硫黄之才。赤白浊淫及梦泄精。《洁古家珍》：真珠粉丸，黄柏（炒黄）、蛤粉各一斤，为末。每服一百丸，空心温酒下。又方加知母、牡蛎粉、山药粉，糊丸梧子大。盐汤下。积热梦遗心悸恍惚膈热，宜清心丸，黄柏末一两，片脑一钱，炼蜜丸梧子大。每服十五丸，麦冬汤下。此大智禅师方，见《本事方》。生用降实火，盐水炒下焦火，蜜炙治上焦，酒炒行经络。川产肉厚色黄者佳。

黄　芩

黄芩味苦寒《本经》中品，泻肺火金安，破大枯芩绿，清肌表热完弘景曰：破者名宿芩，乃旧根，多中空，又名枯芩；圆者名子芩，乃

---

① 医药统旨：《医学统旨》。

新根，多内实，又名条芩。刘云密曰：皮根皆黄而中绿色者，乃震坤同见而有风木之用。杲曰：黄芩中枯而飘者，泻肺火利气消痰，除风热，清肌表热。细实而坚者，泻大肠火，养阴退阳，补膀胱寒水滋其化源。**除烦尽渴热，去湿热痰胸，目赤黄疸退，喉腥火嗽痈**罗天益曰：肺主气，热伤气，五臭入肺为腥，故黄芩之苦寒能泻火而利肺，治喉中腥臭者宜枯芩。时珍曰：予年二十时，因感冒咳嗽既久，且犯戒，遂病骨蒸发热，肤如火燎，每日咳痰，暑月烦渴，寝食几废，六脉浮洪，遍服柴胡、麦冬、荆、沥诸药，月余益剧。先君偶思东垣治肺热如火燎，烦躁引饮而昼盛者，气分热也。宜一味黄芩汤，以泻肺经气分之火，遂用片芩一两，水二钟，煎一钟，顿服，次日身热尽退而痰嗽皆愈，妙入神哉。**苦燥坚肠胃，除丁肿火疡，治温邪热痢，芩芍草良方**黄芩芍药甘草汤治温邪发热而渴，不恶寒之温病，又治热痢，下脓血，腹痛后重加木香。好古曰；入手太阴血分，下利脉迟者勿用。元素曰：入手少阳、阳明经。仲景治少阳证小柴胡汤，太阳、少阳合病下利，黄芩汤。少阳证下后，心下痞满，泻心汤四方皆用之。小柴胡汤虽治病在半表半里，而胸胁痞满，实兼心肺上焦之邪，心烦喜呕，默默不欲饮食，又兼脾胃中焦之证，故用黄芩以治手、足少阳相火。杨士瀛云：柴胡退热不及黄芩，不知柴胡苦以发之，散火之标，黄芩寒能胜热，折火之本也。又治热厥腹痛、小便不利因肺热者宜黄芩。若因寒腹痛、小便不利忌用黄芩。**条芩细实黄，吐衄热清凉，泻大肠之火，养阴以退阳**北芩多内实而深黄，名条芩。元素曰：夏月须用，养阴退阳。《圣惠方》：治积热吐血鼻衄，条芩煎服。**治淋利小肠，佐术保胎方，血热崩中止，经行五十脏**《别录》曰：利小肠，女子血闭，淋露下血。震亨曰：黄芩降痰，假其降火也。胎孕宜清热凉血，血不妄行，乃能养胎，黄芩降火，白术补脾，乃安胎圣药。《逢原》曰：胎热升动不安者宜之。若胎寒下坠及食少便溏者忌用。瑞竹堂芩心丸：治妇人四十九岁后，天癸当止，而每月经水常行或过多者。用条芩心二两，米醋浸一日夜，炙干又浸，如此七次，为末，醋糊丸梧子大。

每服五十丸，空心温酒下。止灸疮流血，阳虚痢戒之，热而无汗忌，虚火禁当知《怪症奇方》云：一人灸火至五壮，血出不止如尿，手冷欲绝，黄芩（酒炒）二钱，为末，煎服即止。下利脉迟，手足厥冷，阳虚忌用黄芩。若恶寒热盛，无汗表热忌用黄芩。若阴虚发热，或虚阳外露，皆忌用黄芩。按：黄芩苦寒伤胃，症挟虚寒者，均宜戒之。若喘咳恶寒，表热无汗切不可服。山萸、龙骨为使。恶葱。畏丹砂、牡丹、藜芦之才。清里生用，达表酒炒[1]养阴童便。

知母

知母苦辛寒《本经》中品，治邪热口干，行阳明肺肾，气分火清安大明曰：味苦甘。元素曰：气寒，味大辛，苦。气味俱厚，入足阳明、手太阴气分及肾经，沉而降阴也。除烦清肺热，润肾燥滋阴，利水消浮肿，喉腥臭止淋《本经》：治消渴热中，除邪气，肢体浮肿，下水，补不足。疗热中消渴，安胎止子烦，治阳明暑疟，火咳嗽痰浑杲曰：知母泻无根之肾火，疗有汗之骨蒸。止虚劳之热，滋化源之阴。仲景用此入白虎汤，君以石膏，佐以知母。苦寒以清肾之源。缓以甘草、粳米，使不速下也。治不得眠者，烦躁也。烦出肺，躁出肾。《本草拾遗》：治妊娠子烦，因服药致胎气不安，烦不得卧者。知母一两（洗焙），为末，枣肉丸弹子大。每服一丸，人参汤下。产科医郑宗文用效。清金滋肾水之源，退骨蒸劳有汗温，相火猖狂黄柏洽，伤脾食少泻无根时珍曰：肾苦燥，宜食辛以润之，肺苦逆，宜食苦以泻之。知母之辛苦寒凉，下则润肾燥而滋阴，上则清肺金而泻火，故二药必相须而行。士材曰：知母阴寒，久服多用防其滑肠伤脾胃，减食泄泻危变。但外感表证未除，若泻痢燥渴忌之。又脾胃虚热人误服，令人作泻，减食危变《逢原》。故虚

① 酒炒：原作“炒酒”。

损大忌。按：知母色白有毛，属金，得黄柏及酒良。伏盐、硼砂时珍。忌铁敩曰。拣肥润里白者，去毛切。引经上行酒浸，焙干，下行盐水润焙。紫癜风疾醋磨知母擦之，日三次《卫生易简方》。

石膏

石膏软者真《本经》中品，色白味甘辛，性大寒清暑，能除热渴频时珍曰：石膏有软硬二种，至朱震亨始，断然以软者为石膏，能固济丹炉。苟非有膏，岂能为用，后人遵用有效。元素曰：石膏性寒，味辛而淡，气味俱薄，体重而沉降也。阴也。乃阳明经大寒之药，治日晡潮热，肌肉壮热，大渴引饮，小便浊赤，中暑潮热自汗，牙痛肿，然能寒胃，令人不食，非腹有极热勿用。行三焦气分，肺胃热清凉，自汗多消渴，脉洪大数长好古曰：入足阳明、手太阴、手少阳三焦气分。杲曰：除胃热、肺热。《本草述》曰：治热病烦热而渴，脉洪大而数且长者，非用石膏不能取效。洁古曰：有大热，脉洪大，服苦寒药而热不退者宜减苦寒，加石膏。伤寒脉浮滑，此以表有热，里有邪，白虎汤主之。王三阳云：经文寒字当邪字解，亦热也。伤寒脉浮发热无汗，其表不解者，不可与白虎汤。渴欲饮水，无表症者，白虎加人参汤主之。服桂枝汤大汗出后，大烦渴不解，脉洪大者，白虎加人参汤主之。热渴阳明症，汗多白虎汤，头疼无汗葛，里热结硝黄璐曰：石膏辛凉，阳明经解热之药。专治热病，暍病，大渴引饮，自汗头痛，溺涩便闭，齿浮面肿之热症。仲景白虎汤是也。如阳明经身热无汗，目痛鼻干，口渴不得卧者，此阳明经症，表病宜葛根汤。又如阳明腑症，胃中实热，燥结里热不大便，宜用调胃承气汤。能治尿赤斑牙痛，口舌干焦喘发狂，潮热昏烦多汗渴，阳明胃火脉洪长《本经》：治口干舌焦热喘。《别录》：治三焦大热，消渴烦逆。大明：治天行热狂。希雍：治阳毒热甚，赤斑，暑疟，脉洪渴盛。青龙烦躁使清扬，白虎多膏暍热凉，脉不实长虚热忌，胃寒不食便溏防大青龙汤治太阳经风寒，营卫两伤，较之麻黄汤惟多烦躁者，为邪深热郁。故少用石膏为使也。白虎汤治阳明腑热盛而不结，汗多消渴脉洪及热病、暍病用白虎汤，以石膏为君，知母为臣，粳米为使，甘草为佐也。若口躁渴心烦、背微寒，加人参，因脉虚也。东垣《兰室秘藏》曰：血虚发热，用当归补血汤。治肌热，燥热，困渴引饮，目赤面红，昼夜不息。其脉洪大而虚，重按全无力，此血虚之候也。得于肌困劳役，症象白虎，但脉不长实为异耳，若误服白虎汤即死。宜当归身二钱（酒洗）、绵黄芪一两（蜜炙），水煎，空心温服。宗奭曰：孙兆言四月以后天气热时，宜用白虎，但四方气候不齐，岁中运气不一，亦宜两审。东垣云：立夏前服白虎汤者，令人小便不禁，此乃降令太过也。《逢原》曰：今人以白虎汤治冬月伤寒之阳明症，服之未有得安者。不特石膏性大寒，且有知母引邪入犯少阴，非若越婢汤、大青龙汤，石膏佐麻黄化热之比也。《外台秘要》：治骨蒸劳热久嗽，用石膏、甘草。杨士丞女年少服之体凉，林训导年老服之不起。《本草述》曰：阳邪自外入骨不出，内作骨蒸，有汗脉长者效。《经疏》曰：骨蒸劳热由于阴精不足而不由于外感者，勿用。昶按：今治暑湿邪热用石膏、滑石、甘草，名玉泉散，亦效。又有暑热并湿邪发热下痢而伤脾胃不食，中痞呕恶者，用理中汤，再加黄连、茯苓名连理汤。盖石膏禀金水之正，得天地至清至寒之气，本解足阳明胃经实热，祛暑气，散邪热，止渴除烦之要药。热暍之病，多兼阳明，若头痛[①]，骨痛，无汗发热而不引饮者，邪在太阳，未及阳明，不当用。七八日来邪已结，里有燥粪，往来寒热，宜下者勿用。暑气兼湿作泄，脾胃弱者勿用《经疏》。立夏前忌服东垣。能除气分大热，与血分全无涉《本草述》。若温疟合桂枝，若湿热合苍术，若气虚加人参，去知母加竹叶、半夏、麦冬，皆因势利导之捷法《逢原》。然极能寒胃，使人肠滑不食，非有大热者勿投

① 痛：原作“病”，据《本草经疏·石膏》改。

士材。如泄泻者，以芦根代之杨士瀛云：石膏煅过最能收疮晕，不至烂肌。鸡子为使。恶巴豆、莽草。畏铁之才。口疮咽痛上膈有热。寒水石三两（煅），朱砂三钱，冰片五分，为末，或掺或吹之《三因方》。胃火煅用，暍热生用味淡难出，先煎数十沸，入诸药。

芦　根

芦根除客热《别录》下品，止渴呕和平，霍乱心烦闷，甘寒胃火清时珍曰：芦根甘能益胃，寒能降火。《别录》：治消渴客热。苏恭曰：治胃中热，伤寒内热。《千金方》：治霍乱烦闷。甄权曰：开胃，治噎哕。能治劳食复，泻痢渴琼浆，马肉河豚毒，妊心热晚凉大明曰：治时邪烦闷，泻痢人渴，孕妇心热。《肘后方》：治劳复食复欲死，并以芦根煎饮。苇茎止呕除烦热，疗肺痈脓嗽臭红，解毒河豚芦笋效，芦花止衄血崩中时珍曰：芦茎空虚，故入心肺。治上焦虚热。《金匮》：治肺痈吐臭痰，烦满发热，心胸甲错，苇茎汤。用苇茎（切）二升，桃仁五十枚，薏仁、瓜瓣各半升。水煎服，当吐出脓血而愈。苏颂曰：芦花治蟹毒。但霍乱呕吐因于寒者，勿服《经疏》。

卷 四

白头翁

白头翁白茸《本经》下品，气味苦辛寒，止衄阳明药，和营血痢安《逢原》曰：白头翁味苦，微寒。《本经》言苦温者，传写[①]之误也。希雍曰：入手足阳明血分，苦能下泄，辛能解散，寒能除热凉血。吴绶曰：治热毒下痢紫血及鲜血。治偏阴疝痔，入血分清凉，温疟狂寒热，牙疼白秃疮杲曰：气厚味薄，可升可降，阴中阳也。治儿头秃疮腥，男子阴疝偏坠，鼻衄毒痢有功。能消赘瘿瘤，热痢厥阴瘳，下重思吞水，秦连柏白头《伤寒》厥阴篇云：热痢下重者白头翁汤。又云：下利，欲饮水者，以有热故也。白头翁汤主之。秦皮、黄连、黄柏、白头翁用水煎服。盖肾欲坚急，食苦以坚之，痢则下焦虚，故以纯苦之剂坚涩之。《本草述》曰：白头翁逐血以疗癖，盖热传厥阴而痢。热入深而真阴失守。故用白头翁汤治之。但大便完谷不化，痢久，下稀淡血水者勿服《逢原》。产齐鲁苗长叶白者力优。生柴胡中短小者力薄苏颂曰：近根有白茸者真，根紫色深如蔓菁。得酒良《日华》。

秦 皮

秦皮味苦寒《本经》中品，退热带崩安，性涩收兼燥，色青入胆肝时珍曰：秦皮色青，气寒，味苦，性[②]涩，乃肝胆经药也。治目病惊痫，取其平木也。治热痢崩带，取其收涩也。秦皮浸水便碧，书纸看青

---

① 写：原作“泻”，据《本经逢原·白头翁》改。

② 性：原作“辛”，据《本草纲目·秦皮》改。

色者真。能明目益精，目赤肿疼轻，白膜消青翳，治痢热止惊元素曰：沉也阴也。治青白幻翳遮睛，崩中滞下，风热惊痫。大明曰：洗肝退热，明目益睛。清肝除热痢，下重即轻松，忌胃虚餐少，能收血痢脓好古曰：治热痢下重，痢则下焦虚，故仲景白头翁汤治厥阴热痢下重，欲饮水者用黄连、黄柏、秦皮、白头翁，皆苦以坚之而涩以收之也。盖秦皮味苦能燥，性涩能收。故治热痢崩带，赤目肿翳，然胃虚食少者忌用，以其性最苦寒故也《逢原》。去木用皮煎洗，退赤目。大戟为使。恶吴茱萸之才。恶苦瓠、防葵权曰。眼沿挑针《直指方》曰：此肝脾积热，剉秦皮为片，夹砂糖水煎，调大黄末一钱微利之。

胡黄连

胡黄连味苦宋《开宝》，疗火痢红安，退五疳潮热，清肝胆性寒《普济方》：治热血痢。用胡黄连、乌梅肉、灶下土共为末，腊茶汤下。喻昌曰：凡治小儿五疳[①]，即大人之五劳[②]也。幼科知用五疳成方，而不知五劳曲折次第。盖胆草、黄连、胡黄连之类极苦大寒，初起者，治之有效，若胃虚者服之危矣。疗髓淫邪毒火消，痢惊五痔骨蒸劳，霉疮解毒归脤草，果积烟伤孕热调《开宝》曰：治温疟，惊痫，儿痢成疳。理腰肾去阴汗。钱乙：治肥热疳疾。苏恭：清肝胆明目。治骨蒸劳热五痔。震亨曰：去果子积。朱二允曰：同茶服，解烟毒。《逢原》曰：擅搜淫火之毒而疗骨髓邪热。同当归、甘草、猪脤，解杨梅疮毒。《孙兆方》：治小儿潮热往来，盗汗。用胡黄连、柴胡为末，蜜丸梧子大。每服以酒温

---

① 五疳：病名。泛指五种疳疾。又称五脏疳。包括心疳、脾疳、肝疳、肺疳、肾疳五种疳病。

② 五劳：病证名。指五脏的劳损。包括肺劳、肝劳、心劳、脾劳、肾劳五种虚劳病证。

汤化服。若脾弱肾寒者不宜服《逢原》。恶菊花、元参、白鲜皮。解巴豆毒。忌猪肉，令人漏精苏恭。出波斯国颂曰：今南海秦陇间亦有初生似芦，干似枯柳枝，外黄心黑，折之则有尘出如烟者为真。据其形色与川黄连异治。

龙胆草

龙胆草纯阴《本经》中品，泻肝胆火深，治惊狂实热，苦涩大寒侵龙胆草味苦涩，性大寒。元素曰：入足厥阴、少阳经气分。杲曰：退肝经邪热，除下焦湿热，赤肿，泻膀胱火。《本经》曰：治惊痫邪气。专清湿火下焦行，弩肉兼柴退赤睛，尿血黄疸红肿足，咽疼欲毒浊痔茎元素曰：除下部风湿热足红肿，去目中黄及睛赤瘀肉高起痛，同柴胡用。时珍曰：相火寄在肝胆，有泻无补，故龙胆以益肝胆之气。正谓其能泻肝胆之邪热也。但大苦大寒，过服恐伤胃中生发之气也。昶按：今疡科用龙胆泻肝汤，治欲染毒火致毒疮、白浊、下疳、阴茎疮、淋痛效。盖龙胆草荡涤肝胆实热，若胃虚者服之呕，脾虚者服之泻《逢原》。空腹饵之令人溺不禁敩曰。贯众、赤小豆为使。恶地黄、防葵之才。去芦酒浸用，亦能上行。或甘草汤泡煎洗疹疮。

钩　藤

钩藤气味苦甘寒《别录》下品，止眩舒筋瘛疭宽，十二惊痫功独擅，肝风相火静心安。《别录》曰：治儿寒热，十二惊痫。权曰：止惊啼，瘛疭，客忤[①]，胎风。时珍曰：钩藤，手足厥阴药也，足厥阴主风，手厥阴主火，惊痫眩晕，皆肝风相火之病。钩藤通心包于肝木，风静火息则诸症自除矣。治儿寒热止惊啼，口眼歪斜火闷迷，客忤胎风心热

① 客忤：病名。指小儿受到外界忤逆惊吓等刺激而致病。

退，如同紫草疹斑齐钱氏曰：同紫草畅斑疹。时珍曰：治内钩腹痛。雨田曰：治口眼歪斜，面风。同芍药、甘草、丝瓜络用，有效。盖钩藤舒筋下气，祛肝风不燥中和之品士材。纯用嫩勾良，煎数沸后入若久煎则无力。有寒者勿服。

菊　花

白菊苦辛平《本经》上品，金精禀气清，专治风热病，去翳膜睛明，眩晕游风止，消疔血脉行，除头疼止泪，湿痹死肌生《本经》曰：治诸风头眩，肿痛，目欲脱泪出，死肌湿痹，久服利血气，轻身延年。甄权曰：头目风热，风旋，倒地，一切游风，令消散。元素曰：去翳膜养目血。好古曰：主肝气不足。黄花益肺苦甘平，补水滋阴养目睛，眩晕头风需菊酒，同麻杞地永光明震亨曰：黄菊花属土，与金有水，与火能补阴血，故养目。白菊花味苦辛散，黄菊味苦甘兼补，同甘州杞子久服，永无目疾。得黑脂麻，生地益精明目。盖菊备受四气，饱经霜露，得金水之精英尤多。故能益金水二脏，补水以制火，益金以平木，木平则风息，火降则热除也时珍曰：菊春生夏茂，秋花冬实，黄者入金水阴分，白者入金水阳分，紫者入妇人血分。菊花为末，沸汤调服，醒酒。费长房言：重阳日饮菊酒，辟不祥。惟花小而黄，单瓣味甘气香，九月应候而开者入药宗奭。所谓真菊延龄，野菊泻人也景焕。术及枸杞根，桑皮为使之才。野菊味苦辛，微毒破宿血藏器。消痈肿，疔毒，瘰疬《孙氏集效方》：治痈疽疔肿。野菊花连茎捣烂，酒煎，热服取汁以渣敷愈，野菊花叶，苍耳草捣汁，沸酒服。《瑞竹堂验方》：治瘰疬未破。野菊花根捣烂，酒煎服，渣敷。

苦　参

苦参大苦寒《本经》中品，去实热黄疸，益肾阴坚齿，肠红热痢安元素曰：苦参入肾经。震亨曰：治大风热疹。甄权曰：治赤癞[1]疮眉脱。时珍曰：苦参苦燥湿寒，除热。而热生风，湿生虫，故能治风杀虫。惟肾水弱而相火胜者宜之，若阳衰精冷及年高者忌之。理湿热遗精，纯阴性下行，肾虚无火忌，止泪赤睛明刘松石治梦遗因胃湿热下注者。白色苦参三两，白术五两，牡蛎四两，为末，雄猪肚一具（洗，瓦罐煮烂），捣和丸小豆大。每服四十丸米汤下，日二服。疗热生风湿化虫，恶疮赤癞落眉风，揩牙齿久防腰重，解酒丹痈火毒功张子[2]和治大风赤癞[3]瘙痒，手足坏烂落眉，用苦参末二两以猪肚盛之，缝合煮熟，去苦参末，先饿一日，次早先饮新开水，将猪肚食，如吐再食。待一时许以肉汤调无忧散五七钱服，取下大小虫后以皂角一斤去皮子煮汁，入苦参熟末，何首乌末二两，防风末一两半，当归末一两，芍药末五钱，人参末三钱，丸梧子大。每服三五十丸，温酒或茶下，日二服。仍用麻黄、苦参、荆芥，煎水洗之。见《儒门事亲》书，沈存中齿痛用苦参末揩齿，数年后苦腰重，久坐不能行，或曰：此病齿数年，用苦参揩齿伤肾所致，后不用而行。按苦参大苦大寒，损胃寒精，非大热者勿投士材。元参为使。反藜芦。恶贝母、菟丝、漏芦之才。米泔浸洗，去腥气，蒸用。

马鞭草

马鞭草入肝《别录》下品，理发背痈安，洗涤梅疮毒，消鱼鲙入肝《千金方》：治食鱼鲙及生肉在胸膈不化成癥瘕。马鞭草捣汁，饮一升即消。《集简方》：治发背高肿赤痈，龙牙草捣汁饮之，以滓敷患处。《本草蒙筌》：治杨梅恶疮，马鞭草煎汤先熏后洗，气到便爽，痛肿随减。破血月经通，治阴肿疥虫，除癥瘕肚胀，下部䘌疮丛春生，方茎，叶似益

① 赤癞：病证名。指感受疠风毒邪所致疠风病。因皮斑色赤肿溃故名赤癞。
② 子：原作“大”，据《儒门事亲》改。
③ 赤癞：原作“赤癫”，据文义改。

母对节，夏秋至穗开小紫花。此草苦寒，专以驱逐为长，疮疡久而虚者忌。

山豆根

山豆根寒苦宋《开宝》，泻心火肺安，治咽喉痛肿，喘满腹膨宽治咽喉毒。《永类方》：除喉中发痈，山豆根磨汁，鸡翎扫入喉中，引涎出就能言语。治人马急黄，解药毒蛇伤，退热兼除咳，龈疼蛊毒疮五般急黄，山豆根末二钱，水服。若带蛊气以陈酒下《开宝》。按：其性大苦大寒，脾胃所恶，食少而泻者忌服时珍：下寸白诸虫，五种痔痛，解疹疸热，蛇狗蜘蛛咬伤，喉风，含咽之。

射　干

射干味苦寒《本经》下品，泻实火清肝，入肺能消肿，咽喉痛痹宽《易通卦验》云：冬至射干生。《逢原》曰：苦能下泄，辛能上散，治疸中咽痛有效。时珍曰：射干降火，能治咽喉痹痛。《千金方》：治喉痹有乌翣[①]膏。《金匮》方：治咳而上气，喉中作水鸡声，有射干麻黄汤。又治疟母，有鳖甲煎丸，亦用乌扇烧过，皆取其降厥阴相火也。火降则血散肿消，而痰结瘕瘕除。能通二便行经闭，散血消痰结核松，咳嗽痰稠言臭气，销[②]除疟母胃中痛《别录》云：疗老血在心脾间，咳唾言语气臭，胸中热气。《普济方》：治二便不通，用扁竹根汁服，即通。震亨曰：射干行太阴，厥阴之积痰，使结核自消甚捷。又治便毒，此足厥阴湿气因疲劳而发，取射干三寸与生姜同煎，食前服，利两三行甚效。类明曰：胃脘痈是热聚胃口，阳气不下行留结而成。射干味苦能通利行，又消瘀血也。按：射干虽

---

① 乌翣（shà 霎）：射干。

② 销：同“消”，消散，消除。余同。

能泄热散结，不能益阴。故《别录》曰：久服令人虚，虚者戒之士材。喉痹不通浆水不入。《医方大成》：用扁竹新根擂汁饮，大腑动即解。米泔洗。

芦荟

芦荟擅凉肝宋《开宝》，除蛔味苦寒，治儿疳积热，痔瘘急惊安时珍曰：芦荟乃厥阴经药，其功专于杀虫清热。治黄水湿癣，䘌齿脑疳恫，胃弱脾虚忌，专清热杀虫恫，音通，痛也。甄权曰：吹鼻杀脑疳，除鼻痒。苏颂曰：研末敷䘌齿甚妙。能明目涂痔效。《传信方》：治癣在颈项，后延左耳，遂成湿疮浸淫。诸药少效，或教用芦荟一两、炙甘草半两，研末。先以温浆水洗癣，拭净传之立干便瘥。苏颂曰：治湿癣出黄汁。芦荟、朱砂为更衣丸，治三阳热结伤津，不大便。按：芦荟大苦大寒，气甚秽恶，若胃虚少食者得之，入口便吐。每致夺食泄泻之虞《逢原》。出波斯国，木脂解巴豆毒。

大青

大青味苦寒《别录》中品，入胃胆清肝，泻火除烦渴，治喉痹火丹时珍曰：解心胃热毒。《逢原》云：泻肝胆实火。清温热病灵，阳毒热狂停，解赤斑邪火，犀栀豉大青《逢原》曰：朱肱治阳毒狂烦赤斑，热病发斑咽痛，有犀角大青汤。用大青三钱、犀角一钱、栀子五枚、豉一撮，水煎服。皆取其叶以治湿热毒盛发斑之药，非正伤寒之药也。《逢原》曰：有二种大者曰大青苗，高如蓼。小者曰小青叶，光如景天。《本经》取用蓝实乃大青之子，是即所谓蓼蓝。

蓼蓝

蓼蓝叶汁苦甘寒《本经》上品，去热蜂斑毒解完，合麝雄黄蛛毒散，诛虫噎膈靛胸宽震亨曰：蓝属水，能使败血分归经络。《别录》曰：解百药毒，治蜂螫斑蝥毒。《传信方》云：张延赏判官被斑蛛咬头上。一宿，咬处有二道赤色，如筋绕项上，从胸至脘。两宿，头面肿疼，腹胀。用大蓝汁入麝香，雄黄以点咬处，乃细服其汁，两日平，作小疮而愈。时珍曰：淀乃蓝与石灰作成。唐绛州僧病噎数年，临终遗命，开视胸中得一物似鱼，有两头，遍体似肉鳞，安钵中能跳动。一僧以蓝淀投之，须臾其鱼虫化水。盖蓝能除热解毒时珍。《千金方》：以蓝叶捣汁，治腹中鳖瘕。夏子益用板蓝汁除腹内应声虫腹中有物随人语言，板蓝汁服。陈实功以蓝同贝母捣敷，入面疮，皆取以散蕴结热毒《逢原》。

青　黛

青黛味咸寒宋《开宝》，除斑赤火丹，治惊疳热痢，散郁火清肝震亨曰：泻肝散郁火。《活人书》：治伤寒赤斑。青黛二钱，水研服。止吐血功良，除虫拔毒疡，口疳水溺白，湿热腹阴疮《逢原》曰：专功血止杀虫。和人中白、冰片，吹口疳最效。《医药正传》：治心口热痛。姜汁调青黛一钱服之。《圣惠方》：治内热吐血。青黛二钱，新汲水下。宗奭曰：青黛乃蓝为之者。一妇脐腹二阴遍生湿疮，热痒痛，出黄汁，身面微肿，食减，二便涩。用鳗鲡、松脂、黄丹涂之。热痛甚，乃用马齿苋四两（研烂）、青黛一两，和涂之，热减痛痒去，内服八正散而愈。此中焦、下焦蓄风热湿毒也。其妇喜食鱼虾发风之物及酒，所致不忌口，病痔。真者波斯国洋靛难得，今用淀青瓮上沫，紫碧色者用之或用干淀化娇碧者，每斤淘取一两亦佳。

紫　草

紫草甘咸性滑寒《本经》中品，心包营分至于肝，称能活血专凉血，便闭斑丹痘赤看时珍曰：紫草味甘咸而气寒。入心包络，血分肝经。其功长于凉血活血，利大小肠，治斑痘疮，血热毒盛色赤，大便闭涩者。**疗腹心邪通大便，能除痘毒黑疔雄，治疸利窍消痈肿，痘白脾虚泻忌中**《本经》曰：治心腹邪气，五疸，利九窍。《集简方》：治痘毒黑疔。用紫草三钱、雄黄一钱，为末，以胭脂汁调，银针挑破点之有效。希雍曰：紫草同红花子、生地黄、甘草、贝母、丹皮水煎，入犀角汁服。治痘疮赤色或紫，或黑陷干枯、便闭，神效。《直指方》：消解痘毒，紫草一钱，陈皮五分，新汲水煎服。**按：痘疹欲出未出，血热毒盛，大便闭涩，色干枯者宜用之。已出而紫黑便闭者亦用之。若已出，色红活者勿用，或白陷大便利者切忌之**时珍。**色深紫而脆者良，淡紫质坚者曰紫梗，不入药**《逢原》。**酒洗用**《三十六黄方》：治火黄身热，午后却凉，身有赤点或黑点者不可治，宜烙手足心、背心、百会、下廉。内服紫草、吴蓝、黄连、木香。

蒲黄

蒲黄水草花长夏《本经》上品，**土转秋金禀气平，两厥阴经凉活血，甘辛药味瘀消行**蒲水草至夏抽梗于丛叶中，花抱梗端，其蒲黄即花中芷屑，色黄如金，经久不变。《本草述》曰：此味具体于水，达用于火，布化于金也。《本经》曰：治心腹膀胱寒热，利小便止血，消瘀血。**能通小便行经络，血滞心疼腹痛辍，产瘀而烦闷痛舒，治心脏热消重舌**时珍曰：蒲黄手足厥阴血分药也，故能治血治痛，生则能行，熟则能止。与五灵脂同用能治停瘀心腹痛，重平声舌下生小舌。《千金方》：治重舌生疮，蒲黄末三次搽。宗奭曰：汴人初得罗，去滓以水调食，能解心脏虚热。**生消舌肿血敷槐，炙止崩淋吐衄屻，心腹膀胱寒热退，同胶地黛发为灰**《本事方》云：有士人妻舌忽胀满，口不能出声。一叟教以蒲黄频掺，比晓乃愈。又《芝隐方》云：宋度宗欲赏花，一夜忽舌肿满口，蔡御医用蒲黄兼干姜末，搽愈。舌上出血用蒲黄、槐花末敷止。《本草述》曰：蒲黄禀金气精，而花于大火之后，则宜入心而行凉降之气化矣。虽然，止可谓之和血，不同于郁金之苦寒而凉血，亦不等于红花之辛温而散血也，惟得于冲气。其消肿者，不以疏导为功。其止衄者，亦非以止涩见长。**但阴虚内热无瘀血者禁用**《经疏》。**肺热吐血**《简便方》：用蒲黄、青黛各一钱，新汲水调服。**老幼吐血**《圣济录》：治吐衄。蒲黄末、头发灰各六分，以生地黄汁调服。**口耳大衄**《圣惠方》：治口耳大衄。蒲黄、阿胶各二钱。水煎，冲生地黄汁半杯服。以帛系两乳，衄即止。**产后血瘕烦闷**《产宝》[①]方：蒲黄三钱，水煎服。**生用行血消肿，炒用止血大明。世以松花代充须辨。**

槐花

槐角纯阴五痔凉《本经》上品，**治风眩倒吐涎徉，催生益肾吞槐子，黑发乌须眼夜光**《逢原》曰：槐角专滋肾家津枯。宋《局方》曰：粪前有血曰内痔，肛傍弩肉曰外痔，头上有孔名瘘疮，疮内有虫名虫痔，大肠头不收曰脱肛。槐角一两（焙），当归（酒炒），枳壳（麸炒），地榆、防风、黄芩各五钱，为末，酒糊丸桐子大。每服五十丸，米饮下。藏器曰：能明目除热泪，头脑间热风烦闷，风眩欲倒，心口吐涎如醉，漾漾如在船车上者。扁鹊曰：明目使发不落，十月巳日采槐子，日服十枚，可夜读书，益气力。大明曰：吞槐子七粒能催生。**枝疗阴囊湿痒**槐枝煎洗，**叶治疥癣疔痈**叶捣涂搽。**槐花气味苦酸寒，上应虚星下血安，涤热疏风凉血热，消痈舌衄润清肝**《太清草木方》云：槐者虚星之精。十月巳日采子服之，长生通神。宗奭曰：疏导风热。《朱氏集验》：治舌衄出血，槐花末敷之即止。刘松石方：治中热毒眼花头运，口干舌苦，心惊背热，四肢麻木，后背有红晕，乃痈发背也。取槐花子一大抄，炒褐色，以酒冲，乘热饮

① 《产宝》:《经效产宝》，唐·昝殷撰。

酒，一汗出即愈矣。止衄凉肠疗痔功，同芩酒服止崩棕，肠风热泻兼荆柏，尿血郁金退目红李杲曰：槐能凉血治目红肿，又凉大肠而润肝燥。《箧中秘方》：治小便尿血。槐花、郁金末，淡豉汤服。《乾坤秘韫》：治热迫血崩不止者。槐花三钱，黄芩二钱，为末，酒服。《摘元方》：治下血崩中，槐花二钱，棕灰一钱，盐少许。水煎服。《经验方》：治肠风下血。槐花、荆芥为末，酒服。《集简方》：槐花、倒柏叶，水煎服。又方槐花同枳壳末宽肠。盖槐性纯阴，实火宜之，虚寒禁用士材。胃虚食少孕忌《逢原》。

鳢肠草

鳢肠草性寒《唐本草》，养血味甘酸，益肾阴坚齿，能凉血热安《唐本草》：治血痢，止针灸疮发热血，血涌出如泉，生捣敷立止。时珍曰：益肾阴，乌须发。治肠风尿血，黑发长须眉，止灸疮洪血，中寒泻忌之性专凉血热，止血治目痛，疗偏正头风捣汁灌鼻内，汁黑涂眉发生速。按：纯阴之品不利脾胃，若不兼姜汁、椒红，服之防腹痛、泄泻苗似旋覆，实若小莲房而花细白者，是名旱莲草、金陵草。

墨 汁

墨味辛温陈者实宋《开宝》，生肌敛血止金疮，治崩眩晕消痈肿，咳血磨冲藕汁良震亨曰：墨者，属金而有火，入药甚健又能止血也。和童便服血潜藏，血热山栀瘀大黄，目触飞丝灯草卷，发灰鲜地《准绳》方墨者北方之色，血者南方之色。止血者火见水则伏也。飞丝入目，眼沾灰尘，俱用灯草蘸墨汁卷。《准绳》方：止血以发灰，用鲜生地黄汁磨墨汁调服。《逢原》曰：墨汁止血，勿用干地黄和水捣汁磨及扁柏汁磨，往往止截后有停瘀之患也。须松烟陈久者良，火煅研细或磨汁服。

卷柏

卷柏味辛平《本经》上品，春分节出萌，生行癥可破，炙止血功成味辛，气平。大明曰：生用破血，炙止血。炒熟甘温性强阴，又益精肠红棕，侧柏下血地榆并《仁存方》：大肠下血。卷柏、侧柏、棕榈等分，烧存性，每服三钱，酒下。亦可饭丸。《百一选方》：治远年下血。卷柏、地榆（炒）等分。每用五钱，水煎数十沸服。女阴寒热痛，暖水脏通经，解至阴邪薄，治啼泣鬼灵薄，补各切，迫也，侵也。甄权曰：治百邪鬼魅，啼泣。之颐曰：卷柏根，栖岩石能耐岁寒，一名交时，言春分时始发，故主五脏至阴之地。为邪所薄及女子阴中寒热癥瘕，血闭绝子，此正阴不与阳，功能使阴气起亟，阳气前通，交相匹配也。《准绳》：治嗽血、唾血、脏毒下血，并用之也。生石上，形拳如鸡足，即万年松。盐水煮半日再用井水煮半日用。

童便

童便咸寒胃肺胱《别录》，滋阴降火最为良，专治劳热行伤损，血晕攻心产预防时珍曰：小便性温不寒，饮之入胃，随脾气上行于肺，下通膀胱水道，乃其旧路，故能治肺病，引火下行。人身清者为气，浊者为血，小便与血同类也。故其味咸而走血，治诸血病也。凡产后温饮一杯可免血晕，至三日后止之。止血不凝行不峻，阴虚咳血褚佳方，天行头痛同葱豉，吐衄金疮用最当褚澄曰：人肠有窍则下血伤人，喉有窍则咳血杀人，喉不停物，毫发必咳，血既渗入，愈渗愈咳，愈咳愈渗，惟饮溲溺则百不一死，若服寒凉则百不一生。丹溪曰：小便降火甚速。希雍曰：人溺乃北方水化，其功润下，其味咸，气寒无毒。为除劳热骨蒸[①]，咳嗽吐血，

① 劳热骨蒸：原作“劳骨热蒸”，据《神农本草经疏·人溺》改。

及产后血晕闷绝之圣药。薛己云：折伤扑损，多饮童便，少酒冲服。《逢原》曰：有温邪头痛发热，人尿合葱白香豉汤饮。阴寒格拒使从治，食少脾虚泻忌之，鼻衄绵灰中白止，麝同血汗不侵肌《伤寒论》：少阴症下利不止，厥逆无脉，干呕欲饮水者，加人尿于白通汤、姜附药中，其气相从，可无格拒之患。士材曰：人中白主治与溺相彷，擅止鼻衄。《医说》详载同丝绵灰更效，兼治口舌疳疮。人中白瓦上焙研，同麝香少许，治血汗出肌肤立止，亦治走马牙疳效。盖小便能治肺病，引火下行，从膀胱出。滋阴降火甚速，治阴虚火动，蒸热如燎，服药无益者，非此不治丹溪。然须乘热饮之，冷则生气散矣《逢原》。童男者尤良。至于阴盛格阳，姜附尿胆并用，因其气相从，可无格拒之患无已。凡肺肾有火者宜，食少便溏者忌，胃虚作呕者勿与士材曰：炼成秋石，真元之气已失，不及童便多矣。骨蒸劳热《圣惠方》：男劳用女童便，女劳用男童便，去头去尾乘热日饮二次，两月愈。中暍昏沉《金匮》方：治夏月人在途中热死，急移阴处，就掬道上热土，拥围脐上作窝，令人溺满，令暖气透脐即醒，内服地浆，蒜水。火烧闷绝《千金方》：治不省人事者，新尿饮二碗。食荤臭忌。

凝水石

凝水石清莹《本经》中品，盐精渗地成，辛咸寒气味，用降火和平时珍曰：凝水石禀积阴之气而成，其气大寒，其味辛咸，入肾走血。除热之功同于诸盐。退有余邪火，除烦渴火丹，治心肾积热，喉痛灼伤安《逢原》曰：凝水石生积盐之下，得阴凝之气而成，治心肾积热之上药。《经验方》：治小儿丹毒皮肤赤热，寒水石五钱，研酒醋调。《卫生易简》：治汤火灼伤，寒水石烧研敷。治时气热能清胃，体热皮中似火烧，滑石冬葵通小便，兼除积聚软坚消《永类方》：治男女转脬不得小便。寒水石二两，滑石一两，冬葵子一合，为末，水一斗，煮五升。时服一升即利。**畏地榆。解巴豆毒**之才。**正误**时珍曰：凝水石生卤地积盐之下，精津渗土，年久结石。有齿稜如马牙硝，清莹如水精，亦有带青黑者，浸久化。

元精石

元精石卤根宋《开宝》，**开宝味咸温，用益精治痹，除风冷积屯**元精石乃盐津渗土，年久结成。其形六角，其色青白通徹。**《纲目》性阴寒，其形六出看，消涎重舌退，来复正阳丹**《圣惠方》：治重舌涎出，水浆不入。元精石二两，牛黄、朱砂、龙脑各一分，为末，以针舌上，出血掺之。时珍曰：禀太阴之精，其气寒而不温，其味甘咸而降。今世用元精石乃绛州山中绛石，非元精石也。**配火硝硫用，助阳又救阴，能扶危拯逆，上盛下虚任**申先生来复丹，用之正取其寒以配硝、硫之热也。《本草述》曰：元精石之用，多主归气于肾，以其同于至阴而有阳也。来复丹入元精石于硫黄、焰硝中，盖不徒配硫、硝之热，缘下虚用硫归之，不得至阴，则阳不还其宅，上实用硝散之，不得至阴之归，则阳不降于下，至于治木舌及喉疮，俱有寒水石，水硝以去其热矣。用元精石者亦犹是引阳归阴之义。**引阳归气肾，目赤涩疼痓，霍乱元硫半，治烦渴利咽**《普济方》：治目赤涩痛。元精石五钱，黄柏一两，炙为末，点之。《总微论》：治目生赤脉。元精石一两，甘草五钱，为末。每服一钱，竹叶煎汤下。《指南方》：治冷热霍乱，分利阴阳。元精石、制半夏各一两，石硫黄三钱，为末，面糊丸梧子大。每米饮服三十丸。**伏硫黄、丹砂**独孤滔。

食　盐

食盐海卤成《别录》中品，**血分肾经行，润下咸寒性，清心止笑声**《素问》曰：神有余，笑不休。神，心火也。火得则风焰，笑之象也。一妇病笑半年，张子和用沧盐煅赤研入，河水煎沸，饮之，探吐热痰即愈。**软坚消积聚，脚气转筋平，润燥而凉血，除风洗眼明**清晨以淡盐汤洗目则明。**寒能胜热凉，解毒疗痈疮，止痛而除痒，牙疼齿䘌伤**齿䘌动痛。用盐五钱、皂荚两挺，同烧赤研，夜夜揩牙，痛止。**蚓蛭消为水，蜂蜈啮痛拈，黄蝇蛇毒解，产手足涂盐**水蛭、蚯蚓得盐化水。《梅师方》：治蜈蚣咬[①]人，嚼盐涂之。《千金方》：蜂啮，嚼盐涂之。乌蒙山峡多小黄蝇，生毒蛇鳞中，啮人，渐痒为疮，勿搔。以冷水沃之，擦盐不为疮。徐伯玉治毒蛇咬，以盐涂，灸三壮。《千金方》：治横生，先见手足以盐涂手足底，仍急爪抓之。**涂收小舌垂，哮嗽不相宜，水肿须当忌，治消渴禁之**小舌垂下。以盐频点即收。咸走肾，或引痰生，或凝血脉，或助水邪，多食损筋力，损颜色。消渴、喘嗽、水肿皆忌盐。**蚓啮夜鸣同，落眉体似风。牙鸟皮出虱，痛痒舌流红**《经验方》：治蚯蚓咬[②]毒，形如大风，眉鬓皆落，浓煎盐汤浸身数遍即愈。浙西将军张韶病此，每夕蚓鸣于体，一僧用此方而安。蚓畏盐故也。《奇疾方》：治临卧浑身虱出，随至血肉俱坏，每宿渐多痛痒，不可言状。惟喫[③]水卧床日夜号哭，舌尖出血不止，身齿俱黑，唇动鼻开，但饮盐醋汤十数日而安。**胸痰积热当探吐，纳窍脐肛二便通，脘痞腹疼干霍乱，不能呕泻涌喷功**凡病胸中痰阻或食停胀满，或胸中实热，皆当以盐汤探吐。《普济方》：治小便不通。湿纸包白盐烧过，吹少许入尿孔中立通。《家藏方》：二便不通，盐和苦酒敷脐中，大便不通以盐汁灌肛内即通。干霍乱，病脘腹痞胀殊痛，上不得吐，下不得泻，通身冷汗，气闷绝，用盐一大匙炒熬黄，童便一升，和合温服，吐下即愈。**漏芦为使**之才。

金铃子

金铃子苦寒《本经》下品，**五制疝消完，热厥心疼甚，延胡**

① 咬：原作“蛟”，据《本草纲目·食盐》改。

② 咬：原作“蛟”，据《本草纲目·食盐》改。

③ 喫：同“吃”，饮、食。

楝痛安即川楝树子。杲曰：入心及小肠，止上下腹痛。元素曰：热厥暴痛非此不除。《活法机要》：治热厥心痛，身热足寒者。灸太溪、昆仑穴。内服金铃子、延胡索末各一钱半。温酒调服。澹寮方楝实丸：治癞疝肿痛，钓肾偏坠痛甚。用川楝子肉五两，一两用故脂三钱（同炒黄），一两用小茴香三钱（同炒黄），一两用莱菔子三钱（同炒黄），一两用斑蝥七个（同炒黄），一两用牵牛子三钱（同炒黄），捡去斑蝥、牵牛、菔子不用，但用楝肉、故脂、茴香。同研末，入食盐、酒，面糊为丸梧子大。空心陈酒服五十丸。**心包相火肠膀泄，湿热清兮小便长，胃冷脾虚须忌用，伏寒化热发烦狂**时珍曰：楝实能导小肠、膀胱之热，因引心包相火下行。《逢原》曰：《本经》治温病烦狂，取其引火毒下泄而烦乱自除，因温病原从冬时伏邪，至春随阳气而发，故宜苦寒以降泄之而利小便除热也。**寒包热疝使茴香**《逢原》曰：疝瘕皆由寒束热邪，每多掣引痛，需川楝子之苦寒，茴香辛热以解，错综之邪更须察。其痛之从下而上者用效，设痛从上而下注者，法当辛温散结，苦寒非宜，诸痛仿此。**白楝根皮利大肠，虫痛芜荑消渴麝，游风疥癞擦虫疮**《集简方》：白楝根皮同鸡子煮熟，空心食，次日虫下。《经验方》：白楝根皮、白芜荑煎服，虫下。《夷坚志》：治消渴有虫者。苦楝根白皮一握，水煎入麝香少许，空心饮之，下虫如蛔红，渴止。《奇效方》：治游风疥癞有虫者。楝根皮末，皂荚末，猪脂调搽之。**肾消膏淋**苦楝子同茴香少许为末，酒服之《圣惠方》。**楝实川产者佳，雌楝根皮青白色，擅杀虫。雄楝不结子，色赤有毒，误服吐不止，有至死者。去核，酒浸焙。**

荸荠

荸荠辟蛊渭甘寒《别录》中品，**痞积能消噎膈宽，削癖销坚铜物化，除胸实热渴黄疸**汪机曰：乌芋合铜钱嚼之则钱化，可见其为销坚削积之物，故能化铜消宿食，烧酒浸食，治噎膈，消癖块。误吞铜钱，同核桃食即化。董炳云：晒干为末，白汤服二钱，能辟蛊毒。《逢原》曰：治酒客肺胃湿热，声音不清。同陈海蜇清肝，治少腹痛，气逆方名雪羹。服丹石人宜之苏颂。有冷气人勿食，多食脐下结痛，孕妇忌。

西　瓜

西瓜解热味甘寒《日用》，涤暑清烦止渴干，疗酒口疮通小水，伤脾助湿忌多餐《逢原》曰：西瓜得金气于三伏中，味甘性寒，能引心包之热，从小肠、膀胱下泄，故能解太阳中暍及热病大渴。而春夏瘟热病，觅隔年者啖之，如汤沃雪。若治冬时伤寒坏病烦渴，从未见得愈者也。盖西瓜性寒，解暑热，有天生白虎汤之号汪颖。然伤脾助湿时珍。胃弱人勿食，若多食作吐利时珍曰：西瓜、甜瓜皆属生冷，世俗食之，以为醍醐灌顶，甘露洒[①]心，取其一时之快，不知其伤脾助湿之害也。同硝制治喉痹取水芒硝藏西瓜内，盖好，待冬极冷时，扫瓜皮霜收贮磁器，吹喉。《相感志》云：食西瓜后食西瓜子，即不噫瓜气。西瓜翠衣即刮皮上青皮。除肤肌发热沈鳌。解口舌唇疮震亨。近糯米即易烂，猫踏之易沙瓜划破，曝日中即冰冷。《松漠纪闻》言：有人目病，食干西瓜皮愈。

秋　梨

梨味甘寒利大肠《别录》下品，微酸解渴疗汤疮，除胸结热治痰痞，降火消风定喘狂时珍曰：梨开白花如雪六出。古语云：上巳有风，梨有蠹。中秋无月，蚌无胎。三月三日无风，则结实必佳。《逢原》曰：一人患消中善饥，诸治罔效，因烦渴啖梨不辍，不药而愈。此内热久，当清甘寒，缓治不伤胃也。除烦渴热最凉心，醒酒治劳疗失音，润肺

① 洒：原作“晒”，据《本草纲目·西瓜》改。

咽喉平咳嗽，生清腑热熟滋阴士材曰：人知其清火消痰，不知其散风之妙。生之可清六腑之热，熟之可滋五脏之阴。《类编》云：一士状若有疾，厌厌无聊，往谒杨吉，老杨诊之曰：君热症以极，气血消烁，三年，当以疽死。后求茅山道士诊之，令每日吃好梨一个。如生梨已尽，取干者泡汤食滓饮汁，经岁疾愈。孟诜曰：除胸中痞塞结热。时珍曰：治风热润肺凉心而降火痰。盖梨降火消痰。梨者，利也。流利下行也丹溪。若多食寒中《别录》。或成冷痢志曰。故脾虚泄泻忌之，肺寒咳嗽，大便不实，产后均忌，解丹石热气宋《开宝》。汤火伤。止痛不烂，生梨切片贴之。火燥咳嗽刳梨去核，入甜川贝末蒸食。

柿蒂

干柿涩甘寒《别录》中品，除烦咳嗽安，益脾能止血，反胃饭同餐时珍曰：干柿味甘而性凉，涩而能收。故有健脾涩肠，治嗽止血之功。盖大肠者，肺之腑而胃之下也。《经验方》：原有人三世死于反胃，至孙得一方，干柿饼同干饭食之，绝不用水饮，其病遂愈。此呕吐之热者。下血肠红止，能收涩厚肠，鲜生清胃热，止嗽渴瓤浆弘景曰：鲜生柿性冷色红。《泊宅编》云：刘椽病脏毒下血，病半月自分必死，得一方以干柿烧灰，服二钱，数服愈。《百一选方》：曾通判子病下血十年，亦用此方，数服而愈。与本草治肠澼，消宿血，解热毒之义相合，则柿为脾肺血分之果，益可征矣。柿蒂涩平治呃止，功能降逆气和行，开痰散郁丁姜佐，参半萸连橘辨明《济生方》：治呃逆，丁香柿蒂散。即柿蒂、丁香、生姜也。若呃因寒加吴萸，因热加黄连，呃因气虚加人参，兼气滞加陈皮，呃因痰加制半夏。按呃逆连声，床动者轻。若呃声低短，气不归原者危矣。霜清心肺热，止嗽疗咽疮，润肺治唇痛，生津止渴尝即干柿饼上白霜也。按柿性寒，若肺经无火及风寒咳嗽，胃冷呕吐，泻冷白痢，虚劳烦咳，血气已败者均忌《经疏》。解桐油毒《普济方》。柿忌同

蟹食误食腹痛吐利者，木香汤解之。藏器曰：饮酒食红柿易醉，或至腹痛。

绿　豆

绿豆皮凉入胃肝宋《开宝》，**能清热毒味甘寒，除烦止渴消丹石，附毒须同黑豆餐**时珍曰：绿豆甘寒，色绿属木，通于厥阴阳明。肉性平，皮寒润，皮能解金石、砒霜、草木毒。绿豆连皮生研，水服。《夷坚志》云：有人服附子酒，多头肿如斗，唇裂血流，急求黑豆、绿豆各数合，嚼食并煎汤饮，乃解也。**厚胃肠兮治泻痢，能行小便胀松宽，天行痘毒甘三豆，水石同蓝砒毒刊**《卫生易简方》：解砒石毒。绿豆粉、寒水石等分，以蓝根汁调服三五钱。扁鹊三豆饮：治天行痘疮，预服此饮，疏解热毒，纵出亦稀。绿豆、赤小豆、黑大豆各一升，甘草节二两，水煮熟，食豆饮汁七日乃止。孟诜曰：益元气，安精神，去浮风，润皮肤，止消渴，通行十二经。《日华》曰：明目，厚肠胃。《开宝》曰：压热解毒。景岳曰：绿豆性非苦寒，不伤脾气，能利小水，退热止渴除烦。解毒热、劳热不能退者，绿豆煮烂食，或略煮饮清汤。**豆粉能消痘毒疮，灯甘草乳护心良，皮消痘翳通神散，白菊谷精煎柿尝**陈绿豆粉蜜调敷痘，毒痘湿烂者干掺。李嗣立[①]护心内托散：治痈疽毒气冲心，呕逆热毒甚者，服之使毒气外出。绿豆粉一两，明乳香五钱，灯心同研和匀。生甘草煎汤调服一钱五分，服至一两，外香彻疮孔中。丹溪云：若服丹石药发痈疽者更效。直指方通神散：消斑痘后目生翳。绿豆皮、白菊花、谷精草等分。每服一钱，入干柿饼内煮食。蒋紫珍曰：绿豆皮凉肝，得白麻骨入肾。**解诸药毒，心头尚温者**时珍。**解烧酒毒**绿豆粉浆入铜旋内荡粉皮，多食即解。若近杏仁泥则粉烂，难作索粉长。**其功在绿皮，去壳即壅气**藏器。**与榧子相反，误服害人，但胃寒者不宜食**士材。

---

① 李嗣立：南宋外科医家。名迅，字嗣立。著有《集验背疽方》。

银　花

银花即忍冬《别录》上品，解热毒消痈，气味甘平馥，能治血痢脓忍冬藤草其花名金银花。弘景曰：忍冬煮汁酿酒饮，补虚疗风益寿。《别录》：治寒热身肿。藏器曰：治热毒脓血痢。止渴补虚宜，中和理胃脾，痈疽甘草酒，肿溃两功奇陈自明曰：忍冬酒治痈疽发背，初发便当服之，其功甚奇。用鲜忍冬藤五两（木捶捶破），生甘草节一两，同入砂罐，先以水煎后，再酒煎去滓，分三服，一日一夜服尽。外用鲜忍冬藤（捣烂），入酒少许，调涂痈毒四围，中留一孔泄气。去满宽膨胀，除风逐五尸，消梅疮毒痔，托里合归芪甄权曰：治腹胀满。《肘后方》：治五种尸注[①]。忍冬茎叶煎浓汁，温酒冲服，一日二服。内托溃疡，忍冬花叶、黄芪、当归煎饮。盖忍冬藤走经络，银花轻清上焦芳香醒胃，禀春气以生，性极中和士材。解毒排脓消肿，为内外痈疽要药，肿溃皆宜。但气虚脓清，食少泄泻，勿用《逢原》。忍冬圆《外科精要》：治消渴愈后，防发痈疽。用忍冬藤叶花，为末，入甘草末减半，面糊丸梧子大。每服五十丸，酒下。今名金银藤时珍曰：其藤左缠。昔称治风除胀，解痢逐尸，今谓消肿散毒治疮。《逢原》曰：治痘疮倒陷不起，金银根流水煎浴。

灯　草

灯心草味淡甘寒宋《开宝》，止血丹砂破损完，疗夜啼惊涂乳哺，轻通小便五淋安卢复曰：外刚内柔，表青里白，具乙木之气，禀燥金之化。故能齐通窍穴方之轻剂，通剂也。希雍曰：灯心草入心，小肠药

---

① 尸注：病证名，九注之一。《诸病源候论·尸注候》曰："尸注病者，则是五尸内之尸注，而挟外鬼邪之气，流注身体，令人寒热淋沥，沉沉默默，不的知所苦，而无处不恶……以其尸病注易傍人，故为尸注。"

也。其质轻通，其性寒，味甘淡。故能除心热，通利小肠，热气下行，从小便出。元素曰：泻肺，治阴窍涩不利，行水，除水肿，癃闭也。**降火清心利小肠，除烦衄肿渴血黄，咽喉痹痛硼砂效，炙黑阴疳粉麝香**《圣济总录》：治衄血不止。灯心一两，为末，丹砂末一钱，每米饮调服二钱。《胜金方》：破伤血出，灯心嚼烂敷即止。《集元方》：治湿热黄疸，灯心草根四两，酒水各半煎，露一夜服效。《集简方》：治阴疳，灯心灰、轻粉、麝香研掺。阴癣痒，灯草擦虫出。《瑞竹堂方》：治喉痹痛，灯心灰、硼砂研吹之。**夜不合眼难睡**《集简方》：灯心汤饮即眠，治五淋生煮。**天一丸**韩懋：通利水道。灯心草十斤、粳米粉浆晒干，研细，水澄去粉，取浮者二两五钱，赤白茯苓（去皮，为末）五两，滑石末五两，猪苓二两，泽泻三两，人参一斤，熬膏，和药丸如圆眼大，朱砂末为衣。得川通草治渴淋。

淡 竹

淡竹叶甘寒《本经》中品，**治烦渴舌干，昏迷瘟疫闷，止齿衄惊安**叶生竹上，故清上焦。**解暑凉心兼益气，不眠竹叶枣仁并，能清肺胃之虚热，顺气消痰咳喘平**元素曰：凉心经益气，除热缓脾。能曰：清肺祛暑解毒。杲曰：竹叶味辛苦寒，除新久风邪之烦热，止喘促气胜之上冲。仲景先师治伤寒解后余热，虚羸少气，气逆。竹叶石膏汤，甘草、粳米、制半夏、麦冬、人参、竹叶、石膏也。希雍曰：治心虚热不眠。炒熟酸枣仁研末，竹叶汤调，夜服。**淡竹茹甘寒**《别录》，**清疏噎膈宽，治虚烦渴呕，胃脘热烦安**汪机曰：竹茹能清肺金之燥，开胃土之郁。**肺痿唾血崩中止，产后虚烦热呕痉，鼻衄温邪寒热哕，女劳复病用胎全**《逢原》曰：内虚用甘以安中闷乱，用淡以清胃，其性虽寒而滑，能利窍，可无郁遏客邪之患。《金匮》：治产后虚烦呕逆，有大竹皮丸。《千金》：治产后内虚、烦热、短气有甘竹茹汤。产后虚烦、头痛、短气、闷乱不解，淡竹茹汤。**为胃热呕火呃要药**刘云密。**温胆汤用之能止呕安神豁**

痰。惟胃寒作吐及感寒挟食作呕忌用《经疏》。同生姜良。取鲜竹刮去外青，刮二青。淡竹沥寒甘《别录》，消风火燥痰，筋挛拘急展，咳嗽臭痰黏敩曰：久渴心烦，宜投竹沥。能清热养阴，走窍滑痰沉，疗子烦胎动，治狂渴失音《产宝》：治妊胎因夫所动困绝，以竹沥饮，立愈。《梅师方》：治孕妇子烦，茯苓水煎，冲竹沥频饮。消痰寒滑性，痰隐膜皮中，匿四肢经络，同姜汁有功震亨曰：竹沥味甘性缓，能治阴虚有大热，养血清痰，治中风失音不语，风痰、虚痰在胸膈使人癫狂，除痰在经络四肢及皮里膜外者，非淡竹沥不达，无姜汁不行。疗嗽癫狂痉，喉风类中风，胃寒肠滑忌，解不语痰蒙时珍曰：竹沥性寒而滑，大抵因风火燥热而有痰者宜之。若寒湿胃虚肠滑，人误服伤脾作泻不食致险。希雍曰：类中风者由人阴虚火旺，煎熬津液结而为痰，壅塞气道，不得升降，热极生风以致猝然僵仆语蹇，偏痹不仁。竹沥乃竹津液，能遍走经络，搜剔痰结，兼之甘寒能益阴除热，痰与热祛则气道通利，经脉流转，类中外证除矣。按竹沥寒滑，若胃寒肠滑者误投，每致呃逆不食，泄泻而危《逢原》。取淡竹截作尺余，劈开，将竹仰架砖上，两头出砖寸许，中间以火[1]燃竹，以器承之，滴沥取用篁竹坚而节促，皮白，苦竹本粗大叶长润，惟用淡竹肉薄，节间有粉，多汁[2]而甘，今谓水竹。竹笋甘寒解热狂《蜀本草》，清烦利膈[3]气宽行，严寒痘疹发冬笋，爽胃消痰滑大肠汪颖曰：笋与竹沥功近，清痰，冬笋解毒，有发生之义，治痘疹不出。时珍：笋虽发痘，然滑利大肠。《逢原》曰：惟血热毒盛为宜，俗谓刮肠篦，若大便不实忌用。惟生姜汁及麻油能解其微毒。燕笋味佳，甘竹笋次，苦竹笋难吃，淡竹稍可。天竺黄甘冷宋《开宝》，凉心客忤安，除惊风热病，利窍豁痰完宗奭曰：凉心经去风

① 火：原作“水”，据文义改。
② 汁：原作“升”，据《本草从新·竹沥》改。
③ 今谓水竹……清烦利膈：原残，据清道光活字印本补。

热，小儿尤宜，和缓故也。希雍曰：治小儿惊痫，天吊者，亦犹大人热极生风也。钱乙方：治小儿惊热。天竺黄二钱，雄黄、牵牛各一钱，为末，面糊丸粟米大。每服六丸，薄荷汤服之。**治惊痫上视，明目疗金疮，解中风难语，消痰不滑肠**《日华》曰：治中风痰壅，猝失音不语。保升曰：制药毒发热。**功同竹沥而无滑肠之害**时珍。**伏粉霜**生天竺国。今出南海，大竹中片片如竹节者真，即竹之津气结成，世以杂骨烧灰或葛粉杂充，不可不辨。

茶 叶

茶叶微寒甘苦味《唐本草》，**清心少睡解昏沉，功专降火清头目，止渴除烦入厥阴**希雍曰：同通草、莲、薏治好睡多眠。好古曰：茗茶气寒味苦，入手足厥阴经治阴证，汤药内入此，去格拒之寒及治伏阳大意相似。**下气消痰食馔行，能除炙煿痔肛疮，同姜解痢芎头痛，释滞消壅涤胃肠**汪颖曰：茶能消炙煿之毒。士瀛曰：姜茶调阴阳，不问冷热赤白痢皆效。苏学士《茶说》：除烦去腻。唐补阙母《茶序》云：释滞消壅，一日之利暂佳，瘠气侵精，终身之累斯大。同川芎治头痛。**烟熏痘痒腊茶香，垢腻肥消小便长，子疗头鸣齁喘嗽，侵精瘠气饮多伤**痘疮作痒，房中烧茶烟恒熏之。《神农食经》云：利小便。好古曰：清头目，同醋治血痢。藏器曰：破热气利大小肠。杨拱：治头脑鸣响，天白蚁之病，以茶子为末吹入鼻中。《经验良方》：治喘嗽齁鮯，用糯米泔磨茶子汁，探吐痰涎自愈。**恶榧子。服萆薢、威灵仙、土茯苓者忌之。采于谷雨前者佳**时珍曰：茶温饮则火因寒气而下降，热饮则茶借火气而升散。解酒食之毒，使人神思闿[1]爽，不昏不睡，此茶之功也。若少壮多火之人，故与茶相宜，如老弱胃寒之体，饮多寒中作痛，停饮吐泻，

① 闿（kǎi 楷）：同“恺”，欢乐。

此茶之害也。冷饮空腹最忌。希雍曰：茶禀天地至清之气，产于瘠砂之间，专感云露之滋培，不受纤尘之滓秽。故能清心涤肠胃，凡茶之种类极多，方宜大异，要以味甘不涩，气芳者良，昔人言其苦寒不利脾胃，多食消瘦之说，此皆语其粗恶苦涩者耳。《逢原》曰：茶之佳者能降火清头目。产阳羡者谓真岕。经冬者名腊茶。产徽者曰松萝，寒而化食。产浙绍者曰日铸，专于清火。产闽者曰建茶，专于辟瘴。产六合者曰苦丁，专于止痢。产滇南者曰普洱，能消食辟瘴止痢也。

儿　茶

儿茶苦涩平《纲目》，上膈热能清，止血兼收湿，生肌定痛轻《经疏》曰：儿茶性寒，苦能燥，涩能敛。故收湿，得泥中至阴之气，能凉血清热，止血生肌定痛。同硼治口碎，缩痔止金创，疗下疳轻粉，胡连片脑凉牙疳口碎。儿茶、硼砂等分为末，搽之。下疳毒疮，用米泔洗净，儿茶、胡黄连末敷之。《唐氏方》：儿茶一钱，轻粉一分，冰片一厘，研末搽之。止鼻渊流水，生津又化痰，牙疳雄贝末，黑臭洗需泔走马牙疳。用米泔水洗净，儿茶、雄黄、贝母等分为末，搽之。块小而润泽者佳以细茶末入竹筒塞口埋泥。

桑　叶

桑枝味苦平《本经》中品，疗脚气身轻，止痛通关节，疏风湿痹行《典术》云：桑乃箕星之精。除风燥痒痉，疗手足拘挛，止嗽阴疽灸，偏风痹痛牵颂曰：桑枝性平，久服终身不患偏风，煎膏服良。阴疽流注，用干桑木劈片扎作小把，燃火吹息灸患处，未溃，拔毒止痛，若已溃，灸片时以瘀肉浮动为度。煎药用桑柴火最良。桑叶苦甘凉，乌须黑发长，同麻明目效，止盗汗金疮霜桑叶晒干，同乌脂麻等分，蜜丸服，能明目乌须发。严州有僧，每就枕汗出遍身，比旦衣被皆透。

用霜桑叶焙干为末，空心米饮服二钱，数日汗止。**代茗除消渴，治劳热咳平，祛风清肺胃，止泪洗青盲**时珍曰：桑叶乃手足阳明之药，煎饮代茶可止消渴。《普济方》载：宋仲孚青盲，洗之明。干桑叶地上烧存性，每以一合煎汤温洗目百度，挨月按日洗效，须戒房事。正月初八日，二月初八，三月初六,四月初四,五月初六,六月初二,七月初七,八月二十,九月十二,十月十三,十一月初二,十二月三十日。

桑椹补血养神思，酿酒乌须可济饥，止渴生津消瘰疬，虚风六极五劳羸椹性润，乃手足太阴、少阴血分药。《逢原》曰:《本经》治伤中，五劳六极，羸瘦，崩中，绝脉。补中益气。皆言桑椹之功而误列根皮之下。《四时月令》云：四月饮桑椹酒，理风热，用椹汁重汤煮浓，入白蜜、酥酒、生姜汁和酒饮。**按：桑之精英尽在于椹**宗奭。**能镇魂安神**藏器。**凉血补血**希雍。**养阴补肾**中梓。**干收可以救荒，浸烧酒服。采在树椹色黑者佳。瘰疬核**《保命集》：用黑熟桑子取汁，银、石器熬膏，每温汤调饮数匙。

桑皮入肺味甘寒，止嗽伤中唾血安，降气凉金清肺火，兼能利水腹膨宽杲曰：桑白皮甘以固元气之不足而补虚，辛以泻肺气之有余而止嗽。又云：桑皮泻肺，然性不纯良不宜多用。时珍曰：桑白皮长于利小水，乃实则泻其子也。故肺中有水气及肺火有余者宜之。《十剂》云：燥可去湿，桑皮、赤小豆之属是也。**除虫止渴治鹅口，泻肺经分气有余，桑缝金创鸡血盖，风寒嗽戒忌阳虚**颂曰：金创肠出以桑皮作线缝皮，更以热鸡血涂盖。唐安金藏剖腹用愈。**退热清金泻白散，消痰咳嗽喘能平，桑皮地骨粳甘草，泻火能从小便行**钱乙泻白散：治肺气热盛咳嗽而喘，面肿身热。桑白皮炙一两，地骨皮焙一两，甘草炙五钱，每服三钱，入粳米百粒，水煎服。罗天益曰：泻肺中伏火而补正气，泻邪所以补正也。若肺虚而小便利忌用。**但肺虚无火及因风寒咳嗽并忌用**《逢原》。**续断、桂心、麻子为使**之才。**取地下向东嫩根，刮去青黄皮，**

取里白皮用，或蜜炙，或生用。桑根见地上者名马额，有毒杀人。旁行出土者名伏蛇，亦有毒。

通草

通草淡甘寒《法象》，体轻色白看，通癃闭水肿，虫痛目明观时珍曰：通草色白而气寒，味淡而体轻。故入肺经，引热下降而利小便。入胃经，通气上达而下乳汁。其气寒降也，其味淡升也。通阴窍五淋，泻肺热清沉，下乳催生产，头风痛不侵杲曰：通草甘平，缓阴血，泻肺利小便。阴窍涩而不利，水肿闭而不行，用之立通。与灯草同功宜生用之。时珍曰：蔓生山中，茎大者围数寸。嘉谟曰：白瓤中藏脱木，得之，故名通脱木。按：通草清水源，甘淡不伤胃，与木通之通经络，味苦泄实热者大不同也。洗头风痛新通草瓦上烧存性，研末，二钱，热酒下。牙关紧者，干口灌之。《百一选方》王璆。孕忌。

天冬

天冬入肺兼通肾《本经》下品，降火清金保肺安，润燥滋阴通二便，除烦解渴味甘寒好古曰：入手太阴、足少阴气分。元素曰：苦以泄滞血，甘以助元气。治血妄行，保定肺气。治血热侵肺，上气喘促，宜加人参、黄芪为主，用之神效。能强骨髓养肌肤，止血消痰定喘呼，润肺治痿清燥热，肺痈热咳臭脓无甄权：治肺气咳喘、肺痿、肺痈吐脓，除热，食之令人肌体滑泽白净。嘉谟曰：天冬，清痰殊功，盖肾主津液，燥则凝而为痰，得润剂以化。之所谓治痰之本也。同参地枣号三才，养血培元补下该。恶食脾虚溏泻忌，地黄贝母使相陪三才丸：天冬、生地黄各二两，酒制，焙为干末，另研人参末一两，蒸捣枣肉一两，捣和丸梧子大。每服三十丸，食前温酒下。好古曰：肺脾营卫枯涸者，治法宜湿剂以润之。天冬、人参、五味子、枸杞同为生脉之剂。

此上焦独取寸口之意。赵继宗曰：地黄、贝母为天冬使，地黄、车前为麦冬使，茯苓为人参使。若有君无使，是独行无功也。盖天冬润燥滋阴，清金降火，益水上源，下通肾气。入滋补方合群药，用之有效。但此物性寒，润滑大肠，若脾胃虚寒，恶食泄泻者忌之时珍。与鲤相反，误食中毒者，浮萍汁解之希雍曰：天冬性寒，不利脾胃。夫阴虚精涸之病，正赖脾胃之气强而能食能消，以滋精气。若胃败，何以奏功？当以苡仁、扁豆、山药、茯苓、甘草、白芍同用之。肥白者佳，去皮心，曝干用。

兜 铃

马兜铃味苦辛寒宋《开宝》，疗痔凉肠降气宽，体象轻虚清肺火，治痰热咳喘平安时珍曰：兜铃体轻而虚，熟则悬而四开象肺，寒能清肺热，苦辛能降肺气。钱乙：补肺阿胶散用兜铃、鼠粘、杏仁、甘草、阿胶、糯米也。《逢原》曰：兜铃苦中带辛，寒中带散。治热喘，音不清，同大力子利肺窍、清热。《从新》曰：肺与大肠相表里，故治痔。若肺虚挟寒者，畏之如螫士材。又能吐虫毒崔行功。实如铃去筋膜。根青木香涂诸热肿，消疔毒。

酸 浆

酸浆味苦寒《本经》上品，利湿热黄疸，火咳咽疼止，喉疮痛即安时珍曰：除热，故清肺治咳嗽；利湿，故能化痰治黄疸。味苦除烦热，轻能疗上焦，消痰清肺火，利水道通调丹溪曰：苦能除湿热，轻能治上焦。为末，白汤调服，名清心丸。治热咳咽痛、热痰咳嗽，与黄芩清金丸同用更效。虞抟：治喉疮咳嗽。灯笼草研末，蜜丸。即灯笼草《唐本》。子酸平，与茎叶同功，天泡湿疮灯笼子生捣敷之。

茵　陈

茵陈苦小寒《本经》上品，疗热结黄疸，足太阳经药，伤寒瘴疟安《本经》曰：治风湿，寒热，邪气，热结黄疸。湿热疸君药，诸黄佐使分，瘟黄时疾热，利小便瘕瘽瘽，病也，音勤。脾胃有湿热则发黄，而黄如橘色者，热多阳黄也；黄如烟熏色者，阴黄也。凡目白睛黄，脉涩数，中脘痞闷，小便黄腻者，必发黄也。尿闭五苓栀柏凉，阴黄色黑附推详，阳黄汗解麻连豆，便秘茵栀下大黄汗后渴而小便不利者，热结津液，身目发黄，宜五苓散加茵陈。王好古曰：张长沙茵陈栀子大黄汤治湿热也，栀子柏皮汤治燥热也。如苗涝则湿黄，苗旱则燥黄。湿则泻之，燥则润之。此二汤治阳黄也。韩祗和、李思调治阴黄用茵陈附子汤，大抵以茵陈为君主，而大黄附子为佐使，各随其寒热也。《逢原》曰：伤寒表邪未解，湿热发黄而脉浮者当用麻黄连翘赤小豆汤。内伤发诸黄五疸，见金匮要略。按：茵陈专走气分而利湿热发黄，若蓄血发黄，非此能治也。绵茵陈为上，山茵陈次之《逢原》。

梓　皮

梓皮味苦寒，疗火毒黄疸《本经》下品，利太阳经药，阳明湿热完《逢原》曰：梓白皮，能利太阳、阳明经湿热，仲景麻黄连翘赤小豆汤用之。其治温病复伤寒饮变为胃啘者，煮汁饮之。温邪寒饮啘，疗疥痒肤疮，壮热时温病，三虫目疾黄《肘后方》：治时气温病、头痛壮热。初得一日，用生梓白皮去外黑皮，用白皮煎饮取瘥。木似桐而叶小花紫罗愿曰：屋室有此木，则余材皆不震，其为木王。可知木理白者梓也，赤者楸也。叶饲猪则肥大。

黄　瓜

王瓜根味苦《本经》中品，去湿火儿疸，解酒黄通乳，除消渴性寒《月令》四月王瓜生，即此也，又名土瓜。治黄疸变黑，导大便肠宽，去瘀通经闭，天行热疾安仲景：治阳明热结，大便不通，削王瓜根为导即通，或捣汁灌肛门亦通。治黄疸变黑，土瓜根汁平旦温服一升，午刻黄水从小便出。苏颂曰：小儿发黄，土瓜根生捣汁服三合，不过三次，效。《杨氏方》：治乳汁不下，以土瓜根为末，酒服，行。藤治噤口痢，子疗咳痰红，反胃同平胃，落胎畅耳聋治噤口痢，用王瓜藤烘研敷脐有效。丹溪方：治反胃吐食。马雹儿灯上烧存性，一钱，入好枣肉，平胃散末二钱，酒调服，食可下。即野甜瓜治耳聋，王瓜根同鲜艾捣塞。《逢原》曰：王瓜产于南方者，禀湿热之气最甚。患疮肿痈毒者，食之转甚。产北地者得春升之先根，止渴去黄有效。

鲜　皮

鲜皮味苦寒《本经》中品，去湿热中宽，性燥行脾胃，除黄酒谷疸甄权曰：解五种黄疸病，乃热黄、酒黄、急黄、谷黄、劳黄、热毒、恶风疮疥、风癣赤癞、眉发脱落。能除风湿痹，行步屈伸难，去死肌疮癣，阴中肿痛安时珍曰：白鲜皮气寒，善行。味苦，性燥。足太阴、阳明经去湿热药，兼入手太阴、阳明。治诸黄风痹也。恶桔梗、茯苓、萆薢。

附　子

附子需川胜《本经》下品，行心肾命门，味辛甘有毒，性大热还元好古曰：入手少阴三焦命门之剂。其性走而不守，非若干姜止而不行。卢复曰：乌附乃气化之物，而复能化气，绝无一点阴翳。唯可对待有形阴寒，一假真阳，真有另辟乾坤，贞下起元意。附子川中产者最胜。**温经散大寒，冷厥白青看，益火消阴翳，纯阳冷痛安**寒厥冷近肘膝，手爪青白色宜附子。洁古曰：益火之源，以消阴翳，则便溺有节。**治柔痉冷疝，督脉脊腰强，短呃虚寒喘，温脾暖肾阳**好古曰：治督脉病，脊强而厥。《本经》曰：治寒湿踒躄，拘挛膝痛，不能行步。破坚癥、积聚。时珍曰：治三阴伤寒，寒厥阴毒，阴痉自汗，大疟夜发，久痢虚寒，呕吐反胃，痈疽久溃，不敛久漏，冷疮。《逢原》曰：暖脾胃、补命门而救阳虚。除心腹腰膝冷痛，开肢体湿痹，疗伤寒、呃逆、寒疝。治儿脾弱慢惊。李东垣治冯翰林侄阴盛格阳伤寒，面赤目赤，烦渴引饮，脉来七八至，但按之则散。用姜附汤加人参半斤，服之得汗而愈。此神圣之妙。**直走三焦药，通行十二经，温邪热厥忌，火毒孕伤形**元素曰：附子大辛大热，气厚，味薄，浮中沉，无所不至。张璐曰：伤寒先头痛发热，七八日后热传三阴，而见手足厥冷，爪赤，脉沉数有力。此为热深厥深之热厥，忌附子。又温疫热伏厥逆与阴虚火郁于内而恶寒者，忌用。《别录》曰：治脚气冷弱，大热毒，堕胎，百药长。**阴寒生附峻，发汗桂枝姜，熟附麻辛草，驱寒表里扬**生用则散阴寒，熟用则助真元。戴原礼曰：附子无干姜不热，得甘草则性缓，得桂则补命门。李焘曰：得生姜则能发散。希雍曰：附子得生姜桂枝主伤寒直中阴经，温中散寒而能出汗也。赵嗣真曰：熟附配麻黄，发中有补。麻黄附子细辛汤、麻黄附子甘草汤是也。生附配干姜，补中有发，干姜附子汤并通脉四逆汤是也。**治寒霍乱癥阴疟，厥痢阴疽冷汗频，合地同参芪及附，阳回寒谷转长春**张璐节栅吴绶论曰：附子乃寒邪直中三阴要药及中寒夹阴，虽身热而脉沉细，或浮虚无力者，非此不治。退阴回阳必用之药。近世疑而不用，直待阴极阳竭而用已迟矣。且夹阴头痛足冷，上热下寒，阴邪内盛，阳气外衰，急需人参健脉以益其原。佐以附子温经散寒，舍此不用，将何救之？《三因方》：治厥冷脉微自汗，肾中之阳虚寒，则用熟地、附子；卫外之阳虚寒，则用黄芪、附子；脾中之阳虚寒，则用人参、熟附。

周慎斋曰：脉浮大，冷汗出，立死。脉沉微者，危。**三阴厥冷沉微脉，主少阴寒四逆汤，救肾阳衰需附子，参苓术芍附回阳**仲景曰：少阴经寒邪，脉沉细无力，但欲寐，不口燥，手足厥冷或下利清谷者，急温之，四逆汤，附子、干姜、炙甘草也。少阴病，脉微细，但欲寐，得之一二日，口中和，背恶寒者，当灸之。宜附子汤。又治少阴病，脉微细，但欲寐，身痛，手足寒，骨节痛者，附子汤主之。熟附、人参、茯苓、白术、白芍也。张景岳曰：今之用附子者，必待势不可为、必不得已，然后用之。不知回阳之功，当于阳气将去之际渐用以望挽回。若既去，之后死灰不可复然[①]矣。但附子性悍，独任为难，必得大甘之品如人参、熟地、炙甘草之类，皆足以制其刚而济其勇，斯无往而不利矣。**温行水肿通经闭，冷湿阳虚各症治，实热阴亏诸病忌，阳衰气弱化寒宜**热八味丸为阴火不足者设，六味地黄丸为阴水不足者设。好古曰：乌附非身凉而四肢厥者不可僭用。服附子以补火，必妨涸水。《普济方》：治阴水肿满。附子，童便浸三日夜，逐日换童便，捣如泥，酒糊丸，小豆大。每服三十丸，煎流气饮送下。按，寒概有三：一者，寒邪外入；二者，口食冷物；三者，阳虚气弱，化生寒也。**阴盛格阳当冷服，热因寒用胆尿冲，解乌附毒须犀角，服土黄连豆草同**少阴病，下利脉微者，与白通汤。利不止，厥逆无脉，干呕烦者，白通加猪胆汁汤。即干姜、生附子、葱白水煎，冲人尿、猪胆汁，服汤已，脉暴出者死，微续者生。时珍曰：寒阴在下，虚阳上浮，治之以寒，则阴益甚；治之以热，则拒格不纳。惟热药冷饮，则病愈。畏绿豆、犀角、童溲。《逢原》曰：凡中附子毒，生莱菔汁及黄连汤解之。《从新》曰：甘草煎汤解之，或用黄土煎汤解之。**虞抟曰：附子禀雄壮之质，有斩关夺将之气，能引补气药以追复散失之元阳**得人参能留阳气，得熟地能固肾阳定喘，得蜜炙黄芪补卫阳收汗。**引补血药以滋养不足之真阴**同六味

① 然：通"燃"，燃烧。《庄子·外物》曰："木与木相摩则然。"

地黄丸及芍药甘草附子汤。引温暖药达下焦以祛除在里之冷湿术附汤除寒湿温脾，济生肾气丸益火之源以消阴翳也。引发散药开腠理以驱逐在表之寒风如麻黄附子细辛汤、麻黄附子甘草汤，治寒邪，太阳少阴合病，发热脉沉，同生姜、桂枝能温经发汗也。盖附子既禀地二之火气，兼得天之热气以生，性质气味，无非火热毒也。究其所能退阴寒，益阳火，而除冷湿，引补气血药入命门，益真火。若非阴寒寒湿，阳虚气弱之病，误用于阴虚内热，血液衰少，温病，热病，热厥之证，靡不立危。然用附子当固有起死之功，误即有伤生之惨矣希雍。畏防风、黑豆、甘草、人参、黄芪之才。得蜀椒、食盐下达命门。畏绿豆、乌韭、童便、犀角。忌豉时珍。陕西出者名西附，体坚而外皮光洁。四川出者名川附，体松而外皮多细块。以皮黑体圆底平，八角顶大者良，川附为胜《琐碎录》言：滑台风土极寒，民啗附子如啗芋栗。此则地气使然耳。张杲《医说》载：赵知府耽酒色，每日煎干姜附子汤，吞硫黄金液丹百粒，乃能健啗，否则倦弱不支，寿至九十。他人服一粒即为害，此其禀赋偏阴故也。从前附子皆野生，力大，价高。近今附子俱是种者力薄价贱，又以盐腌减力。发散生用，温补熟用刘若金曰：先哲所谓附子益火之源以消阴翳，抑消阴翳谓何？曰：真火在水中，水不足则不能生火；又有水虚而火炽者，火不足，则不能化水；又有火微而水竭者。所谓阴翳，即火不足而水不能运化者也。虽外内之因自殊，总不出于阳虚化寒也。煎甘草汤浸附子，去皮、脐，切四块，再用童便制焙。阳虚吐血《余居士方》：鲜生地黄一斤，捣汁入熟附子片一两半，熬膏，取附片焙干，入山药末三两，以膏和丸梧子大。空心米饮下三十丸。昔葛察判妻患吐血，百药皆试，得此而愈，屡发屡效。虚火背热《摘元方》：治虚火上行，背内热如火炙。附子末津调，涂足涌泉穴。断产下胎生附子末醇酒和，涂右足心，胎下去之《小品方》。痈疽久漏《外科心法》：疮口流冷水，脓内无恶肉。用生附片衬艾火灸之。仍服内托药，自然肌肉长满。**肿疾喘满**肿因积得，既取积而肿再作，小便不利，此中焦、下焦气不升降，为寒水痞隔，故水凝而不通。用生附子一钱、生姜一片，水煎，磨沉香三分冲入，食前冷饮，则小便自通，喘满自愈《朱氏集验方》。小便虚秘，两尺脉沉微，用利小水不效者，乃虚寒也。熟附子、泽泻各一钱，俱盐水焙，灯心尺许，水煎服，即通《普济方》。**久患口疮**《经验方》：生附子捣末，入醋调，贴足心扎之。

川乌头附母，去湿冷麻风，活络轻疏性，除寒痹痛功此川乌头也，乃种附子之母。春生新附子，即采其母，性热大毒，须生姜、甘草汤泡三次。春采为乌头，治风疾别有草乌头。野生更毒，则可外用。**疝气**丹溪用乌头、栀子煎，乃热因寒用也。**足疔怪疾**两足心凸肿，上生黑豆疮，硬如疔。胫骨生碎孔，髓流出，身发寒颤，思饮酒。此肝肾冷热不调。川乌头研末敷之，内服韭子汤《奇疾方》。**乌头反半夏、瓜蒌、贝母、白及、白蔹**《逢原》。

干　姜

干姜燥热辛温散《本经》中品，**疗腹心疼冷积瘕，解太阴寒治吐利，温中达表逐寒邪**元素曰：干姜辛热，气薄味厚，可升可降。阳中之阴，味本辛散，炮之稍苦，故止而不移，能治里寒。非若附子，行而不守也。通心助阳，去脏腑沉寒，发诸经寒气，治感寒腹痛。理中汤用之者，以其温脾也。四逆汤用之者，以其回阳也。好古曰：心脾二经，气分药也。治心下寒痞，辛热燥湿，泄脾中寒湿邪气，非泄正气也。**除寒湿痹通关节，味敛姜疏咳汗停，入肺温脾治反胃，同参暖胃草温经**好古曰：服干姜以治中者，必僭上，同人参以暖胃，同炙甘草以温经。若肺寒肾亏，咳嗽气短，头汗者，五味子、干姜敛肾气，散肺寒。同用此仲景法。久服令人目暗。**消痰下气能开胃，呕痞寒凝痢色青，耗气消胎多损目，炮治胃冷守中灵**李杲曰：干姜生辛，炮苦。生则逐寒邪而发表，炮则除胃冷而守中。多用则耗散元气，盖辛以散之则壮火，食气须甘草缓之。《太清外术》言：孕妇食干姜防胎内消也。**但干姜辛热僭上，久服伤阴损目**江西均州所造白净结实者良。时珍曰：干姜以母姜宿根造之。**炭姜苦黑脉濡阴，血溢红流冷药深，止血从治甘草佐，血虚产后热相寻**吐衄血者，上溢也。崩淋者，血下流也。震亨曰：干姜入肺利气，入肾燥湿，炙黑入肝。引血药，生血。凡血虚发热，产后大热，吐血痢血，服寒凉药久不止而血色晦滞者，此血寒，胃败必当用之。又有血脱，色白天然不泽，脉濡者，宜姜灰之苦温以益血温经也。《逢原》曰：姜灰于亡血家有破宿生新，阳生阴长之义。如过用凉药，而血不止，脉反紧疾者，乃阳亏阴无所附。宜用炮姜、炙甘草治之。**凡吐衄下血，有阴无阳者，宜从治之法**时珍。**若阴虚有热，血热妄行，勿用。秦椒为使。杀半夏、莨菪毒。恶黄芩、黄连与鼠矢**之才。**生姜通肺气，发表散寒风，顺气能开胃，辛温发汗功**《别录》中品。元素曰：辛甘而温，气味俱厚，浮而升阳也。藏器曰：要热则去皮，要冷则留皮。**通神明辟恶，呕圣药调中，反胃羸姜粥，和营卫枣同**《本经》曰：能去臭气，通神明。孙真人曰：姜为呕家圣药。呕乃气逆不散，此药行阳，辛以散气也。《兵部手集》：治反胃羸弱，母姜捣汁作粥，食有效。成无己曰：姜、枣味辛甘，专行脾之津液而和营卫，用之不独专于发散也。**气禀璇星散，能疆御百邪，诛虫除冷嗽，寒热痢和茶**王安石《字说》：能疆御百邪。《春秋运斗枢》云：璇星散而为姜。杨士瀛曰：姜能助阳，茶能助阴。二物皆能消散恶气，解暑、湿、酒、食毒。**治风鼻塞寒头痛，解臭行痰气胀调，眼痔痈胎秋并忌，南乌夏菌毒鸪消**杲曰：古云秋不食姜，令人泻气。时珍曰：患目疾痔疮人勿食。患疽痈人多食生恶肉。思邈曰：妊妇食之，令子多指。又能解南星、川乌、草乌、半夏、土菌毒。鹧鸪、斑鸠、竹鸡皆食半夏苗，故并解之。**皮治表热辛凉散，上肿消兮腹胀宽，若用干生姜发汗，温中下气夜毋餐**姜皮味辛凉，能散表热。时珍曰：姜辛而不荤，去邪辟恶。早行含之，辟不正邪。夜间勿食生姜者，何也？因生姜辛温，主开发。夜则气本收敛，反开发之，则违天道矣。俗言：上床萝卜下床姜，姜开胃口，萝卜消食故也。**姜汁中风竹沥同，诸经络脉涤痰空，功专止呕除脾疟，勃藕梨童噎膈通**姜汁辛温润，专止呕，走经络，同竹沥去热痰。治痰在皮里膜外、经络者用效。《易简方》：治脾胃停寒痰，发寒热疟疾。用鲜生姜捣自然汁一酒杯，露一夜，发日五更服。单方除噎膈反胃，用生姜汁同勃脐汁、藕汁、韭汁、人乳、竹沥、童便、蜂蜜、蔗汁，随症用之。反胃有虫，饮驴尿。

吴萸

吴茱萸色绿《本经》中品，**燥热苦辛并，主厥阴寒气，平肝胃肾行**权曰：气燥热，有小毒，味苦辛。中梓曰：吴萸辛散燥热，入厥阴经，居多脾肾。其旁及也，闭口者，毒，勿用。**苦泄辛能散，温中降浊功，重阳灾厄解，下气滞流通**宗奭曰：此物下气最速。费长房谓桓景曰：九月九日，汝家有灾厄，各作绛囊盛茱萸，系臂上，登高，饮菊花酒，可免。举家登山，夕还，见鸡犬牛羊，一时死矣。杲曰：浊阴不降，厥气上逆，咽膈不通，食则令人口开目瞪。阴寒隔塞，气不得上下。此病不已，令人寒，中腹满，膨胀下利，宜以吴萸之苦热泄其逆气。用之如神，诸药不可代也。不宜多用，恐损元气。**祛寒厥痢阳回暖，痞满胸膨冷胀宽，燥湿除酸治滑泻，萸连呕泻转筋安**好古曰：冲脉为病，逆气里急，宜此主之。震坤合见，其色绿，故仲景吴萸人参生姜大枣汤，治厥阴病干呕、吐涎沫、头痛者，阳明病食谷欲呕者，少阴病吐利烦躁者。又治厥阴厥利阳衰，手足厥冷，少腹痛，下利者。又当归四逆汤，有加吴萸生姜者之法。《兵部手集》：治酸水上攻如浓醋，用吴萸一钱，汤泡，水煎服。近有人心如螫破而吞酸，服效。《孙氏方》：治老人多年患脾泄，谓之水土同化，用吴萸盐汤泡服。《圣济总录》：治寒邪转筋入腹，用吴萸汤泡酒煎服。左金丸：治寒暑不调，霍乱转筋吐泻者，又治暑湿挟滞，赤白下利者。再治肝气作痛，呕吐酸苦绿水者。用川黄连（姜汁炒）、吴茱萸（盐汤泡），水煎服，或炒研，水滴为丸服。其萸连分两，随时随症酌配。**背冷呕酸头痛茯，冲心脚气疝姜轻，非寒滞忌防昏目，解郁寒疼哕呃平**时珍曰：吴萸治厥阴病呕涎头痛，亦治三蛔腹痛。《朱氏集效方》云：中丞常子正苦痰饮，每食饱或阴晴节变率同，十日一发。头疼背寒，呕吐酸汁，即伏枕数日不食，服药罔效。后得吴仙丹服，遂不复作。每遇饮食过多腹满，服丸便已。少顷小便作吴萸气，酒饮皆随小便去。其方用吴萸汤泡七次，茯苓等分，为末，炼蜜丸梧子大。每服五十丸，熟水下。**但辛热走气动火昏目**时珍。**凡病非寒滞者，忌服**孟诜方：治脚气冲心。用吴萸、生姜捣汁饮，甚良。《肘后方》：治寒疝往来。吴萸一钱，生姜五分，酒煎服，效。刘若金曰：厥阴之所宣者，本于至阴肾也。厥阴之达其气以为用者，本于太阴脾也。则吴萸所主，本于厥阴，而畅水中之覆阳，降土中之滞阴也。喉舌口疮，醋调制吴萸末，贴两足心便愈。**蓼实为使。恶丹参、消石。畏紫石英**之才。**粒小色绿，开口者良。滚汤泡去苦烈汁用，或盐汤泡用。腹中癥块**吴萸一升，捣和酒煮熟，布裹熨癥上，冷则更炒熨癥。姚僧垣《集验方》。**骨在肉中不出**咀吴萸封之，骨当腐。出《食疗本草》方。**怪证**夏子益方：治寒热不止数日，四肢坚如石，击之似钟磬声，日渐瘦。与吴萸、木香等分，煎汤饮之渐愈。**闭口者有毒，勿用**思邈。

肉　桂

肉桂辛甘味《本经》上品，**生交趾最良，芳香油紫色，性大热纯阳**桂味辛甘，色紫润者良性。大热，有小毒。气味俱厚，纯阳也。**补命门阳弱，行营分肾肝，消阴凝益火，去痼冷沉寒**元素曰：治沉寒痼冷，去营卫中风寒，下部腹痛。好古曰：入肝肾血分，补命门不足。能益火消阴。**疗脚痹疏通，温筋血脉融，能宣导百药，忌血热生葱**

《别录》曰：桂宣导百药，温筋通血脉。甄权曰：疗脚痹不仁。杲曰：气之薄者，桂枝也。气之厚者，桂肉也。气薄则发泄，桂枝上行而发表。气厚则发热，桂肉下行而补肾。辛能润肾，开腠理，致津液，通气也。血热证忌桂。用桂忌用诸葱。**辛温散结通关节，疗腹寒癥疝痛深，酒桂椒姜冷痹熨，治痱语蹇中风瘖**治风痱语言不明，手足软弱。刘守真地黄饮子中用之。《千金方》：治中风失音，用桂末水煎服。又治中风口㖞斜，桂心酒煎，软布蘸湿，左斜榻右，右斜榻左。类明曰：上焦蓄血多因热。若下焦蓄血，则是寒凝而血不流行也。桂辛热润肾，能去下焦蓄血，治奔豚痛之因于寒者，配四物汤和血而去血分之寒邪。**血痢寒凝调桂芍，奔豚肾气桂苓行，阳衰阴盛虚迟脉，引火归原血喘平**奔豚气乃肾积虚寒，发则气从少腹直攻心下而痛。当用肉桂、茯苓。寒凝血滞致血痢，血色晦不鲜，当用肉桂、白芍、甘草。时珍曰：桂治阴盛阳衰失血。《肘后方》：治阴乘阳吐血，桂心末三分，新汲水调服。《逢原》曰：脉虚无力者宜，阴虚失血，脉弦细数者，忌服。**桂心活血以温中，入里寒凝痃癖通，九种心疼腰膝冷，扶脾润肾抑肝风**《别录》曰：利肝肺，止腰腹寒痛。甄权曰：除九种心痛，腹内冷瘀痛，气疼。刘云密曰：心为火，主气者，火之灵也。心主血脉，脉者，血之府也。故桂入心，补阳以和血而祛寒也。曾世荣曰：治儿慢惊风及泄泻用五苓散者，以内有桂能抑肝风，扶脾土也。《医余录》：治赤眼肿痛而脾虚不能饮食，脉肝盛脾弱者，用温平药中稍加桂，制肝而益脾也。**痈疽痘毒能温托，引血成脓化汗功，舌赤温斑昏衄忌，伤胎动血杀三虫**同丁香治痘疮，胃虚灰白不发。东垣曰：桂心入心，引血化汗，调和营卫，通利血脉。为排脓要药。又曰：结积阴症，疮疡寒气覆其疮上，当少用桂心消其浮冻之气也。丹溪曰：桂心入二分于补阴药中，则能行血。药凝滞而补肾也。甄权曰：桂味辛散，能通子宫而破血消癥，下胞衣。《别录》曰：能堕胎。庞安常云：炒过不损胎。舌色赤，神昏发斑鼻衄者，血分大热，忌桂。**盖桂益火消阴，有温通血脉之功，又通阴跻督脉**《逢原》。

但桂性偏阳，若阴虚血热者，忌用《经疏》。忌生葱、石脂。得人参、甘草、麦冬调中益气，见火则无功之才。解蛇蝮毒时珍。杀草木毒大明。治食果腹胀，解闭口椒毒气欲绝，身冷，或出白沫，煎桂汤，冲井水服《梅师方》。癖块肉桂末，石灰掺膏贴。熨阴痹熨寒痹时痛而皮不仁，肉桂心、干姜、川椒㕮咀，渍醇酒中，再用软布棉絮并纳酒中，以甕置马矢煴中封涂，勿泄。五日取出，以布絮晒干，复置酒瓮，以收尽其酒。取出，再晒干。先刺寒痹痛穴，后用生桑枝炙桑炭，火炙布絮以熨寒痹痛处。《灵枢经》法。交趾桂最佳体松皮直起花，紫肉黑油，味甜多辣少，今难得。其次蒙思桂、安南桂体略松，皮直有花，紫肉黄油多，黑油少，味甜少辣多，可用。东京桂相仿，可用姚桂、浔桂俱体重皮不直有花，皆做上，其味甚辣略甜，可外用。洋桂云南桂体皆坚重，切开白点起丝，味苦辣稠腻。麻舌勿用。

广艾

广艾苦辛芳《别录》中品，肝脾肾肺行，生温干熟热，辟鬼性纯阳时珍曰：味苦兼辛，性鲜温熟热，可升可降，纯阳也。入肝脾肾及肺经。能回垂绝返元阳，灸透诸经气血行，合麝丁香针冷痹，温中利窍用陈良以艾捣绒，同丁香、麝香末，纸卷作针爆样封固。用时以火点着，针痛处。士材曰：辛可利窍，苦可疏通。故气血交，理也。正疗三阴祛冷湿，从治吐衄止崩中，除寒腹痛肠红痢，胶艾安胎暖子宫时珍曰：艾性纯阳，故可以取太阳真火，可以回垂绝元阳。服之，走三阴而逐一切寒湿，转肃杀之气为融和。灸之，则透诸经而治百种病邪，起沉疴之人为康泰，其功亦大矣。蕲州艾灸酒坛能透，用良。然吐衄血崩虚火者，宜从治法。四生丸：生荷叶、侧柏叶、鲜生地、鲜艾叶各等分，捣为丸如鸡子大。每用一丸，百沸汤泡，去渣服之。《金匮要略》：治妊娠下血及半产后下血不绝者，皆用芎归芍地四物汤加阿胶、艾叶、甘草，水煎服。又阿胶、艾叶治寒滞血痢者有效。盖艾性燥热，治一切寒湿及妇人虚寒，胎孕不育，湿郁带漏者宜之。然阴虚血燥生热者禁与《经疏》。香附苦酒为之使时珍。辟邪止痛艾子同干姜服。寒湿脚气，艾绒夹入袜内，老人气衰脐冷，入布兜之。灸阴发背初起《李兵部集》。擦风瘙痒疹，煎服宜鲜者。妇人丸散用，醋煮干杵末用之。产蕲州者胜。用陈久者良端午采艾插户辟疫。

石 英

紫石英无毒《本经》上品，能温血益肝，辛甘暖气味，定悸镇心安时珍曰：紫石英入心肝血分，上能镇心，重以去怯也。下能益肝，湿以去枯也。其性暖而补，故心神不安、肝血不足及女子血海虚寒不孕者，宜。疗十年无子，风寒在子宫，餐之能有孕，暖血海和融《逢原》曰：定惊悸，安魂魄，摄逆气。女子经阻，色淡不孕者，宜之。若血热色紫黑者，忌之。似坎离交会，经停色淡施，阴虚火旺忌，血黑紫非宜《本草述》曰：卢之颐举似坎离交会，此一语与《本经》及《别录》主治证庶几能中。病情是水合于火而气生，火合于水而气化，即所谓坎离交会也。畏附子。恶黄连之才。色淡紫，五稜莹徹者佳。经火则有毒，生研极细，水飞三次用《逢原》。

硫 黄

石硫黄有毒《本经》中品，性大热纯阳，补命门真火，酸咸味色黄时珍曰：硫黄禀大热之性，赋纯阳之精，能补命门真火不足。且其性虽热，而疏利大肠，又与燥涩者不同。盖亦救阴寒妙药也。治阴寒制用，返滞复还清，化魄消阴翳，壮阳道暖精好古曰：如太白丹、来复丹，皆用硫黄佐以消石。至阳佐以至阴。与仲景白通汤佐以人尿、猪胆汁大意相同。所以治内伤生冷，外冒暑热，霍乱诸病能去。格拒之寒，兼有伏阳不得，不尔如无伏阳，只是阴证更不必以阴药佐之，何也？硫黄亦号将军，功能破邪归正，返滞还清，挺出阳精，消阴化魄。擅破邪归正，除寒湿利肠，治疽消冷癖，久服血阴伤《逢原》曰：久服伤阴，大肠受伤，多致便血症。有救阳衰痼冷功，虚寒泄痢蜡矾同，能除脚膝疼无力，冷呃硫烟嗅鼻中宗奭曰：治下元虚冷，元气将绝。久患寒泄，脾胃衰弱，垂命欲尽，服之有效。中病便已，不可更服。《普济方》：治元脏冷泄，腹痛虚极。石硫黄一两，黄蜡溶为丸，梧子大，每服五丸，新汲水下。一加青盐二钱，蒸饼为丸，酒下。孙尚药秘朝真丹：治气虚暴泄日夜三十余行，腹痛不止。石硫黄二两，枯白蜡半两，研细水浸，蒸饼丸梧子大，朱砂为丸，每服十五丸，盐汤送下。阴毒伤寒同艾援，虚寒水肿煅硫通，年高冷秘硫姜半，疗疥疮虫久服凶《医方摘要》：治因冷呃逆，硫黄烧烟，鼻吸呃止。《本事方》：治阴症冷极，厥逆烦躁，腹痛危极，脉脱危甚。舶上硫黄为末，艾汤调服二钱，得睡汗出而愈。若急痧、脉伏、腹痛、手爪紫，忌用。《逢原》曰：虚寒阴水腹肿，水道不通。金液丹服之即效。《和剂局方》：石硫黄制一两，蒸饼一两，水浸为丸梧子大，每服三十丸，空心米饮下。制法载《纲目》。《局方》：治老人冷闭，石硫黄柳木搥研细，制半夏等分为末，生姜自然汁调，蒸饼和杵为丸梧子大，每服十五丸。时珍曰：硫黄性猛毒，为七十二石之将，故号将军。孙升《谈圃》云：硫黄性大热，毒，火炼服之多发背疽。《泊宅编》云：金液丹乃硫黄炼成纯阳之物，有痼冷者相宜。韩文公作文戒服食，而晚年服硫黄而死，可不戒乎？《夷坚志》云：唐与正能以意治疾。吴巡检病不得溲，卧则微通，立则不能涓滴。用通利药不效。唐问其平日自制黑锡丹常服，因悟曰：此必结砂时，硫飞去，铅不死，铅砂入膀胱。卧则微偏重，犹可溲。立则正塞水道，故不通。取金液丹三百粒，分为十服，煎瞿麦汤下，铅得硫气则化。累累水道下，病遂愈。但暑热泻痢切勿投，急痧腹痛脉伏爪紫必需忌用《经疏》。按：硫能干汞，见五金则黑，得水银则赤独孤滔。曾青为之使。畏朴硝、细辛、铁醋之才。《逢原》曰：人身阴常不足，阳常有余。若非真病虚寒，岂可服毒热之物？按：有久服硫黄，人渐细小之例。石顽亲见李尧占服此数年，临毙时缩小如七八岁童子状。热能消烁也。番舶倭石硫黄最良。土硫黄辛热腥臭，止可入疮药，不可服饵。以萝卜剜空入硫黄、稻糠，火煨熟，去其臭气。又紫背浮萍再煮，消其火毒。以皂荚汤淘之，去其黑浆。或入豆腐中煮七次用之。

阳起石

阳起石咸温《本经》中品，行经肾命门，治腰疼膝冷，止带固精存时珍曰：阳起石，右肾命门气分药也，下焦虚寒者宜用之，然非久服之物。化雪性升扬，阴寒体用良，治茎冷湿痹，益气壮元阳云母石根也，出齐州阳起山。虽大雪遍境，此山独无。以阳起石藏伞顶，烈日当中伞举不堕。《逢原》曰：黑锡丹用此，正以补命门阳气不足也。阴虚火旺者忌用。外散喉风肿，虚寒大便溏，与阳能续嗣，忌火旺阴伤《别录》曰：消水肿，疗茎头寒，阴下湿痒，令人有子。张子和曰：喉痹，相火急病。相火，龙火也，宜以火逐之。一男子缠喉风肿，表里皆药不能下。以凉药灌鼻中，下十余行。外以阳起石（煅赤）、灶心土等分研细，日以新汲水调扫百遍。三日热始退，肿始消。此亦从合之道也。希雍曰：同补命门诸药，治阴痿不起，精寒无嗣。服之令阳道丰隆，使人有子。总治男子九丑之疾。若阳痿属于失志火郁者，忌用之。破石瘕凝血，阴癥腹痛安，治阳痿不起，暖妇子宫寒石瘕块乃寒客子宫，状如怀子，经水不行。《本经》：治崩中漏下，阳衰不能摄阴血也。破子脏中血。癥瘕结气是指阴邪蓄积而言，用阳起石之咸温散其所结，则子脏安和，孕自成矣。按：阳起石性温而升，阴虚火旺者禁之。恶菌桂、泽泻、雷丸、菟丝子。忌羊血之才。以云头雨脚鹭鸶毛，滋润色白者良《从新》。研细水飞用之。火煅则有毒。

钟乳石

钟乳石甘温《本经》上品，纯阳暖命门，行阳明气分，大壮下焦元《内经》云：石药之气焊。希雍云：味甘辛，气大温。其性得火则有大毒也。用益精明目，强阳补气功，阳充通百节，利九窍圆融《逢原》曰：钟乳乃山灵阳气所钟，故莹白中空，纯阳通达。时珍曰：乃阳明经气分药也。其气慓疾，令阳气暴充，食倍体壮。味者得此，益肆淫泆，精竭火炽，发为淋渴，变为痈疽。是果乳石热毒之过欤？抑人之自取耶。石窍之灵液，山身气脉通，阳洞真气结，色白亮中空之颐曰：钟乳石乃山之灵液，具山之全体者也。故功力勇悍，色白亮，中空为上。若黄赤色或类死灰色，重浊顽实，必生阴蜜，有蛇虺之毒，误服则伤人。脚弱寒疼止，治劳嗽吸烟，梅疮成结毒，烂鼻蚀阳痓《宣明方》：治劳嗽胸膈痞满，焚香透膈散。用鹅管石、雄黄、佛耳草、款冬花等分为末。每用一钱，安香炉中，焚之。以筒吸烟入喉中。外科治广东疮结毒、烂鼻梁、蚀阴户、蚀阴茎，五宝丹用之。慓悍与阳种子功，阴痿不举壮标雄，荒淫不节伤精气，火炽痈淋浊病凶服钟乳一月后身体壮热，绕脐肉起，此为得力。种树书云：凡果树作穴，纳钟乳末少许，固密，则子多而味美，纳少许于老树根皮间，则树复茂。而钟乳益气，令人有子之说信然。除哮定喘冷痰清，疗肺阳衰咳逆平，忌术参兮能下乳，治肠冷滑摄寒精《逢原》曰：本经主咳逆上气者，取其性温而镇坠之，则气得归原而病自愈。其通百节，利九窍，下乳汁者，皆取甘温助阳，色白利窍之力也。《相感志》云：服钟乳人忌服参术，犯者多死。忌羊血。畏紫石英。恶牡丹、元石。蛇床为使之才。忌火煅，以甘草、紫背天葵同煮一伏时，杵粉入钵研细，水飞澄过，磁器收之。

火　硝

火硝性暖升《本经》上品，破积散坚癥，味苦辛咸合，水中火气腾。除邪寒热解，吐利腹中疼，伏暑并伤冷，治交错病能来复丹：治伏暑伤冷，霍乱吐利，腹疼里寒外热，泄泻如水之要药。方用火硝、硫黄、元精石、五灵脂、青皮、陈皮，为末，醋糊丸。但小便赤涩不利者忌用。刘云密曰：火硝能治火之郁郁者，多属气分。味咸苦而辛胜正以达火之用也。升散三焦之火郁，调和脏腑去寒凝，从治障翳并喉痹，妙用依凭佐使称时珍曰：朴硝属水，味咸而气寒。其性下走，阴中之阴也，故能荡涤肠胃积滞，折治三焦邪火。消石味辛带苦，微咸而气热属火。其性上升，水中之火也，故能破积散坚，升散三焦火郁，调和脏腑虚寒。《逢原》曰：治诸寒热交错之病，与硫黄同用，即配偶二气，均调阴阳，治冷热缓急之病。盖硫黄之性暖而利，其性下行。硝石之性暖而散，其性上行。一升一降，此制方之妙也。煅制礞石则除积滞痰饮也。《三因方》：治寒喉痹、缠喉风。玉钥匙散：焰硝六分，白僵蚕二分，片脑一分，硼砂五分，共研细吹之。麻痧喉痛忌用。镕硝伏火须甘草，化石能销七二零，若得陈皮疏爽性，石淋水服佐葵灵时珍曰：镕化火硝，投甘草入内即伏火结定，得陈皮性疏爽。《抱朴子》曰：能销柔五金，化七十二种石。《灵苑方》：治石淋小便不通，少腹急痛。用生硝石，研末。每服一钱，葵子末煎汤。急淋则以冷水化硝服。张三丰方治内外障翳，或三五个月不效，好焰硝铜勺镕化一钱。飞黄丹一分，片脑一分，研极细，每点少许，神效。内虚散光忌用之。额黑女劳疸，晡时热恶寒，便溏而足热，腹满黑疸难《金匮》。大麦粥汤调，明矾末火硝，身黄从尿出，大便黑疸消《金匮要略》：治女劳黑疸，日晡发热恶寒，膀胱急，少腹满，身目黄，额上黑，足下热。因作黑疸，腹胀如水，大便黑，时溏，非水也，腹满者难治。自大劳大热交接后，入水所致。硝石、矾石（烧）等分，为末。以大麦粥汁水和服，方寸匙日三服。病随大小便去，小便黄，大便黑也。古名消石，今名火硝。但火在上忌用，热内结禁之。劳病喉癖勿点，火为之使。恶苦参菜。畏女苑、杏仁、竹叶。

樟脑

樟脑味辛香《纲目》，除疯癣疥疮，能通关利窍，性热散升阳时珍曰：樟脑属阳，与火硝同性。水中生火，其焰益炽，辛热香窜，禀龙火之气。去湿杀虫，此其所长。烧烟辟壁虱、蛀虫。用水中然火，烟熏中恶甦[①]，同乌头合醋，脚气足心涂《逢原》曰：中恶猝死，樟木烧烟熏，待醒用药。《医林集要》：治脚气肿痛。樟脑二两，乌头三两，为末，醋糊丸弹子大。每置一丸于足心踏之，下以微火烘之，衣被覆围，汗出为效。驱寒湿杀虫，利滞气之功，齿痛牙虫蛀，黄丹大皂同《选奇方》：治牙虫痛。樟脑、黄丹、肥皂（去核）等分，研匀，蜜丸塞牙蛀孔。治阴疽初起，樟脑雄黄掺贴。以樟木切片，井水煎成熏衣箧，辟蛀虫。

烧酒

烧酒性纯阳《纲目》，甘辛大热行，从治洗赤目，体热用能凉烧酒自元朝始创造，又名火酒。除咳嗽清痰，温中腹痛拈，能消寒积疟，冷气痛同盐时珍曰：烧酒得火则燃，纯阳毒物也。面有细花者真。其味辛甘，升扬发散。其气燥热，胜湿祛寒，故能开拂郁而消冷积，通噎膈而散痰饮。治泄疟而止冷痛也。冷气痛心疼，烧酒入飞盐，饮即止。张璐曰：臭恶、急痧、腹痛误用即危。冷噎膈先尝，辛开郁结行，祛寒毋久饮，腐胃烂柔肠时珍曰：过饮败胃伤心，甚则黑肠腐胃而死。袖按：

---

① 甦：同“苏”。

过饮火酒久，其人胸膈觉炙辣痛，则胃烂人将毙。按：烧酒大热辛，先入肺。燥肺耗血，大肠受尅，故大便燥结。与蒜同饮发痔。忌生姜同食昶闻人饮糖烧酒极多后，吃烟火自咽出，立毙。酒糟行瘀止痛，温中化食。味辛，罨伤损功解腥，洗冻疮。

羊藿

淫羊藿味辛《本经》中品，润肾性温芬，疗冷风劳气，四肢木不仁不仁谓麻木，不知痛痒也。益气力生郎，坚筋骨膝强，治偏风不遂，暖肾命门阳时珍曰：羊藿味甘辛，气香，性温，能益精气。乃手足阳明三焦命门药也。真阳不足者宜之。《圣惠方》：治偏风不遂，仙灵脾浸酒服，即淫羊藿。但阴虚失精，相火易动者忌之。山药为使，得酒良。羊油焙用时珍曰：生大山中，一根数茎。茎粗如线，高一二尺。一茎两桠，一桠三叶。叶长二三，寸如杏叶。面光背淡，有细齿，甚薄。有微刺者乃真。病后青盲日近者可治。仙灵脾五钱，淡豆豉五十粒，水煎服，二次愈。

丁香

丁香燥热味辛芳宋《开宝》，朝食难消暮吐姜，疗胃寒疼除呕哕，祛邪辟恶性纯阳时珍曰：辛热。好古曰：纯阳，入肺肾胃三经。《摘元方》：治反胃，朝食停滞至暮吐者。丁香研末，以甘蔗汁、姜汁和丸莲子大，噙咽之。《逢原》曰：丁香温胃进食。治寒呕冷泻，下利白沫要药。好古曰：丁香、五味子、广茂，同治奔豚气。时珍曰：哕者干呕，而有声呃逆者，气自脐下冲脉直上，作呃忒蹇逆之声也。虚寒冷呃佐参良，痘白灰低起发扬，热呕难施火呃忌，除壅胀满滞消行虚寒呃冷用丁香。呃声低短者，危也，加人参。痰，加半夏。气滞，加陈皮。若实呃，大便不通，热呃，口渴，呃高声连续者，忌用丁香。张璐曰：《济生方》治呃逆，专取柿蒂之涩，以敛内蕴之热。丁香、生姜之辛，以散外遏之寒。得寒热兼施之妙也。**泄肺温脾能进食，牙疳臭痛骨槽风，壮阳暖肾并阴户，白痢除消蟹积空**牙痛久用寒凉，齿䘌臭烂，牙紧闭者，宜丁香。若走马牙疳火症，忌用。**按：丁香燥热，僭上伤目，非虚寒者，忌用。畏郁金。忌炒**雄者颗小，名公丁香。雌者颗大，名母丁香，即鸡舌香。

芦　巴

胡芦巴苦温宋《嘉祐》，**阳气引归元，肾脏丹田暖，纯阳入命门**时珍曰：胡芦巴，右肾命门药也。元阳不足，冷气潜伏，不能归元者，宜用之。**膀胱寒湿痢，少腹冷疼痃，楝戟茴萸附，奔豚疝坠偏**张璐曰：小肠奔豚偏坠及少腹有形如卵，上下走痛[①]不可忍者，用胡芦巴丸。肾气不归，上热下寒，厥逆呕吐者，用黑锡丹。皆与金铃子一寒一热同用，其导火归元之功可知。局方胡芦巴丸：胡芦巴八钱，茴香六钱，巴戟（去心），川乌头（炮，去皮）各二钱，楝实（去核）四钱，吴萸五钱，并炒为末，酒糊丸梧子大。每服十五丸，小儿五丸。盐少许，酒下。**按：相火炽盛，阴血衰少者禁之**《经疏》。**出岭南番舶上者良。淘净，盐水炒或酒焙。**

茴　香

大茴香下气，止痛暖丹田《唐本草》，**入肾辛温燥，膀胱冷疝痃**好古曰：入手足少阴、太阳经。时珍曰：茴香同生姜治脾胃虚冷，能开胃进食。茴香得盐，引入肾经，发出邪气，肾病不生。治小肠疝气有效。**疗小肠偏坠，兼开胃食增，阴丸㿗疝肿，肾气胁攻疼**孟诜：治小肠

① 痛：原作“通”，据《本经逢原·胡芦巴》改。

气，猝肾气冲胁，如刀刺痛，喘息。用茎叶，生捣汁，冲热酒服。邓才：治疝气偏坠。用大茴香末一两、小茴香末一两，和匀灌入牙猪尿胞，以酒煮烂，捣丸，服三钱。多食昏目发疮。若下焦多火，阳强易举者，忌用。大茴产壬夏，大如麦粒，细稜而轻。小茴即时萝，小如粟米，性平。辟蝇解臭，食料宜之。舶茴香八角，一瓣一核。黄褐色，性热。治疝食料皆用。

荔枝

荔果甘酸性热阳宋《开宝》，治瘤赤肿益颜光，除寒健气能增智，止呃消疔发痘疮震亨曰：荔枝属阳，主散无形质之滞气。故瘤赘赤肿者用之。杨拱：治呃逆不止。荔枝七个，连皮核烧存性，为末。白汤调服，立止。闻人规《痘疹论》：治痘疮不发。荔枝肉浸酒，并食之。荔枝甘温涩入肝，暖能散滞气行宽，治㿗疝肿囊疼冷，血气寒凝刺痛安时珍曰：荔枝核入厥阴，行散滞气。其实双结，而核肖睾丸，故其治㿗疝卵肿，有述类象形之义。荔枝核、茴香、青皮等分，炒研，酒服二钱。治寒疝，消卵肿。鲜者多食发热，烦渴口碎龈痛《妇人良方》：治妇人气血刺痛。用荔枝核（烧存性）半两、香附（炒）一两，为末，每服二钱，盐汤米饮任下。壳治痘疮出不爽快煎汤饮之。若多食鲜荔枝肉则醉，壳浸水饮解。

蛇床

蛇床子补肾《本经》上品，气味苦辛温，壮火强阳事，三焦至命门士材曰：去足太阴之湿，补足少阴之虚，强阳颇著，奇功也。止带藏阴暖子宫，阴中疼痒胀宽松，除风湿痹腰酸痛，擦癣治疮肿及虫治阴中冷，赤白带，阴痒。研末，绵裹，纳阴户即痊。但肾火易动者，勿用。恶牡丹、贝母、巴豆。

荜茇

荜茇胃之肠宋《开宝》，温中下气行，治头疼呕泻，性热味辛香宗奭曰：荜茇走肠胃冷气，除寒呕吐，心腹满痛。气痢同牛乳，除牙痛鼻渊，阳明浮热散，心胃冷疼痊时珍曰：荜茇为头痛、鼻渊、牙痛要药。取其辛热，入阳明经，散浮热也。唐贞观中，上以气痢久未痊，服名医药不应，有卫士进方黄牛乳煎荜茇饮，御服即效后，每试于虚冷者必验。然辛热耗散，动脾肺之火，多用昏目。醋浸刮去皮子，免伤肺上气。

川椒

川椒性热味辛香《本经》中品，散肺寒邪止嗽汤，除湿温脾治痛痹，功能暖补命门阳《逢原》曰：川椒乃手足太阴、少阴、厥阴气分之药。《岁时记》言：岁旦饮椒柏酒以辟疫疠。椒乃玉衡星精也。吴猛真人云：椒禀五行之气而生，叶青，皮红，花黄，膜白，子黑，气香，性下行，能使火气下达也。攻癥止呕伏蛔虫，宿食消行水肿通，引火归原平肾气，虚寒久痢泻收功戴原礼曰：凡人呕吐，服药不纳者，必有蛔在膈。闻药则蛔动，动则药出而蛔不出。当于止呕药中，加椒十粒。盖椒味辛，蛔见椒则头伏也。同乌梅除蛔厥痛。叔微云：肾气上逆，惟川椒引之归经则安。冷痢宜平胃散加椒红、茯苓、枣肉为丸服效。下气温中腹痛安，三焦冷滞饮消完，调和血脉通关节，脉软腰疼喘足寒《逢原》曰：一人腰痛痰喘，足冷如冰，六脉洪大，按之却软，服八味丸无功。用椒红、茯苓蜜丸，盐汤下，二十日而安。椒目惟从渗道行，消诸水肿喘能平，阴虚火旺须当忌，闭口伤人久失明丹溪曰：椒属火，有下达之能，服之既久，则火自水中生。故单服椒久者，无不被其毒也。又单服椒久者，目丧明。得地黄汁能调养真元，同白茯苓平肾气上逆。闭口椒大毒，误服之，饮地浆水可解蛇入人窍者，以刀破蛇尾，纳真川椒裹之，自出。

胡椒

胡椒热味辛《唐本草》，去冷痛如神，快膈除痰积，温中下气伸时珍曰：胡椒气热，味辛，纯阳之物。肠胃寒湿者宜之。孟诜《食疗》：治心腹冷痛。胡椒三七粒，清酒吞之，亦可水煎。反胃寒凝吐，同姜半夏丸，治牙浮热痛，呕水胃中寒《是斋方》：治反胃吐食。用胡椒、制半夏等分，为末，姜汁糊丸梧子大。每姜汤下三十丸。宗奭曰：去胃中寒饮，食已则吐水，甚效。大肠寒滑亦可用。鳖菌毒能消，鱼腥食料椒，治虫牙霍乱，绿豆热寒调《韩氏医通》：治风、虫、客寒，三般牙痛。用胡椒九粒、绿豆十一粒，研末，绵包作一个，咬定痛处，涎出吐去，立愈。《直指方》：治霍乱吐利。用胡椒四十九粒、绿豆一百四十九粒，研匀，木瓜汤调服一钱，和阴阳也。解冻汤磨墨，祛风吐利功，防生疮动血，嗜食目昏红严冬胡椒煎汤磨墨，则砚不冰。胜于火酒之秃笔也。珣曰：多食损肺、吐血。时珍曰：辛走气，热助火，多食昏目、发疮。

荜澄茄一类宋《开宝》，暖肾气膀胱，冷呃良姜佐，除寒噎蔻尝苏颂曰：治伤寒呃逆不止。荜澄茄、高良姜各等分，为末，每服一钱，水煎入酢，少许服。《寿域神方》：治噎食不纳。荜澄茄、白豆蔻等分，为末，干舐之。寒气者宜。下气能消食，温脾止呕方，为丸治反胃，吐黑汁姜汤刘云密曰：荜澄茄暖肾及膀胱气为首功，温补而下气，为此味兼长。类言温脾胃，与胡椒同。而疗肾气膀胱冷，少类于蜀椒下气同。而治阴逆下气塞者，少类于吴萸焉。《永类钤方》：治反胃吐食，吐出黑汁，治不愈者。荜澄茄为末，米糊丸梧子大。每姜汤下三十丸，日一服，后服平胃散。按：澄茄味辛苦，性微温。生南海诸国。向阴者为澄茄，向阳者为胡椒珣曰。蔓生春开白花，夏结黑实时珍曰：如腹皮与槟榔相近耳。

良　姜

良姜性热味辛芳《别录》中品，暖胃脾经冷癖行，疗瘴疟邪寒吐利，温中下气脘疼忘《逢原》曰：良姜辛热，暖脾胃，逐寒邪。杨士瀛曰：噫逆胃寒，良姜要药，人参、白茯苓佐之也。除寒噎膈宽中脘，反胃阳衰腹痛痓，冷气疼兮香附佐，恶心忽呕水清涎《千金方》：治心脾冷痛。高良姜（微焙），研末，米饮服一钱，立止。若因怒，得加香附末二钱。若胃火作呕泻，忌用。出岭南高州者，良。红豆蔻温辛，治寒吐泻瘴，能消食解酒，止冷痛如神高良姜之子也，瘴病也。《从新》曰：温肺醒脾，燥湿散寒。然豆蔻、良姜多服动火伤目、致衄。土产良姜鲜捣汁服，泻寒滞。

刀　豆

刀豆子甘温《纲目》，温中降浊浑，能治寒呃逆，益肾气归原时珍曰：刀豆暖，补元阳。其子能下气归原。治呃逆不止，用刀豆子炒研，白汤调服二钱，即止。《逢原》曰：能降浊气也别。

灶心土

灶心土色丹《别录》下品，又号伏龙肝，气味辛温燥，同粳反胃安《百一选方》：治反胃吐食。用灶中土年久者为末，米饮调服三钱。火土相生义，用阳以化阴，温和营血脉，产后痢堪任《本草述》曰：伏龙肝乃脾与肝剂，本火土相生之义。用阳以化阴，俾湿化行而血乃化也。《别录》：治妇人崩中，止咳逆吐血，消痈肿毒气。治崩中失血，吐衄久粳痊，火旺阴虚忌，温中止呕煎《准绳》：治吐血久不止。

以伏龙肝末二钱，米饮调服即止。《逢原》曰：失血过多，中气必损。故取温中和血脉也。其产后下利，宜水煮澄清去滓，代水煎药，取温脾调营也。**赤白带尘樱，治儿死腹中，除臁疮久烂，去湿醋涂痈**《大全方》：治赤白带下，日久黄瘁，六脉微涩。伏龙肝、梁上尘（炒令烟尽）、棕榈皮等分，为末，入龙脑香少许。每服三钱，温酒或淡醋汤下，一年者半月可安。《博效方》：治子死腹中，母气欲绝。伏龙肝三钱，水调服。《济急方》：治臁疮久烂。年久灶内黄土、黄柏、黄丹、赤石脂、轻粉等分，研细末，清油调，入绢中贴之。勿动，纵痒忍之，数日愈。**用炊饭锅，对锅脐下赤土为佳。**

卷五

苏合香

苏合香开郁《别录》上品，甘温性属阳，祛除不正气，辟恶鬼精殃《别录》曰：味甘，性温。辟恶，杀鬼精物，去蛊毒三虫。除邪无梦魇，去蛊毒三虫，气厥醒痰闭，通诸窍脏功时珍曰：苏合香气窜，能通诸窍脏腑，故其功能辟一切不正之气也。出诸番，合众香之汁煎成，色黄白，又名苏合油。形如黐[①]胶，以筋挑起，悬丝不断者，真。忌见火。若阴虚多火，忌用。苏合香丸畅《局方》，除邪气闭通，和脾治霍乱，解郁痛调中皇甫嵩曰：苏合香油合诸香药为丸，能开关透窍，辟恶逐寒。若肺胃风热盛者，忌用。入庙并登塚，空房鬼魅惊，猝然心痛厥，中恶闷苏生苏合香丸：用苏合油一两、安息香末二两，白术、香附、木香、白檀香、沉香、丁香、麝香、荜拔、诃子肉、朱砂、乌犀角（镑）各二两，冰片、乳香各一两，炼蜜，和醇酒为丸，蜡包之，温汤服梧子大三丸。和营化宿血，有汗忌须知，气弱因当禁，阴虚热不宜《从新》曰：诸香走散真气，惟气体壮实者宜之。否则，当戒也。总之，有开气闭之功，但性燥热，防走散正气之虞，有汗者戒之。

安息香

安息香平味苦辛《唐本草》，烧之去鬼可来神，功专下气兼行血，辟恶除邪下鬼娠士材曰：手少阴主藏神，神昏则鬼邪侵之。心主

---

① 黐（chī 吃）：木胶。以苦木皮捣取胶液，可黏羽物。

血，血滞则气不宣快，能清神行血也。**祛除中恶心疼厥，熏暖丹田断鬼交，霍乱传尸劳瘵嚏，能清梦魇入心包**《唐本》：治鬼疰，心腹恶气。大明：治邪气，魍魉鬼胎，妇人血噤。《逢原》曰：香而不燥，窜而不烈。烧之令神清，服之辟邪恶。通心腹邪气，辟恶蛊毒，除猝然心痛，理霍乱呕逆，无汗宜之。治妇为邪祟所凭，夜与鬼交。同臭黄烧烟，熏丹田穴，永断。故传尸劳瘵烧之，闻香则嚏，其苏合香丸、紫雪丹用之，有转日回天之力。**凡气虚少食，阴虚多火禁用，为其耗气也。安息香真者难得，烧之能集鼠者真**《逢原》，**乃辟邪树种脂也，修制不可见火**今安南三佛斋诸番皆有之，如饴者曰安息香，紫黑黄和如玛瑙，研之色白者为上，粗黑中夹砂石、树皮为次，有屑末不成块者为下，恐有他香夹杂故也。

龙脑香

龙脑香辛苦《唐本草》，**开关膈窍通，行肝肺入骨，散火郁消风**宗奭曰：冰片大通，利关膈热塞。中梓曰：冰片辛，本入肺，乃肝以肺为用，故并入之。治气闭生热诸症，而辛散之极，开气如反掌，故多用之。**体热用辛凉，从治法审详，清香冠百药，走窜性飞扬**士材曰：芳香为百药之冠。香甚者，性必温热，善于走窜，入骨搜风，能引火热之气，自外而出。门曰：龙脑善散而窜，通九窍。上透耳目巅顶，下则入肾走骨节。王节斋曰：龙脑大辛，善走，故能散热，通利结气，治目痛，喉痹，下疳。世以为寒，不知其辛散之性，似乎凉耳。诸香皆属阳，岂有香之至者，而性反寒乎。**血脉肌风忌，治风在骨宜，惊痫牙痛止，目赤耳聋吹**杲曰：龙脑入骨，风病在骨髓者，宜之。若风在血脉肌肉，即用脑、麝，反引风入骨髓，如油入面，莫之能出也。士材曰：目不明，属虚者，不宜冰片点。**催生新汲水，心腹鬼邪驱，佐使之功有，独行势弱乎**宗奭曰：清香为百药先，独行则势弱，佐使则有功。士材曰：新汲水调少许，催生甚捷。

散心热盛舌强长，梦漏口疮蜜柏凉，痘闷狂烦猪血紫，治喉痹痛痔疳疡好古曰：散心盛有热。《夷坚志》：治寒邪化热，舌出过寸者。用冰片末掺之，渐入。《摘元方》：治经络中火邪，梦漏恍惚，口疮咽痛。黄柏三两，冰片三钱，为末，蜜丸梧子大。麦冬汤服十丸。《经验方》：治痘疮，心烦狂躁，气喘妄语，见鬼神，疮色赤未透者。用龙脑一钱（研细），以猪心血丸芡子大，每服一丸，紫草汤下。少时，心神安睡，疮发。潘氏云：一女病发热，腰痛，手足厥冷，日加昏闷，疑是痘候。时暑月，取屠家败血，和龙脑丸服，得睡，须臾，一身痘出而安。盖痘疮心热血瘀不透，用猪心血引龙脑入心营分，使毒气宣散于外，则血活痘发。盖龙脑属火，世知其寒而通利，然未达其热而轻浮飞越震亨曰：世喜其香而贵细，动辄与麝同为桂附之助，然而人之阳易动，阴易亏，不可不思。芳香之极而散之速也，多用则真气立耗。若气血虚而为病，最忌《经疏》。一名冰片，不可见火。风热喉痹《集简方》：黄柏五分，灯心一钱，并烧存性，白矾七分（煅），冰片（研）三分，每以一二分吹喉。目赤膜雄雀粪五分（为末），冰片一分（研），人乳调点。痔疮冰片末葱汁化，搽痔。下疳疮儿茶末一钱，和冰片敷之。出南番，云是老杉脂，以白如冰，作梅花片者良《相感志》言：以杉木炭养之不耗，今以樟脑、薄荷升炼，伪充伤人。

牙　皂

皂荚辛咸温气味《本经》中品，属金胜木去肝风，上吹下导开关窍，肺大肠肝嚏气通性温，味辛咸。好古曰：入厥阴经气分，以皂荚为末，吹鼻必嚏，嚏则肺气开通。时珍曰：皂荚属金，入手太阴、阳明之经，金胜木，燥胜风，故兼入足厥阴，治风木之病，其味辛而性燥，气浮而散，吹之导之，则通上下诸窍，服之则治风湿、痰喘、肿满、杀虫，涂之则散肿消毒、搜风除疮。拯溺痫迷魇缢嚏，宣壅导滞破癥功，除喉痹嗽风痰喘，合术烧烟疫气空《千金方》：治鬼魇不醒，皂荚末吹之。自缢将死，皂荚末吹鼻中。水溺猝死，皂荚末纳肛门，女纳阴中，出水即活。《外台秘要》方。宗奭曰：濡暑久雨时，用皂荚、苍术烧烟，辟瘟疫、暑湿、时气邪病。臁疮湿毒死肌红，齆鼻中风口噤松风湿痹，臁疮湿毒，紫黑色死肌不知痛痒者，皂荚烧烟熏之，即转红活。孙用和稀涎散：治真中风，口噤涎潮。大皂荚一挺，白矾二钱半，为末，每用半钱，温水调灌，不大呕吐，只是微微冷涎出，即醒。《千金方》：治齆鼻不通，皂荚为末，吹之。肥皂消痰除垢痢，肠风秘结皂仁通皂角仁味辛而润滑，治大肠风秘，燥结不通，又涤除垢腻疡病，胜金丹用之。《逢原》方。《医方摘要》：治下利不止，诸药不效。皂角子（瓦上焙），为末，米糊丸梧子大。每服二十丸，陈茶下，待三服，宿垢去尽，粪变黄色，屡效。《乾坤生意》：治下利噤口。肥皂荚一枚（以盐实其内，烧存性），为末，以少许入白米粥内，食效。《纲目》曰：肥皂肥厚多脂，长三四寸，大者；瘦薄，长尺许；小者，如猪牙状。盖皂荚搜肝风，泻肝气好古。同蜜煎，导大便。无坚不破，无闭不开士材。利窍导壅，豁痰，散邪杀鬼。真中风痰气实者，宜。若阴虚，热极生风，类中风，切忌《经疏》。至于锁喉风症，常见有激动其痰锁住不能吐出立毙者，尤为切禁《逢原》。柏实为使。恶麦冬。畏空青、人参、苦参之才。伏丹砂、硫黄、硇砂、粉霜机曰。铁器遇之即坏卢复曰：皂荚有吸铁精华之能，有不结实者，树凿一孔，入生铁块泥封之，结荚。赤而不蛀者佳。去皮、弦、子，蜜炙、酥炙、绞汁、烧灰，各依方法好古。孕妇忌蜡梨头疮先洗疮垢，独核肥皂（去核），入砂糖、巴豆二枚，盐泥包，烧存性，入轻粉、槟榔末二钱，香油搽。皂刺辛温尖锐利一名角针，痈疽溃处透穿脓，痘疮气滞低凹起，角刺大黄去癞风士瀛曰：皂刺性上行。震亨曰：能引至痈疽溃处，甚验。《逢原》曰：治痘疮气滞，不能起顶灌浆者，效捷。若气虚者误用，恐反生虚泡也。若血滞不能起顶灌浆者，又需陵鲤矣。《普济方》：治发背不溃。角针（麸炒）三钱，绵黄芪五钱，甘草二钱为末，乳香七分，大酒煎服而溃。《神仙传》方：左军崔言得大风恶疾，双目昏盲，眉发自落，鼻梁崩倒，势不可救，遇异人传方，皂角刺三斤（烧灰，蒸一时久，日干为末），食后，浓煎大黄汤，调一匙饮之，一旬眉发再生，肌润目明。**腹内生痈**在肠脏内，难外治者，皂刺不拘多少，好酒一碗，煎至七分，温服，其脓血从二便出，极效。水煎亦可。《兰氏经验》：疮肿无头。皂角刺（烧灰），酒服二钱，嚼葵子五粒，其处如针刺为效。**皂刺尖锐，肿疡服之即溃，溃疡服之难敛。**

鹅不食草

鹅儿不食草《四声本草》，**达肺脑头通，利窍辛温散，专消翳膜红**藏器曰：生挼塞鼻中，翳膜自落。时珍曰：鹅不食草，气温而升，味辛而散，能上通头脑而治顶痛、目痛，通鼻气而落息肉，内达肺经而治齁䶎痰疟，散疮肿。**嗃鼻黛川芎，治牙痛耳聋，寒痰齁喘疟，贴痔痛头风**《原机启微》：碧云散搐鼻去翳，治目赤肿，昏暗隐涩，疼痛眵泪，头痛鼻塞。鹅不食草（晒干）二钱，青黛、川芎各一钱，为末，嗃鼻取嚏，譬如开锅盖法，常欲使邪毒不闭，令有出路。即石胡荽也，生石缝及阴湿处，高二三寸，冬月生苗，细茎小叶，夏开细黄花，结细子，易繁衍。治风痰齁喘，野园荽（研汁）酒服。

檀　香

檀香气味辛《别录》，**辟中恶通神，禀性温无毒，调脾肺肾匀**弘景曰：消风热肿毒。**引胃气升清，芳香进食行，调咽胸膈气，噎膈吐能平**杲曰：白檀调气，引芳香之物，上至极高之分，最宜橙、橘之属，佐以姜、枣，辅以葛根、缩砂、益智、豆蔻，通行阳明之经，治胸膈之上，处咽嗌之间，为理气要药。**诛虫治霍乱，散冷气功奇，腹痛心**

疼已，脓多溃不宜《楞严经》曰：白旃檀涂身，能除一切热恼，磨冲服，涂消黑痣。

白　蔻

白蔻辛温治冷气宋《开宝》，温中寒吐恶心平，脾虚反胃丁砂米，散肺胸中滞气行颂曰：治胃冷，喫食即欲吐，除呕吐，六物汤皆用白蔻，大抵胃冷者宜。李杲曰：散肺中滞气，去白睛翳膜，宽膈进食。《济生方》：治脾虚反胃。白蔻、砂仁各二两，丁香一两，陈廪米一升，黄土拌炒，去土研末，姜汁和丸梧子大。每服百丸，名太仓丸，姜汤下，治胃冷者效。疟疾脾虚寒热呕，香开噎膈上中焦，火疼热呕津枯忌，进食宽中白膜消恭曰：去感寒腹痛，温暖脾胃。杨士瀛曰：白蔻治脾虚疟疾，呕吐寒热，能消能磨，流行三焦，营卫一转，诸症自平。盖白蔻感秋燥之令，而得乎地之火金，故味辛气大温，入肺胃，除积冷气，因寒呕吐反胃。若火升作呕，因热腹痛，皆忌用《经疏》。番舶来者良藏器曰：形如芭蕉，叶似杜若，长八九尺而光滑，冬夏不凋。

沉　香

沉香暖命门《别录》上品，擅摄火归原，降气痰涎下，辛甘苦性温《别录》曰：辛。珣曰：苦温。咀嚼香甜者，性平。辛辣者，性热。东垣曰：沉香辛温，重可去怯，清气安神。宗奭曰：保和卫气。纳气归于肾，阳虚喘嗽消，能扶脾达肾，上热下寒调时珍曰：治上热下寒，气逆喘急，大肠虚闭，小便气淋，男子精冷。《逢原》曰：禀南方纯阳之性，专于化气，诸郁结不伸者，宜之。温而不燥，行而不泄，能扶脾达肾，摄火归原也。温中而不燥，色黑体沉芳，得酒先升降，能行气不伤中梓曰：行气不伤气，温中不助火。治精寒腹痛，小便气淋迟，实火邪当忌，气虚陷禁之《经疏》曰：心经有实邪者，禁之。中梓曰：气虚下陷者，忌。**液涸蓉麻便秘通，健忘惊悸茯神功，沉苏蔻柿寒低呃，足冷虚阳喘膝同**《济生方》：治汗多，津液耗涸，大肠虚闭者。沉香一两，肉苁蓉（酒浸，焙）二两，研末，麻仁（研汁），作糊丸梧子大。每服百丸，蜜汤下。《活人心镜》：治胃冷久呃。沉香、紫苏、白豆蔻各一钱为末，柿蒂汤服七分。朱雀丸：治心神不足，火不降，水不升，健忘惊悸。沉香五钱，茯神二两为末，蜜丸小豆大。每食后，人参汤服三十丸。上热下寒，虚阳喘嗽，沉香、怀牛膝同用，效。**盖沉香禀阳气以生，兼得雨露之精结成，诸木皆浮而沉香独沉，故能下气而坠痰涎**《经疏》。**然其性多降少升，气虚下陷者不可服**《逢原》曰：昔人四磨饮、沉香化气丸、滚痰丸用之，取其散结降气也。黑锡丹用之，取其纳气归元也。但久服，每致失气无度，面黄食少，虚症多端。**得乌药走散滞气**宗奭。**同木香治气淋闭**《医垒元戎》曰：强忍房事，或过忍小便，致胞转不通，非利药可通，当治其气，沉香、广木香各一钱为末，空腹服。**色黑沉水油，熟而香者良**《从新》曰：鹧鸪斑者，名黄沉。如牛角黑者，名角沉。咀之软，削之卷者，名黄蜡沉，甚难得。性直者为沉香；形如木耳者，名蜜香；力浅不沉者，为黄熟香；半沉者，名栈香，勿用。**汤药磨汁冲服，丸散镑研忌见火**痘疮黑陷，沉香、檀香、乳香，焚盆，近儿卧榻。

砂　仁

砂仁根上结宋《开宝》，**达下性温阳，入肾行脾胃，膀胱肺二肠**好古曰：入手足太阴、阳明、太阳、足少阴七经。得檀香、豆蔻为使，入肺；得人参、益智，入脾；得黄柏、茯苓，入肾；得赤白石脂为使，入大小肠。《本草述》曰：据其名缩砂蜜，就其花实结在根，可想见其归原之徵乎？初尝之，即酸辣而有咸味，后转微苦有余香。**辛酸咸转苦，引药宿丹田，润肾归元气，地黄向导先**韩懋曰：砂仁属土，主醒脾胃，辛以润肾，引诸药归宿丹田，香而能窜，和合五脏冲和之气，故补肾地黄丸用砂仁同蒸，取其达下之旨也。散痞治寒饮，奔豚鬼疰蠲，消铜鱼骨哽，霍乱转筋痊大明曰：治霍乱转筋。《危氏效方》：治误吞银铜钱。王璆曰：出鱼骨哽。安胎止痛能通气，噎膈心疼冷积平，气滞虚寒凝痢愈，醒脾宿食化消行士瀛曰：和中，止痛，安胎。元素曰：治脾胃气结滞。《开宝》曰：治虚劳冷泻，宿食不消，赤白泄痢。甄权曰：暖肝肾，止休息气痢。口齿咽喉浮热散，芳香温燥性相推，和中止呕能开胃，气弱火升并忌之时珍曰：醒脾，理元气，散寒饮痞胀，治呕吐噎膈，口齿咽喉浮热。盖砂仁气香醒脾胃，辛能润肾燥，温中除寒滞。若肾虚不归原者，用为向导《经疏》。然砂仁性燥，若血虚火升者，同地黄用。胎前气滞者，宜用。若气虚者，忌服士材。出岭南，去壳研用。砂仁壳有微毒，能消气胀。

益智仁

益智仁温味苦辛宋《开宝》，治心气弱以安神，理元益气除气痛，补火扶脾进食频《开宝》曰：辛温。《本草述》曰：益智尝之苦胜于辛。好古曰：本脾药，主君相二火，在集香丸则入肺，在四君子汤则入脾，在大风髓丹则入肾，当于补药中兼用之。时珍曰：益智大辛，行阳退阴之药也。杨士瀛曰：心者，脾之母，进食不止于和脾，火能生土，当使心药入脾胃药中，故古人进食药中用益智仁，土中益火也。补肾虚寒遗浊止，夜多小便入盐煎，辛开郁结宣通气，益胃温中摄唾涎刘完素曰：益智辛热，能开发郁结，使气宣通。嵩曰：益智仁温脾肾虚寒，补君相二火不足，治遗精虚漏，小便余涩，是益肾之虚寒也。若相火动致遗精余涩者，禁用。主和中益气，治多唾属寒者，用之。若脾家有湿热者，不当用也。总之，益智治阳虚而不能摄阴之症云密。三焦命门气弱者，宜之时珍。若血燥有火及因热遗浊，色黄干结者，不可误用也《逢原》。腹胀忽泻日夜不止，诸药不效，此气脱也，益智仁五钱，煎饮，立愈《危氏得效方》。出岭南形如枣核，去壳，盐水焙用。

乌药

乌药辛温行肾胃宋《开宝》，能治脚气疝攻胸，腰麻膝痹膀胱冷，下气温中腹痛松藏器曰：治膀胱肾间冷气攻冲背膂。宗奭曰：乌药性不甚刚猛，同沉香磨汁服，治胸腹冷气稳当。士材曰：下气温中。能消瘴气时行疫，白浊频疼吐泻轻，辟恶疏风除鬼疰，七情郁喘四磨平治脚气，疝气，中恶，心腹痛。《济生方》：治七情郁结，上气喘急，四磨饮以滚汤磨，人参、乌药、槟榔、沉香各磨浓汁七分，炖温饮之，并借参之力，寓补于泻也。大抵乌药辛温香窜，能散诸气，故《局方》治中气中风，用乌药顺气散者，先疏其气，气顺则风散也时珍。但专泄之品，气血虚而内热者，忌用《经疏》。孕中有痈乌药五钱，牛皮胶一片，水一盏，煎服《妇人良方》。虚寒淋浊朱氏缩泉丸：治小便频数及白浊。乌药、益智仁，研末，丸服。猫犬百病大明曰：磨汁服。根有车轮纹，形如连珠者佳，酒浸用。

香附

香附辛甘苦性平《别录》中品，功专理气血随行，肝经气分三焦药，开郁调经四制精香附、童便浸炒入血分，滋阴；盐水制，软坚；酒制，行经络；醋制，消积聚。时珍曰：香附气平而香味多辛散，微苦能降，微甘能和，乃肝经三焦气分主药，而兼通十二经。生则上行胸膈，外达皮肤；熟则下走肝肾，外彻腰足；炒黑能止血也。生行胸膈达皮肤，发散风寒疫紫苏，畅利三焦开六郁，多忧怒悸胁妨无好古曰：香附治膀胱、两胁气妨，心悸少气。洁古曰：阳中之阴，血中之气药也。丹溪曰：用童便浸，能解诸郁。时珍曰：得芎䓖、苍术总解诸郁；得葱白、紫苏，能散表邪气。熟走冲任腰肾足，心脾气痛冷良姜，痈疽怒起同甘草，吐血崩中小便凉白飞霞曰：胸膛软处痛者，多因气及寒起。香附（醋炒，为末）二钱，良姜（酒焙，为末）一钱，生姜汁一匙，盐一捻，同陈米汤调服即止。曾孚先曰：痈疽因恼怒发者。香附（姜汁炒，研末）二钱，甘草末五分，白汤调服。盖气血闻香即行，闻臭即逆也。吐血崩中因肝火者，香附童便浸，炒黑。瘀血稜莪消积块，惊遗痞塞茯神调，青囊越鞠治诸郁，黄鹤丹连郁火消香附同山稜、莪术，行瘀血，消积块。瑞竹堂交感丹：治心血少，火不降，水不升，肾气惫致心隔绝，上则多惊，中痞饮食不下，下则虚冷遗精。香附（水洗，去毛，炒黄）八两，茯神（去皮）四两，共末，蜜丸弹子大二丸，炙甘草汤下。韩懋曰：凡病则气滞，故香附于气分为君药，佐以甘草，臣以参、芪，治虚怯甚速也。朱衣翁黄鹤丹：治百病。香附一斤，黄连半斤，洗晒，为末，水糊为丸梧子大。外感，姜葱汤下；郁火气病，米饮下；虚寒病勿服。邵真人青囊丸：香附（炒）一斤，乌药六两，为末，醋糊丸。治妇女病痰气，姜汤；血病，酒下。越鞠丸：治郁病，香附开气郁，神曲治食郁，山栀治火郁，川芎治血郁，苍术解湿郁。血虚四物砂缩脾，气弱参芪冷艾宜，若用多分防耗气，先期血热忌当知希雍曰：血不自行，随气而行，故香附为气郁血滞必用之药，然须辅以益血凉血之品。若气虚者，当兼补气药，以奏功也。《局方》：治胀满噎塞、噫气呕恶一切气。用香附、砂仁，少加甘草，所谓香附、砂仁，女人之宝。若少腹冷，香附同艾叶，暖子宫治痛。若兼血虚，同芎、归、芍、地；气虚，同四君子。要之，香附乃气滞之总司，女科之主帅时珍。但性燥而苦，若久服多用，反能散气耗血士材。若失气无声无臭为气虚，经水先期为血热，色淡为气血虚，皆当忌用《逢原》。忌铁。产金华，无毛者，良《从新》。

木　香

木香温燥性《本经》上品，散冷气通神，引药之精者，纯阳味苦辛《逢原》曰:《本经》辟疫毒邪气，强志，止淋露，以其辛燥助阳，善开阴经伏匿之邪也。《别录》曰：杀鬼精物，气劣，气不足，肌中偏寒，引药之精。香燥性偏阳，肺虚热忌尝，升冲阴火戒，血燥禁关防震亨曰：调气用木香，其味辛，气能上升，如气郁不达者，宜之。若阴火冲上者，则反助火邪，当用黄柏、知母，而少以木香佐之。《逢原》曰：肺燥气上者，不宜也。三焦气滞以疏通，九种心疼腹痛融，泄肺行肝开郁气，除寒痃癖疝瘕功甄权：治九种心痛，积年冷气，痃癖癥块胀痛。同酒，治妇女血气刺心痛。元素曰：除肺中滞气，若治中下焦气结滞及不转运，须用槟榔为使。时珍曰：木香乃三焦气分之药，能升降诸气。诸气膹郁，皆属于肺。故上焦气滞用之者，乃金郁泄之也。中焦气滞不运宜之者，脾喜芳香也。大肠气滞则后重，膀胱气不化则癃淋，肝气郁则为痛，故下焦气滞宜之者，乃塞者通之也。好古曰：主脬渗，小便秘。辛香苦燥能升降，胃气和兮霍乱安，化食顺胎治泻痢，祛邪辟疫蛊消完云密曰：木香禀性温热，如病于冷者之气虚也，固用其所长治气虚。而病肝火者，投此味于苦寒者，其效乃捷。弘景引药之精一语，仲淳所云清明开发，行药之神，皆为是物开生面矣。盖木香能升降滞气，同槟榔除中脘气滞，腹痛下利，气实后重。同延胡治男妇血气刺心痛。同郁金调气血止痛。然香燥偏阳，若肺虚有热《经疏》。血枯而燥中梓。阴火冲上，皆当忌用。形如枯骨，色黄味苦，黏舌。广产者良味咸，色微黑。番白芷勿用。生用理气，煨熟止泻磨汁，酒冲。

橘　皮

广橘皮温味苦辛《本经》上品，调脾开胃用须陈，温和苦泄辛能散，燥湿和中理气伸时珍曰：脾乃元气之母，肺乃摄气之籥，故橘皮为脾肺气分之药。但随所配而补泻升降耳。陈者佳，故云陈皮。下气消痰运食行，能治霍乱藿香良，杏通气闭桃通血，止泻同苓疗呕姜杲曰：橘皮可升可降，留白则补脾胃，去白则理肺气。其体轻浮，能导胸中寒邪而行滞气。同白术补脾胃；同参、甘草补肺。《逢原》曰：消痰运食要药。时珍曰：同杏仁治大肠气闭，同桃仁治大肠血闭，皆取其通滞也。原曰：橘皮治嗽快膈。《百一选方》：治霍乱吐泻。用陈皮、广藿香。《直指方》：治反胃吐食。陈皮、生姜、大枣，水煎服。去白疏通留白胃，治胸满积草盐零，芳香去臭除痰嗽，疗疟寒姜哕痢苓《适用方》：治脾寒疟疾。橘皮（生姜浸，焙），研末，大枣汤调，疟发前服。下痢哕逆因滞气者，橘皮、茯苓煎服。《泊宅编》云：莫强中令丰城时，凡食已，辄胸满不下，偶尝制橘红汤似相宜，遂连日饮。一日，忽觉胸中有物坠下，后腹痛下积块数枚，如铁弹子，臭甚，自此，胸次廓然，盖脾之冷积也。二贤散：橘皮一斤（去穰），甘草、盐花各四两，水煮干，点汤服之愈。盖陈皮行脾肺气分杲曰。有理气燥湿之功，但随所配而为补泻升降也时珍。凡用补药、涩药，必佐陈皮以利气无已。若多用久服则损元气也杲曰。产广东新会县，皮厚有猪综纹，气香，陈久者，良福建产者，力薄。衢州出者，劣矣。故橘踰淮而北变为枳，地气使然也。橘红肺气行，疗咳久新轻，解表寒痰饮，治虚损嗽平。橘瓤酸者生痰滞，叶汁能消肺乳痈，络解渴兮治吐酒，歪斜口眼正形容橘未熟者，瓤酸，生痰滞。震亨曰：橘叶捣汁服，消乳痈。《经验良方》：橘叶捣汁，治肺痈，吐出脓血而轻。《方书》：治口眼歪斜。橘络、丝瓜络、钩藤、勾白、归身、赤芍、甘草水煎服，和肝胃，祛肝风，自正。青皮味苦辛，散乳核如神，性烈温行降，疏肝胆气伸元素曰：青皮沉而降，阴也，破坚癖，治左胁肝经积气。杲曰：入肝脾，削坚破滞气，若无滞气，损真气。震亨曰：青皮疏肝胆滞气，治人多怒，有郁积在胁下。炒黑入血分，消乳痈，少腹疝疼。杨仁斋曰：消积最能发汗。士材曰：性猛勿多用之。削坚破滞气雄骁，鳖甲青参疟癖消，左胁疼平治腹疝，辛能发汗膈胸调时珍曰：青橘皮色青，气烈，味苦辛，宋时始用之，乃橘之未黄者，兼之以醋，所谓肝欲散急，食辛以散之，以酸泄之，以苦降之。嘉谟曰：久疟热甚，必结痞块，宜服清脾饮，内有青皮疏利肝邪，则癖自不结。但气虚及多汗者，忌用。去瓤，切片，醋拌世以枸、橘，伪充，须辨。伤寒实呃声闻四邻。《医林集要》：青皮末二钱，白汤下。妇乳岩丹溪因忧郁用青皮。

草蔻

草蔻仁香烈《别录》上品，辛温去内寒，除酸痰燥湿，暖胃健脾餐士材曰：辛能破滞气，温能散寒，香能醒脾。化食能开郁，温中霍乱安，除寒邪腹痛，散滞气胸宽时珍曰：草豆蔻治病，取其辛热浮散，入太阴阳明经，除寒燥湿，开郁化食之力而已。《别录》曰：温中止吐，去口臭气。李杲曰：去客寒心胃痛，健脾消食。震亨曰：治痰散滞气，治胃脘寒疼。若热郁者不可用，当用栀子。解口臭鱼肉毒，故食料用之。按：草蔻辛燥，犯血忌，阴不足者远之士材。闽产草蔻形如龙眼而微长，皮黄白薄而棱峭，仁如砂仁，辛香气和《从新》。去膜微焙。

草果

草果辛而热，除痰化积行，治脾寒瘴疟，破气冷疼轻《济生方》：治气虚瘴疟，热少寒多，或单寒不热，或小便多，大便泄而不能食，用草果、熟附子各一钱，姜煎服。瘴疠伤人成瘴疟，同知母用热寒匀，邪轻疟久同常截，截早邪停胀热频《经疏》曰：产滇黔南粤者，气猛而浊，名草果，能治瘴疠，消宿食停滞，作胀闷痛。时珍曰：除山岚烟瘴，或云与知母同用，治瘴疟寒热，取其一阴一阳，无偏胜之害。盖草果治太阴独胜之寒，知母治阳明独胜之热也。若疟不由于岚瘴，气不实，邪不甚，并忌《逢原》。滇广所产名草果，长大如诃子，其皮黑厚而棱密，其子粗而辛臭如斑蝥气时珍。忌铁，生用去壳瘴疟痰疟久，体实邪热衰者，草果、常山吐截之。

薰　草

薰草味甘辛《别录》中品，性平广产真，香辛散上达，酒服免怀娠即零陵香。《医林集要》：妇人断产。零陵香为末，酒服二钱，每服至一两，即一年绝孕，盖血闻香即散也。祛除臭恶气，齆鼻塞宣通，疗腹心疼满，治头齿痛风李珣曰：得升麻、细辛，治牙齿肿痛，疳䘌头风运。五色痢多伤，同盐酒木香，归连治下痢，启胃用芬芳集简方返魂丹：治五色诸痢，里急腹痛者。零陵香草（去根，以盐酒浸一日夜，晾干，炒研）一两，入广木香一钱半，温水服二钱，忌生冷。《范汪方》：治伤寒下痢。蕙草汤，蕙草、当归各二钱，黄连四分，姜汁炒。水煎服。多服作喘，为耗散真气也时珍曰：产全州者，今人呼广零陵香，乃真薰草，今镇江、丹阳皆莳而刈之，以酒洒制，谓香草。颂曰：多生下湿地，叶如麻，相对方茎，七月中开花，至香全，产香烈。

甘　松

甘松香上窜宋《开宝》，辟恶气醒脾，猝腹心疼满，牙疳脑漏治时珍曰：甘松芳香，能开脾郁，少加入脾胃药中，甚醒脾气。甘温性味尝，畅郁气通行，止渴丁沉泽，同檀五饮香寿禅师作五香饮，止渴兼补：一，沉香饮；二，丁香饮；三，檀香饮；四，泽兰饮；五，甘松饮也。得白芷良藏器。味虽带甘，辛香伐气，挟虚者忌之《从新》。劳瘵熏法《奇效方》：甘松六两，元参一斤，共为末，每日焚嗅。脚气膝肿煎洗。

山　柰

山柰辛温用暖中《纲目》，祛除瘴疠齿疼虫，治寒霍乱诸香合，疗腹心疼冷气融时珍曰：治寒湿霍乱，辟瘴疠恶气。《逢原》曰：入阳明暖胃，皆芳香正气之力。但辛香伐气，勿多用同甘松合诸香用。产拂林国，今广中亦种。根叶皆如生姜。《摄生方》：治风虫牙痛。肥皂（去核），入甘松、山柰、花椒、食盐，填满，面包，煅研，擦牙。《集简方》：治心腹冷痛，山柰丁香当归甘草丸。

腹皮

大腹皮辛涩宋《开宝》，微温性体轻，消肌肤水肿，下滞气和平味辛涩，性微温。止霍乱调中，能行脚气壅，治怀胎胀闷，瘴疟痞疏通《逢原》曰：槟榔性沉重，泄有形之积滞，腹皮体轻浮，散无形之滞气，故治肌肤浮肿，痞满膨胀，水气脚气壅逆也。泄肺兼开胃，能通大小肠，须知虚胀忌，疏气使盐姜辛泄肺，温和脾。鸩鸟多集其树必须洗净。取皮酒洗，再黑豆汤洗。

冬瓜

冬瓜性急味甘凉《本经》上品，泄热行脾利二肠，解毒除烦痈肿退，养儿痢渴饮瓜瓤震亨曰：冬瓜性走而急。《本草述》曰：冬瓜达阴，苦瓜宣阳，而性皆行水。《古今录验》：治产后痢久，津液枯涸，四肢浮肿，口干舌燥。冬瓜黄泥包裹，煨熟饮瓤，亦治伤寒后痢渴。除丹石毒治消渴，水肿瓜皮赤豆糠，子疗肠痈明眼目，润肤去黑补肝伤《杨氏家藏方》：冬瓜去瓤，以赤小豆填满，纸筋泥包裹糯稻糠，火煨瓜豆，干为末，水糊丸。每服七十丸，治水气浮肿喘满。《外台秘要》：冬瓜仁治男子五劳七伤，明目补肝，又治多年损伤。为末，酒服。时珍曰：瓜仁治肠痈。希雍曰：醒脾开胃，今人治热痢后重，乃滑可去着也。瓜皮治肤胀水肿折伤。

合欢

合欢皮属土《本经》中品，和血补阴亏，止痛而消肿，甘平长肉肌味甘，性平，入心脾。崔豹《古今注》云：青裳，合欢也。植之庭除，使人不忿。《养生论》云：合欢蠲忿，萱草忘忧是也。**怀安五脏和心志，骨折筋伤芥子瘳，疗肺痈烦治唾浊，花能蠲忿乐无忧**《百一选方》：治扑损骨折。合欢皮（去粗皮，炒黑）四两，芥菜子一两（炒），研末，温酒调，卧时服二钱，以滓敷之，接骨甚妙。《独行方》：治肺痈嗽唾浊，心烦胸错，合欢皮一掌大，水煮二服。**震亨曰：长肌肉，续筋骨，与白蜡同入膏，神效**叶至夜，则合花如丝，上白下红。

萱　草

萱草忘忧畅膈行宋《嘉祐》，**甘凉湿热酒疸黄，根消乳肿能下水，溲赤砂淋小便长**味甘，性凉。稽康《养生论》：萱草忘忧。震亨曰：萱属水，性下走阴分。孕妇佩之生男，又名宜男。萱根捣汁服，下水气，治沙淋、酒疸身黄。时珍曰：乳痈肿痛，捣汁冲酒服，以滓封之。

兰　香

兰香草子号光明《纲目》，**去翳牙龈烂臭轻，齿黑落兮甘露饮，同银粉醋密佗并**兰香子治暴得赤眼后生翳膜，用子入眦内，闭目少顷，连浮膜俱出，退赤，去尘物。小儿食肥甘，口臭，龈烂出血，重则齿落。兰香子末一钱，水银升轻粉一钱，密佗僧（醋煅，研）半两，和匀，敷齿龈上，内服甘露饮，立效。《逢原》曰：《纲目·芳草部》有兰草，其气浓浊，即今之省头草。《菜部》有兰香，植之庭砌，二十步内即闻香，俗名翳子草，以子能去目翳也，即香草。一种名罗勒，茎叶较兰香稍粗，而气荤浊，不堪入药。

兰　草

兰草秋为佩《本经》上品，**能调气养营，治胸痰癖散，止哕呕辛平**希雍曰：兰草清芬，味辛，气平，能散结滞，开胃除恶，清肺消痰，散郁结之圣药。盖肺主气，肺气郁结，则上窍闭而下窍不通。胃主纳水谷，胃气郁滞，则水谷不以时运化而为痰癖也。**辛香祛疫秽，牛马毒如拈，散郁除陈气，治消渴口甜**《素问》云：五味入口，藏于胃，以行其精气。津液在脾，令人口甘，此肥美所发也，其气上溢，转为消渴，治之以兰，除陈气也。**利水道通膀，能除蛊不祥，生津泄肺郁，开胃气清香**东垣：治消渴，生津，饮用兰叶。时珍曰：脾喜芳香，肝宜辛散。脾气舒则三焦通利，肝郁散则营卫流行。兰草走气分，故能利水道，除痰癖，杀虫辟恶，而为消渴良药。**按：兰草生泽畔，古之香草，楚词所谓，纫秋兰以为佩也。吴地名：省头草。非山中兰蕙花香而叶不芳也**马志曰：煮水浴风病。《唐瑶经验方》：食牛马毒杀人者，省头草连根叶水煎服，即消。时珍曰：兰草、泽兰，一类二种，俱生下湿。紫茎，素枝，赤节，绿叶对节生，有细齿。兰草茎圆，节长，叶光有岐，置发中，不腘头。浮兰茎微，方节，短叶，有毛。

泽　兰

泽兰血分肝脾药《本经》中品，**止痛消痈扑损痕，散瘀癥瘕除水肿，辛香解郁苦甘温**时珍曰：泽兰气香而温，味苦辛散，行血分。治水肿，破瘀血，消癥瘕。涂痈毒，而为妇人要药。**经停瘀化而为水，败血流经痛胀平，产后肿浮防己酒，能消恶露水随行**士材曰：泽兰入血海，攻击稽留。其治水肿者，乃血化为水之水，非脾虚停湿之水也。甄权：治产后腹痛，频产血气衰冷，羸瘦。张文仲：治产后水肿，血瘀浮肿。泽兰、防己，等分为末，每服二钱，沸汤冲酒三匙，醋一匙，调服。**盖泽兰芳香醒脾，酸能入肝，苦能泄热，甘能和血，温通营瘀，行而不峻，为妇人要药。古方治妇人泽兰丸甚多**《经疏》，**防己为之使**之才，**酒洗用。子治妇人三十六疾**千金方承泽丸中用之。**根名地笋**治鼻洪，产后腹痛。

益　母

茺蔚子三稜《本经》中品，益肝木数称，辛甘温气味，去赤障坚凝茺蔚一梗三叶。之颐曰：实作三稜，得木体之全，益胆肝也。子性行中补，调经产病安，瞳神散大忌，活血济阴丹震亨曰：子活血行气，有补阴之功，胎前无滞，产后无虚，以其行中有补也。时珍曰：茺蔚子味甘，微辛，气温，手足厥阴经药也。盖包络生血，肝藏血，此物能活血补阴，治妇女经脉不调，胎产血气诸病，又能明目益精。东垣言：瞳子散大者，禁用，血不足也，故忌之。血滞病目则宜之，故曰明目。昝殷产宝济阴丹：治胎前产后气血不调诸症。茎叶花实全用，共为细末，炼蜜丸弹子大。每服一丸，随症，汤化服，有效。去瘀除风热，能明目益精，治经停吐衄，下月水通行治妇女月经不通反上逆，口鼻眼出血，名倒经。茺蔚子、生地、怀牛膝下导。益母叶枝茎，调经活血行，微寒辛苦味，主产难和营时珍曰：益母梗叶除肿毒疮疡，扑损瘀血，能消水行血，治妇胎产诸病。盖其梗茎叶花专于行，而子则行中有补也。疗乳痈消水，查丹瘀热清，除疔疮瘾疹，滞血晕疼轻《本经》曰：瘾疹可作浴汤。《妇科书》：益母草同丹参、楂炭，治产后瘀血发热。希雍曰：治产后恶露不行，血晕，少腹胀痛。同四物汤及香附调经，治胎产血气诸病，有效时珍。盖益母草补而能行，辛而能润，为胎产要药。按：子与叶皆善行走，凡崩漏及瞳神散大者，禁用士材。制硫黄雌黄《镜源》。忌铁《从新》。益母红花者良。白花者，名錾茸，入气分，勿用。

月　季

月季花红消肿毒《纲目》，甘温活血月经调，能治疬块沉芫酒，解痘逢经陷起标时珍曰：活血。敷消肿毒。《逢原》曰：痘疮触犯妇人月经之气而伏陷者，用以加入应用汤药，即复起标。治疬核未破，月季花头二钱，沉香二钱，芫花二钱，炒丝瓜络一条，酒水煎服，即可散。

苎麻

苎麻散瘀味甘寒《别录》中品，疗尿癃淋退火丹，血晕腹疼行恶露，根清膈热漏胎安震亨曰：苎根能补阴而行滞血。藏器曰：苎性破血。将苎麻与产妇枕之，止血晕，又安腹上止痛。《圣惠方》：治小便不通及血淋。大明曰：治心膈热，漏胎下血。官方：苎麻、莲子、糯米煮粥，安胎，食时去苎麻。时珍曰：苎麻叶散血。端午日收苎叶，和石灰捣烂，晒干。遇有金疮折伤，敷即血止。治螫咬毒。

葡萄

葡萄性小寒《本经》上品，气味涩甘酸，解渴人肥健，除烦哕呕安即蒲桃。《逢原》曰：葡萄性寒滑，多食则泻。根茎中空，故通经络，治湿痹，脚腿痛，利小便，除热淋，消水肿。藕汁萄鲜地，同清热血淋，治肢疼湿痹，胎孕上冲心《圣惠方》：治热淋涩痛及血淋。鲜葡萄、鲜藕、鲜生地，同捣取自然汁，和白蜜，温服一杯。《圣惠方》：治怀胎七八月，胎上撑心，名子悬症。葡萄煎汤服，胎顺即安。实叶子悬平，将萄酿酒清，藤根通小便，消水肿身轻《史记》云：大宛以葡萄酿酒，味甘，善醉而易醒也。

黄杨

黄杨叶苦平《纲目》，闰不长枝茎，敛降治难产，顺胎散达生时珍曰：黄杨木四时不凋，岁长寸许，不花不实，遇闰年不长。达生散用之，取其知止，催其产也。丹溪易产达生方：白术、当归、白芍、藏大腹、陈皮、葱、草，配参、苏催产，是黄杨、人参、苏叶，黄杨树嫩头七个。《逢原》曰：性敛而降，治暑疖。

鸡冠

鸡冠花子味甘凉宋《嘉祐》，止血砂淋五痔疮，子疗肠风红白痢，花治带下色相当家鸡冠赤花治赤带，黄花治白带。同风眼草煎洗痔漏，同酒治赤痢。

慈菇

慈菇性味苦甘寒《日华》，擅下胞衣产难安，血闷攻心须饮汁，能除百毒石淋痊大明曰：治百毒，产后血闷攻心欲死，产后胞衣不出者，捣汁服一升。胎前勿服，可止鼻红。叶疗丹毒，游风有功去皮食之，多食发痔及带下。

王不留行

王不留行之性速《别录》上品，入肝气味苦甘平，能通小便除风痹，鼻衄金疮止血营希雍曰：王不留行味苦能泄，辛能散，甘入血，温能和，入足厥阴经，为活血药，治风痹内塞。治淋难产乳长流，出刺消针骨哽瘳，疗奶痈疗通血脉，崩中孕妇不宜投时珍曰：王不留行能走血分，其性行而不住，乃阳明冲任之药。《资生经》云：一妇患淋卧久，诸药不效，阅《既效方》治诸淋用剪金花，遂用十余叶煎汤令服之，病减，再服而愈。《指南方》：治鼻衄不止。剪金花连茎叶阴干，浓煎，温服，立效。《百一选方》：治误吞铁石、骨刺不下危急者。王不留行、黄柏，等分为末，青黛少许，冷水调灌之。《梅师方》：治竹木针刺在肉中不出，疼痛。王不留行为末服，兼以根敷，即出。失血、崩漏、孕妇并忌服多生麦地中，苗高一二尺，三四月开花，如铎铃状，红白色，结实如灯笼草子，壳有五棱，内包一粒实，大如豆，实内细子，如菘子。即剪金花又名金盏银台。

鲜皮[1]

鲜皮味苦寒《本经》中品，去湿热中宽，性燥行脾胃，除黄酒谷疸甄权曰：解五种黄疸病，乃热黄、酒黄、急黄、谷黄、劳黄，热毒，恶风疮疥，风癣赤癞，眉发脱落。能除风湿痹，行步屈伸难，去死肌疮癣，阴中肿痛安时珍曰：白鲜皮气寒善行，味苦，性燥。足太阴、阳明经去湿热药，兼入手足[2]太阴、阳明，治诸黄风痹也。若下部虚寒，虽有湿，勿用。恶桔梗、茯苓、萆薢。根黄白而心实，取皮用。

山　漆

参三七苦甘《纲目[3]》，散血杖疼盦，定痛治伤效，金疮止血堪时珍曰：本名山漆，彼人言其叶左三右四，故名。疗吐衄神功，消痈跌扑恫，微温肝胃药，止血痢崩中恫，音通，痛而呻吟也。时珍曰：山漆气温，味甘，微苦，乃阳明厥阴血分药。此药近时始出，南人军中用为金刃箭疮要药，止血、散血、定痛为末掺之。吐血、咳血、崩中、血痢，皆当服之，立效。凡跌扑伤损，瘀血淋漓者，嚼烂罨之，青肿即消。若受杖时，先服一二钱，则血不冲心，杖后尤宜服之。治一切血病。独用研末，服效。叶治折伤，青肿出血，捣烂盦之从广西山洞中来者，黄黑色团结者，略似白及。长者如干地黄，味微甘而苦，颇似人参。以末掺猪血中，血化为水者真，水山漆有节者非《逢原》。无瘀者勿用。男妇赤眼《集简方》：山漆根磨，涂眼四围。虎咬蛇伤，山漆研末，米饮服三钱。

---

① 原无，据正文增。

② 足：疑为衍文。

③ 纲目：原作“经目”，据《本草纲目·三七》改。

山 茶

山茶花色赤《纲目》，味苦性平治，吐衄肠红止，敷汤火灼肌震亨曰：治吐衄下血，并用红者为末服，可代郁金。时珍曰：治汤火灼伤，研末，麻油调。炙止红童便，生行紫宿伤，春阳初动放，花簇宝珠良有数种宝珠者，花簇如珠最胜。红瓣黄蕊。张璐曰：山茶花色红味苦，开于青阳初动之时，得肝木之气而生心火。肝藏血，心生血，故吐血、衄血、下血为要药也。生用能破宿生新。童便炙黑，能止血也。

紫 檀

紫檀消肿毒《别录》下品，去产瘀金疮，定痛和营气，咸寒止血良《别录》曰：性微寒，味咸。时珍曰：血分药。治产后恶露凝结，头腹痛沈金鳌。敷猝肿大明曰：醋磨。涂恶毒风毒《别录》。疗淋弘景。紫檀新者色红，旧者色紫，有蟹爪纹。

茜 草

茜草苦咸酸《本经》上品，微温色赤丹，通经治湿痹，疗吐衄黄疸《本经》曰：气味苦寒。时珍曰：茜草色赤，入营气，温行滞。味酸入肝，而咸走血。手足厥阴血分药也，专于行血活血。俗方治女子血分不通，以一两酒煎服之，即通。能治蓄血黄疸，不治湿热黄疸。行包络入肝，活血扑伤完，六极伤心肺，肠红吐血安甄权：治六极伤心肺吐血。藏器曰：治虫毒。刘云密曰：治滞血发热，口燥脉涩，少腹结急。夫血以寒泣，亦以热瘀。热能使阴不守，致血狂越；而四溢亦能瘀血，使不得循经而四溢。然则疗血症者，可徒守降火一法乎。无瘀滞者忌用。盖茜草凉血行伤瘀，得地榆治横痃鱼口有奇效《经疏》。畏鼠姑。汁制雄黄之才。忌铁根可染绛，一名茹藘，又名血见愁。蝼蛄漏疮《儒门事亲》：用茜草根烧灰，千年石灰为末，油调敷。五旬行经《唐瑶经验方》：治妇人五十岁经水不止者，作败血论。用茜根、生地黄各一两，阿胶、侧柏叶、黄芩各五钱，小儿胎发一枚（烧灰），分作六服，水煎，调发灰，服之。

苏方

苏方木性平《唐本草》，色赤入心营，甘味咸辛少，肝脾血分行希雍曰：苏木甘咸，气平。好古：加辛，降多于升，入血行血。辛主消散，咸有软坚润下之功也。破宿滞通经，心瘀血运醒，血行风自熄，瘀胀闷清灵元素曰：苏木性凉，味兼辛，发散表里风气。同防风效又能破死血，治产后血肿胀闷。参苏消肺瘀，面黑喘能平，破血当多用，和营以少轻时珍曰：苏木乃三阴经血分药，少用则和血，多用则破瘀。胡氏参苏饮治产后瘀，气喘面黑，乃瘀血上冲肺欲死也。苏木二两细劈，水煎，入人参末五钱服，分两随。虚实亦可。接指敷包茧，疮疡死瘀融，消痈治产晕，可疗破伤风凡刀伤指欲断者，用真苏木末敷，外以蚕茧包缚。《普济方》：治破伤风病。苏方木为散，酒服三钱，立效。士材曰：治风先治血，血行风自灭也。如产后恶露已尽，由血虚腹痛者勿用《经疏》。大便不实者，慎之《逢原》。忌铁，出苏方国，交爱亦有。

琥珀

琥珀味甘平《别录》上品，安魂魄定惊，癫邪心痛止，化瘀血徐行希雍曰：感土木之气而兼火化，味甘色赤。士材曰：入心小肠脾肺经，有艮止之义，故能安神。有下注之象，故利小便而行血。能消翳障目生光，清肺通淋利小肠，辟魅除瘕儿枕痛，生肌止血疗金疮震亨曰：古方用之利小便以燥脾土有功。脾能运化，肺气下降，故小便可通。若血少不利者，反致其燥结之苦。《逢原》曰：其消磨渗利之性，治血结膀胱有功。血结腹胀，妇人腹大如鼓，青紫筋缠而小便不通者，须兼沉香辈利气药用。盖琥珀治阳虚而血不能化者，为中的之剂刘云密。若阴虚内热，火升水涸者，忌用《经疏》。能拾芥者，真时珍曰：以手心摩热能拾芥。芥乃草芥，即禾草也，乃松脂入地年久结成。亦有枫脂入地结成者，按《格古论》云：色黄而明者，名蜡珀。若松香红而且黄者，名明珀。出高丽、倭国者，色深红，有蜂蚁松枝者，尤妙。若假者，色紫而暗，又料珀微有水泡。小便转胞《圣惠方》：葱白十茎水煮，调真琥珀细末，二钱服，又治石淋。鱼骨哽咽不下六七日不出，用琥珀珠一串，推入哽所，牵引之即出《外台》。

蕊　石

花蕊石温味涩酸宋《嘉祐》，行营入足厥阴肝，能消瘀血为黄水，恶血冲心产运安《逢原》曰：花蕊石产硫黄山中，其性大温，善散瘀结。时珍曰：花蕊石旧无气味。今尝试之，其气平，其味涩而酸，盖厥阴血分药也。其功专于止血，能使血化为水。酸以收之也，又下死胎胞衣，去恶血。恶血去则胞与胎无阻滞患[①]矣。金创出血止功魁，擅下胞衣及死胎，吐血斗升童便煅，阴虚火焰忌之哉希雍曰：花蕊石以酸敛之，气复能化瘀血，故敷金创即合，仍不作脓也。然此石味辛性温，若虚劳因阴虚火焰失血者，禁用。惟内伤血凝，胸膈板痛者宜之。刘云密曰：有瘀症以化为主。盖花蕊石能化瘀血为水，然无瘀者忌用。若阴虚火焰血溢者禁之。石淡黄色，中间有白点者，是出陕华代地。热症童便煅，寒症用硫黄同入，炀成罐煅。葛氏花蕊散治五内崩损，喷血出升斗。用花蕊石煅，以童便存性，水煎，入醋。食后调服二钱，能使瘀血化为黄水后，以独参汤补之。局方花蕊散治牲畜触伤，肠出不损者。急纳入腹，桑白皮作线缝之。掺花蕊石散，血止立活。

① 患：原作“惠”，据《本草纲目·花蕊石》改。

干　漆

干漆辛咸兼苦味《本经》上品，行肝性降毒而温，专消瘀血年深结，破久坚凝积滞根时珍曰：漆性降而毒，行瘀血而杀虫。产后身青肿麦消，能行血臓杀虫蛲，如无瘀滞新营损，漆毒生疮解蟹椒蛲，音邀，腹中虫。漆味辛能散结。产后身青紫肿者，为血肿。干漆、麦芽各二钱，炙研，温酒调服效。按：血见干漆即化为水，则能损新血，可知虚人及惯生漆疮者，切勿轻用。半夏为使。畏锡浆、黄栌汁、螃蟹、蜀椒。炒令烟尽为度中梓曰：中漆毒生漆疮者，多食蟹及甘草黑豆汤解之。畏漆者，以椒涂口鼻。

桃　仁

桃实酸甘热《本经》下品，仙桃益寿颜，凡桃多食热，膨胀疖痈患时珍曰：生桃多食令人腹胀及生痈疖。瑞曰：桃与鳖同食，患心痛。服术人忌之。桃仁能破血，气味苦甘平，疟痞癥瘕散，通经瘀结行《本经》曰：桃仁治瘀血，癥瘕，杀小虫。杲曰：苦重于甘，气薄味厚，性沉而降，手、足厥阴血分药也。苦以泄滞血，甘以生新血，故破凝血者用之。治热入血室，泄腹中滞血，治皮肤血热燥痒。治皮肤燥痒，香附使成功，纳下除阴痒，诛虫血痞痛《别录》曰：消心下坚硬。《肘后方》：治妇阴户痒，桃仁研，棉裹塞。除胸瘀结谵烦躁，少腹坚疼小便行，热入营中停血室，如狂蓄瘀热清平无己曰：肝者血之源，血聚则肝气燥，桃仁之甘以缓肝苦，以散血，故桃仁承气汤及抵当汤皆用之，治伤寒八九日内有蓄血，发热如狂，小便自利者，又有当汗失汗，热毒深入，吐血及血结胸，烦躁谵语者亦用此汤。红花合用行经水，佐以陈皮血闭通桃仁得香附为使，行气破血；得红花，行瘀通月经；得海蛤，除血结胸；得陈皮，治血闭、大便不通。桃叶熏蒸能发汗，除风痹痛杀三虫《备急方》载支太医桃叶汤熏汗法：用桃叶水煮汤，七斗，安床下，厚被盖，卧床上得汗，去桃叶。《小品方》有阮河南桃叶蒸汗法：用水烧地，以少水洒地，布干桃叶于地，厚二三寸，安席叶上，病人卧席上以被温覆得汗，遍身汗多，粉扑。**辟恶神桃祛鬼魅，心疼鬼疟虫难挠**在树干桃经冬不落者名神桃，治中恶，鬼疰，蛊毒，腹痛，酒磨服《别录》。治鬼疟寒热，桃枭研末，水丸，白、大朱砂为衣。清晨面东，新汲井水服之《圣济总录》。**花消瘀饮癫狂定，桃橛桃符鬼魅逃**橛，音掘。《杜阳编》载：范宦女丧父发狂，闭之室中，夜断窗棂，登桃树上，食尽桃花而愈。桃橛，人多钉于地上以镇家宅，三载者良。户上着桃板辟邪，取《山海经》神荼、郁垒食鬼之义。《典术》云：桃乃西方之木，五木之精，味辛气烈，故能伏邪辟鬼。**盖桃仁破血治经闭，若用之不当，大伤阴气**士材。**使人血下不止，故血枯经闭，腹痛，津血涸大便闭皆忌**《经疏》。**双仁者有毒勿用，行血连皮尖，若润燥去皮尖。**

红　花

红花开盛夏宋《开宝》，**入血分心肝，秉性温行血，辛甘苦色丹**时珍曰：血生于心包，藏于肝，属于冲任。红花汁与之同类，故能行男子血脉，通女子经闭。**活血脉通经，能行瘀滞停，宜和童便服，血闷运薰醒**《养疴漫笔》云：新昌徐氏妇产运已死，但胸膈微热。有名医陆氏云：血闷也，得红花数十斤，乃可活。遂亟购得，以大锅煮汤，盛三桶于窗格之下，舁妇寝其上熏之，汤冷再加，有顷指动，半日乃苏醒。**治胎死腹中，六十二般风，气血瘀兼酒，桃仁破瘀通**《金匮要略》：红蓝花酒，治妇人六十二种风，兼治腹内血气痛。红花二钱，以酒煎服。《开宝》治胎死腹中，亦用此法。方书治血瘀成块者，红花、桃仁同用。**能消赤肿痈，痘紫血凝容，少养多行血，崩中忌用凶**《逢原》曰：红花性兼上行而温也，痘色紫滞者，瘀血凝滞，热也。震亨曰：少用养血，多用破留血，用红花痘转红，活。大抵花红行瘀血而性温，若过用使人血行不止而毙《经疏》。和童便服妙。子与花同功，叶消赤游肿。

降香

降真香去瘀《证类[1]》，色紫味辛温，定痛生肌效，金创止血存《名医录[2]》云：周宗被海寇金刃伤，血出不止，筋如断，骨如折，用花蕊散不效。军士李高用紫金散掩之，血止痛定，明日结痂如铁，遂愈，且无瘢痕。方用紫降香佳者，瓷碗锋刮下研末，曾救万人。疗折伤神效，时行疫气消，治肝伤吐衄，宅怪异炉烧李珣曰：宅见怪异者，炉烧降香以辟之。疗上部瘀血胸膈骨，按痛或并胁肋疼，此吐血候也，刮末研煎服。若怒气伤肝呕血者，代郁金用效《经疏》。要之虚损吐血，色瘀晦不鲜者当用。若血热妄行，色紫浓厚，脉实便闭者忌用《逢原》。禁用火焙。用节更佳，色红者良磨汁冲服。

五灵脂

寒号鹖鴠鸟宋《开宝》，矢即五灵脂，夏羽毛冬落，随阳剥复推鹖鴠候时之鸟，生北地极寒处，五台山极多。状似小鸡，肉翅四足。夏月毛采五色，自鸣若曰：凤凰不如我。初冬毛羽脱落，裸形如雏，忍寒而号曰：来朝造个窠。《月令》云：仲冬鹖鴠不鸣。故寒号而阴剥，号息而阳复。先冬噙集柏实，穴居南向，餐已而遗，遗已而餐。其屎名五灵脂者，谓状如凝脂，而受五形之灵气也，气甚臊恶，恒集一处。浊阴归下窍，《纲目》味甘温，散血和营气，生行炒止论《纲目》曰：味甘性温，生用则行血，炒用止血。疗疝兼治疟，《逢原》味苦酸，行肝治产瘀，结

① 证类：原作“症类”，据《证类本草》书名改。

② 名医录：原作“明医录”，据《本草纲目·降真香》改。

血血崩安《本经逢原》曰：味苦酸，炒用和血，若瘀凝血结、血崩，宜用。若无瘀血崩，忌用。失笑蒲黄醋，除身腹肋疼，治停瘀各痛，少腹块坚癥时珍曰：五灵脂，足厥阴肝经药也。气味俱厚，阴中之阴，故入肝主血。诸痛皆属于木，诸虫皆生于风。故能散血而止诸痛。治痰涎挟血成窠，消积杀虫，除疟，治疝，血痹刺痛。局方失笑散：治老少血滞，心疼腹痛，小肠疝气及产后少腹痛，脘疼，一切瘀血有效。用五灵脂、蒲黄等分，研末，醋调，河水煎服，或连末服之。能行瘀络痹，利气脉流通，血贯瞳神翳，治风木杀虫《开宝》曰：治心腹冷气，通利气脉、血痹。时珍曰：治瘀血灌瞳子。宗奭曰：五灵脂入肝最速，不能生血。治冷风气血脉闭，手足身体痛，冷麻者：五灵脂二两（制），川乌头、没药各一两，乳香五钱。其为末，水和丸，弹子大。每服一丸，姜汤温酒化服之。能消重舌胀，蛇毒佐雄黄，气浊而臊秽，防脾胃血伤《经验良方》：治瘀血，重舌胀痛。五灵脂煎含漱。因火舌胀者，忌用。昔有人被毒蛇伤，良久昏聩。一僧教以五灵脂一两、雄黄五钱，为末，酒调二钱灌之遂苏，复灌二钱而愈，滓敷患处。止血痣流红，痰凝瘀半同，发毛刚血溃，眼白黑奇功《选要》：治人旧有血痣，偶抓破，血出如线，七日不止，欲死。用五灵脂研末掺上，血止。紫芝丸：治痰血凝结。制半夏为末、五灵脂（水飞）等分，姜汁浸，蒸饼丸梧子大。开水下二十丸。《奇疾方》：治白睛浑黑，视物如常，毛发坚直如铁，能饮食而不语，言如醉，病名血溃。以五灵脂为末，汤服二钱，再服二钱愈。盖五灵脂治血滞诸痛如神，若血虚诸痛忌用。性极膻恶，恐脾胃虚者，不能胜其气也。恶人参。酒飞去砂，晒用。

延　胡

延胡通气血宋《开宝》，擅止痛如神，禀性温能走，根黄味苦辛谚云：痛则不通，通则不痛。春生三叶绿，体木用兼金，入肺

肝脾药，一身上下临之颐曰：延胡春生苗，高三四寸，生三叶如竹，色绿沿微红，根丛生，色黄，形圆，立夏掘起，阴干者良。卢复曰：色黄酝金气，味辛，禀金制，气温。三叶，具木生数也。刘云密曰：全畅于敷和之木，得阴中之少阳，以为用欤。**畅气中凝血，血中气滞通，周身营卫转，瘀结痛神功**时珍曰：延胡索，味苦辛，气温，如手足太阴、厥阴四经，能行血中气滞，气中血滞，治一身上下诸痛，用之中的妙不可言。**筋挛肢体痛，血冷桂归延，恶露癥瘕散，同茴疝痛痊**《泊宅编》云：一人遍体痛甚，或曰风，或云湿，或谓脚气，药悉不效。周离亨曰：是气血凝滞所致。用延胡、当归、桂心等分为末，三钱，温酒调服，频进痛止。赵待制霆因导引失节，肢体拘挛，亦用此数服愈。《卫生易简方》：治小儿盘肠气痛。用延胡、茴香（炒），研末，米饮服。**扑损伤平经络畅，心疼脘痛酒调痊，诸虚痛忌防胎落，利气通经活血延**时珍曰：荆穆王妃胡氏食荞麦面着怒，遂病胃脘当心痛甚，用吐下行气化滞药皆吐，大便三日不行。因思雷敩论云：心痛欲死，速觅延胡，乃以延胡末三钱，温酒调服，即纳入，少顷大便行而痛止。又华老年五十余，病下痢腹痛垂死，予用延胡末三钱米饮服之，痛即减半，调理而安。**盖延胡索乃活血利气止痛第一药也**时珍。**然走而不守，惟有瘀滞者宜之。若经事先期，虚而崩漏，产后血虚而晕万不可服**士材。**生用或酒炒。**

姜黄

姜黄活血肝脾药《唐本草》，**味苦辛温下气融，散肿消痈行结积，癥瘕冷痛月经通**苏颂曰：祛邪辟恶，除气胀，产后败血攻心。苏恭曰：姜黄于春生苗，而花并出。卢之颐曰：力行升出之机。《本草述》曰：以宣木火之用。时珍曰：姜黄入肝脾，行气血，五痹汤用之。**按：姜黄辛散苦泄，故专于破血，下气其旁及者耳。又有一种片子姜黄，治风寒湿气手臂痛有功**士材。**但血虚者服之反剧。蜀川生者，**

色黄质嫩，有须，折之中空有眼，切之分为两片者，片子姜黄也江广生者，粗质形扁，仅可染色。

蓬术

蓬莪术性温宋《开宝》，色黑疗奔豚，味苦辛香烈，消痃癖积屯屯，聚也。颂曰：治积聚诸气要药，与荆三棱同消坚瘕。好古曰：蓬莪术，色黑，破气中之血，入气药发诸香，通肝经，聚血①。破气中之血，除痰癖吐酸，通肝经聚瘀，疗中恶胸宽《开宝》曰：治冷气，吐酸水，消饮食，心腹痛，中恶鬼疰，酒磨服。疗妇人血气结积，丈夫奔豚。甄权曰：破痃癖，醋磨服。化食香开胃，祛邪鬼疰平，治心脾久痛，跌扑损伤行《日华》曰：开胃消食，行瘀血，除扑损痛。《资生经》云：王执中久患心脾疼，服醒脾药反胀，服蓬术愈。血气寒凝结积消，行诸冷气木香调，扶脾健运同参术，四物通经止痛腰希雍曰：蓬莪术，味苦辛，气温，香烈而无毒。入肝经。能行气破血散结。中恶鬼疰腹痛者，因气不调和，脏腑壅滞，阴阳乖膈，鬼疠凭之，蓬莪术能利气达窍，则邪无所容矣。《逢原》用四物调经，若痛者加蓬术。盖蓬术诚为磨积要药。但虚人得之，积不去而正已竭，更可虞也。或与健脾补元药同用，乃无损耳士材。根如生姜，莪蓬生根下，似卵不齐，坚硬难捣，灰火煨乘热捣。

山棱

荆三棱力峻宋《开宝》，体重苦甘平，破血中之气，肝经瘀积行好古曰：三棱，色白，属金，破血中之气，通肝经积血药也。同莪茂②

① 屯，聚也……聚血：原残，据清道光活字印本补。

② 莪茂：蓬莪术。

治积块疮硬者，乃坚者削之也。元素曰：苦甘无毒，阴中之阳，治心膈痛，食不消。能泻真气，真气虚者勿用。**能攻寒硬块，散血结通神，石癖消为水，堕胎洗乳津**志曰：俗传昔人患癥癖死，遗言令开腹取视。得病块，坚硬如石，文理五色。以为异物，削成刀柄。后以刀刈[①]三棱，柄消成水，乃知三棱擅化癥瘕。**除疮肿硬坚，产瘀结疼痊，泻气虚斟酌，通经闭痛挛**《外台秘要》：治乳汁不下。荆三棱二个（切），水煎之，洗奶取乳通为度，极效。时珍曰：荆三棱，能破气散结。其功可近于香附而性峻，故难久服也。**削癖除癥治腹胀，兼香附半鳖萸调，攻坚石块加蓬术，五积同参养正消**《证治要诀》云：有人病癥瘕腹胀，用三棱、莪术，以酒煨，煎服，下黑物如鱼而愈也。同香附、鳖甲、半夏、吴茱萸用，能温通气血，消痰化坚癖。按：东垣五积散，棱、莪术，同人参养正化癖成功。**盖山棱能破有形坚积，如外淫之泣滞，其气血及痰饮之裹坚积者，必以此除之。刘云密曰：按洁古谓三棱泻真气，气虚者勿用。东垣五积散诸方皆与人参赞助，而消然化积必借气运，如专克伐则脾胃愈虚不能运行，积安得去乎**士材。**醋浸炒或面包煨**三棱有三种，要以色黄重体，若鲫鱼而小者佳。

阿　魏

阿魏出西番《唐本草》，**专消癖积根，杀虫除肉积，气臭味辛温**刘纯诗云：阿魏无真却有真，臭而止臭乃为真。**破疟癖坚癥，治心腹冷疼，除传尸蛊毒，下恶气阴凝**士材曰：臭烈殊常，故杀虫辟恶，辛则能散，温则能行，故消积能化虫。**疟痢积能搜，除邪鬼疰瘳，能消菜菌毒，自死马羊牛**《百一选方》：治久疟，用阿魏、朱砂等分，为末，米糊丸弹子大。空心，人参汤服一丸即愈。如痢用木香黄连汤下，盖疟痢多起于积

① 刈：原作“刹”。据《本草纲目·荆三棱》改。

滞耳。能解自死牛、羊、马肉、菜、菌诸毒。**捏血鳖涂持，消诸块外治，芳香而胃喜，恶臭恐伤脾**云密曰：阿魏能使气化者，气化则形化，所以消癥积也，其除蛊胀、治传尸及杀诸小虫者，是皆下恶气为之先导也。血鳖症，流走无定，一发痛不可忍，将鳖到处捏住，将阿魏涂抹捏处，以棉纸糊封，仍以手持，捏数时放手。**同硫黄、苏合油贴一切痞块**消痞块：阿魏、五灵脂等分（炒研），服即消。**出西番，木脂熬成，极臭。验真伪法，取半铢安铜器一宿，沾处白如银色者真**胡蒜白可假充，须辨。

番硇

番硇出北庭《唐本草》，**性热毒通经，味苦辛咸合，涂消翳膜灵**张匡邺《行程记》云：北庭山中，常有烟起，至夕光焰若炬火，照见禽鼠皆赤色。采硇砂者，乘木屐取之，能消翳障。**破积化坚癥，除瘕冷癖凝，雄黄疔毒化，恶肉痣消能**高昌北庭山，即今西域火州也。《瑞竹堂方》：治疔毒，以银针挑破疔疮头，研真硇砂，好雄黄末，掺膏药上，贴住即消。**噎膈丁槟结血调，垂疣八石五金销，服多腐烂人肠胃，鼻痔同硼骨哽消**张果《玉洞要诀》云：北庭砂秉阴石之气，含阳毒之精，能化五金八石，涂消下垂疣瘤。邓才《清兴》：治噎膈反胃。北庭砂一钱，荞麦面水调包砂，煅焦，待冷取出，入槟榔末二钱，丁香二粒，研匀。每服七厘，烧酒送下，三日三服，愈后白粥调理。又方：平胃散，陈、苍、朴、草末各一钱，硇砂末五分，和匀。每姜汁二茶匙，沸汤调服二钱，当吐出黑物如石，屡验。元素曰：硇砂，破坚癖，不可独用，须入群[①]队药中用之。《逢原》曰：硇性能柔金银，故焊药用之，所言化人心为血者，甚言其迅利也。颂曰：硇砂性热有毒，本攻积聚，多服腐烂人肠胃。白飞霞方：治鼻中痔肉，硇砂研末，点之即落。**畏酸浆水。忌羊血。中其毒者，生绿豆研汁，恣**

---

① 群：原作“郡”，据《本草纲目·硇砂》改。

饮解之。鼻中毛出昼夜可长一二尺，渐粗如绳，痛不可忍，摘去复生，此食猪羊血过多所致。生乳香四钱，番硇砂二钱，为末，饭丸梧子大。空心临卧各服八丸，水下。夏子益《奇疾》。盐硇卤炼成，不及北庭劲，色白辛咸味，消癥翳性平云密曰：西人用以当盐者，即彼淋炼之卤汁，性平，色白，易化。所谓盐硇也，性禀阳毒，腐烂人肠胃者，即北庭山所出番硇砂也。面上疣目《集效方》：用硇砂、硼砂、铁锈等分，研，涂三次自落。

硼　砂

硼砂色白黄《日华》，去翳障开光，疗上焦痰热，甘咸味性凉，治咽喉痹痛，化骨哽神方，结核牙疳擦，揩消木舌强宗奭曰：治咽喉肿痛，化膈上痰热。《夷坚志》云：朱友良因误吞一骨，哽于咽中，百计不下。恍惚梦一朱衣人曰：惟南硼砂最妙。遂取一块含化咽汁，脱然而失，此软坚之徵。涤除垢腻生津液，止嗽治痰鼻血瘘，化积癥瘕消弩肉，能开噎膈五金柔时珍曰：硼砂，味甘微咸而气凉，色白而质轻，故能去胸膈上焦之热，其性能柔五金而去垢腻。故治噎膈积聚，骨哽，结核，恶肉，阴溃用之者，取其柔物也。治痰[①]热，眼目障翳用之，取其去垢也。出西番者白如明矾，出南番者黄如桃胶，皆是炼结而成。西者柔物去垢，杀五金。能制汞，哑铜，结砂子独孤滔。可焊金银颂曰。咽喉肿痛《经验方》：用硼砂、白梅肉，捣丸芡子大，噙化。弩肉瘀突《直指方》：用黄色南硼砂半钱，片脑少许，研末，灯草蘸点之。木舌肿强《普济方》：用硼砂末，生姜片蘸揩即消。

---

① 痰：原作“疼”，据《本草纲目·硼砂》改。

炉甘石

炉甘石点睛《纲目》，去翳目光明，入胃甘温性，能消膜肿平时珍曰：炉甘石阳明经药也，受金银之气，故能明目去翳退赤，收湿除烂。煅甘石、龙脑香，研点，治一切目疾。退赤而收湿，能治烂眼沿，兼疏风止血，湿痒下疳痊甘石消肿毒，止血生肌，今人用三黄汤煅炉甘石，治湿热，敷臁疮。邵真人方：治下疳阴疮。炉甘石（醋煅）一钱，儿茶三分，研末，用油调敷，全愈。煅用黄连童便淬，硼砂甘石海螵蛸，诸般目病同龙脑，或合盆硝洗眼包炉甘石火煅七次，童便淬，研粉，水飞漂过，晒干。今法再用黄连汤煎汁煮，晒研。时珍常用煅甘石、硼砂、海螵蛸、漂淡各一两，研细，以点诸目疾，甚妙。入朱砂五钱，则性不黏也。又方煅甘石一钱，盆硝一钱，为末，热汤泡洗眼皮，效。产金银坑中，状如羊脑，松如石脂者良。煅制，各随本方研细，水飞，漂净，晒干收用。

石　蟹

石蟹味咸寒宋《开宝》，消肤翳亮看，能除金石毒，喉痹肿痈安《逢原》曰：味咸，性寒，质坚，能磨翳积也。疗血运青盲，消疔翳眼明，治天行热疾，去漆疥催生《海槎录》云：崖州榆林港内，土极细腻最寒，蟹入内则不能运动，渐坚凝成石，能明目。体质石也，形宛似蟹出南海，近海州郡皆有之。喉痹，肿痛，目翳，漆疮，水磨涂点。催生，血运，熟水磨服。

密蒙花

密蒙花簇锦宋《开宝》，色紫味甘凉，疗痘疳肤翳，羞明怕日光好古曰：入肝经气分及血，润肝燥。仲淳曰：其蕊萌于冬而开于春，故为肝家正药也。能消紫肿多眵泪，退翳开光眼倍明，涤热和营除赤脉，滋肝润燥疗青盲消目中赤脉。《圣济录》：治目中障翳。密蒙花、黄柏各一两，为末，水泛丸梧子大。每服十五丸。产蜀中，叶冬不凋，其花细碎，数十房成一朵，嗅之即嚏者真。

蕤仁

蕤仁点眼明《本经》上品，疗目赤疼轻，性味甘温润，消风热气清《本经》：甘温。《别录》：微寒。《逢原》曰：能治诸经风热之邪，心腹邪热，结气，不独治目疾。疗腹心邪热，和肝结气宽，拨云消膜肿，赤烂泪收干《经验方》：治赤烂眼。蕤仁、杏仁各一两，研匀，入腻粉少许为丸，用热汤化洗。生能醒睡熟能眠，配合硼砂片脑研，去翳消障除赤痒，蕤连煮枣效方传障，七阳平声。藏器曰：生治足睡，熟治不眠。《传信方》：治眼风痒，或生翳，或赤。皆用宣州黄连（研末）、蕤仁（去壳，研膏），以干枣去核，纳入连蕤末，包紧煮汁，瓶收，点眼，数十人皆效。局方春雪膏：治眼昏花，赤肿涩痛。蕤仁（去壳去油）二两，龙脑二钱半，研匀，生蜜六钱和，收点眼。或加白硼砂一钱，去翳有效。但目病不因风热而因于虚者，勿用。内服，汤浸去壳、去皮尖，研。

木贼

木贼草空轻宋《嘉祐》，甘微苦性平，肺肝风湿去，散郁火扬清时珍曰：气温，味微甘苦，与麻黄同形同功，故亦能发汗解肌，散火郁风湿。《嘉祐》曰：治目退翳膜，止痢及肠风。解肌发汗须除节，止血迎风泪自干，暴怒营虚伤暑忌，能消翳膜眼明观士材曰：木贼为磋擦之需，故入肝而伐木，去节者善发汗，中空而轻，有升散之力也。多用令人目肿，若久翳及血虚不宜用，而伤暑或暴怒赤肿皆忌《逢原》。舌硬出血《圣惠方》：木贼草煎水漱之即止。大肠脱肛硬者木贼草烧灰掺。肠风下血禹锡方：木贼草、槐耳、桑耳。

谷精草

谷精草体轻宋《开宝》，达胃至肝行，气味辛温暖，能消翳膜明时珍曰：谷精体轻性浮，能上行阳明分野，有明目退翳之功。用花良。治牙疼疥痒，痘后翳昏眵，疗夜盲喉痹，头风痛眼眉雀盲，至夜不见物。田中收谷后多生此草，得谷之余气结成，而兔喜食之，故兔矢亦明目。

草决明

决明子性平《本经》上品，去翳膜遮睛，疗吻青眶烂，咸而苦味并吻，口傍也。《本经》曰：治青盲，益精光，除赤白膜，止泪。《别录》曰：疗唇口青。《日华》曰：治头风明目甚于黑豆。甄权曰：治肝风热眼。止泪出羞明，驱蛇赤肿平，治肝风热眼，疗内障青盲此马蹄决明也，以明目之功而名。《相感志》言：园中种决明，则蛇不敢入。甄权曰：每旦空心吞决明，百日后夜见物光。蓍实为使。恶大麻子之才。

青葙子

青葙草子苦微寒《本经》下品，疗口唇青可镇肝，去翳疥疮风热退，兼消赤障复明看《本经》：治唇口青。大明曰：明目镇肝。甄权曰：消赤障翳，青盲。即野鸡冠。

乌　梅

乌梅属木性平酸《本经》中品，涩血固肠入肺肝，敛汗生津消渴已，专收赤痢止崩安时珍曰：梅花开于冬而实熟于夏，得木之全气，故其味最酸。人舌下有四窍，两窍通胆液，故食则津生，类相感应也。

宗奭曰：食梅则津液泄者，水生木也，津液泄则伤肾，多食损齿。好古曰：乌梅脾肺二经血分药也，能收肺气，治燥嗽。**治休息痢姜茶配，溃后痈疽肉凸平，止呕除烦蛔厥转，参蚘霍乱用功成**大明曰：乌梅和干姜、建茶为丸服，止休息痢。藏器曰：治冷热痢。杨起云：起臂生疽，脓溃方愈，有恶肉凸起，用乌梅烧灰，敷数日即平。伤寒厥阴经蚘厥症，乌梅丸，方药寒热并用。而厥回霍乱吐泻消渴呕蛔，用乌梅不可多，防其酸收，小便不通。**齿闭同盐擦可开，除痰久嗽气收回，治咽核气喉蛾痹，疟痢风寒始忌梅**龚氏《经验方》：治梅核膈气，用青梅盐淹，取出晒干，再浸，收干盐水，再晒干后，用青钱三个夹二梅，装盖磁罐埋地，百日取出，含之咽汁，治喉痹。制梅矾法：用青梅切盖挖核，将明矾末捺梅内，将梅复盖上一夜，炭火罐煅去梅，用矾灰贮瓶，临用加硼砂末等分，再加冰片、灯草灰少许，吹喉蛾、喉痹有效。《医说》载曾鲁公痢血百余日，国医治不效。陈应之用盐梅肉一枚，研烂，腊茶、醋数服安。梁庄肃公痢血，应之用乌梅、胡黄连、灶下土等分，为末，茶调服亦效。盖血得酸则收，得寒则止，得苦则涩，故也。风寒，疟痢初起忌。**消梅榔树接梅枝，止渴生津蜜醒脾，开胃清神安睡稳，花稀痘毒爽神思**醒读去声。榔树与榆一类二种。相传真武大帝折梅枝插于榔树，曰：吾道若成，花开果结。后实应其言。今树在五龙宫北，榔木梅实，杏形桃核，每岁采而蜜煎，以充贡献焉。即今之消梅种也。未经接梅花能清神思，稀痘，消疔毒。**盖乌梅具肝体而全脾肺之用，故收中兼行也**《本草述》。**先春开花，曲直作酸。乌梅、白梅皆以酸收为功，然病有当发散表汗者，大忌酸收，误食必为害**士材。**忌猪肉、黄精**杲曰。**多食损筋骨，发痰热。食梅齿𪘨**[1]**者，嚼胡桃肉解之**大明。**盐渍为白梅**青梅盐淹，日晒夜浸，**熏黑为乌梅**青梅篮盛于灶突上熏黑，稻灰汁淋后，蒸肥泽不蛀。**叶治干**

① 齿𪘨：病名。因恣食酸味，致使牙齿酸痛。

霍乱及休息痢清水揉梅叶洗蕉葛衣，经夏不脆，夏衣生霉点，梅叶煎汤洗之即去。核仁酸平能明目，除烦热，益气不饥。

米醋

米醋性温味苦酸《别录》下品，芳香散瘀独行肝，酸收气血能藏敛，肉菜虫鱼毒解完《别录》曰：治痈肿，杀邪毒。时珍曰：醋酸属木，入肝经，治诸疮肿，积块，心腹痛，杀鱼、肉、菜及诸虫毒，皆取其酸收之义，又有散瘀解毒之功，但脾病毋多食酸。烧红炭火醋浇馨，血运昏狂产晕醒，止痛咽疮虫出耳，除疸黄汗肿痈形宗奭曰：产妇房中，时以醋浇炭火，以辟恶气行瘀，防血晕也。好古曰:《金匮要略》治黄汗，有黄芪芍药桂枝苦酒汤；治黄疸，有麻黄醇酒汤。俱用醋也。癥瘕积块癖痈除，久服生鱼脍积余，眼目昏花如见镜，饥餐芥醋豁然无《北梦琐言》云：一少年眼中常见一镜。赵卿曰：来晨以鱼脍奉候，及期延至，从容。久之少年饥甚，见台上一瓯芥醋，旋旋啜之，遂觉胸中豁然，眼花不见。因吃鱼脍太多，鱼畏芥醋，故赵卿权诳而愈。盖醋理诸药消毒扁鹊，制药味以敛毒性《逢原》，调敷药，消痈肿。浸柏皮，含口疮孟诜。煎大黄，行血癖。和泥敷，火烫伤。制香附，除郁痛《本草述》曰：酸气能敛血，使下也。但醋性收敛，病邪得之，难于发泄耳。多食伤筋骨，损胃，损颜色藏器。米醋少饮开胃，麦醋多食伤脾时珍。

金樱

金樱子味涩酸平《蜀本草》，固肾封藏芡实并，滑痢遗精遗尿止，酸收敛气涩元精颂曰：金樱子煎膏，合芡实粉为丸服，名水陆丹，益气补真最佳。卢之颐曰：金樱子气味酸涩，能收滑脱，有治脾泄滑痢，遗精，失小便之功。若泻痢由于火热者，不宜用《经疏》。小便不禁及精气滑脱，因阴虚多火者误服，每致溺涩茎痛，不可不慎《逢原》。当取半黄者，焙干捣末用沈存中云：金樱子止遗泄，取其温酸且涩也。若待红熟时取汁蒸膏，则味全甘而断涩味矣。震亨曰：经络隧道，以通畅为和平，而昧者取涩性为快。欲熬金樱膏，食之自不作靖，咎病谁责。时珍曰：金樱子治精气不固有功。

白果

白果温甘苦《日用》，治寒嗽喘平，当分生熟用，益气降痰声时珍曰：生食，小苦微甘，性温，有小毒，性涩而收，色白属金。熟食，温肺益气，定喘嗽，缩小便，止白浊。生食降痰消毒，杀虫也。性涩而收降，治哮暖肺功，生浆除白浊，缩小便如童《集简方》：治小便白浊。生白果仁十枚，擂水温饮，日一服，取效止。浣垢除油腻，治阴虱杀虫，涂疳疮疥鲜，食胀闷多凶生捣能浣油腻，则其去痰浊之功，可推矣。赵原阳：治下部疳疮，生白果杵涂之。刘长春方：治阴风作痒，阴毛下肉中生虫如虱，或红或白，极痒，白果仁嚼细频擦之。《三元延寿书》言：昔有饥者，同以白果代饭，食饱，次日皆死。其花夜开，人不得见，盖阴毒物也。《逢原》曰：以鹅翎蘸香油吐之，或以粪清灌之亦生。表寒喘嗽散麻黄，内热芩桑实喘方，敛肺除哮须白果，苏甘杏半款冬芳《摄生方》曰：金陵一铺治哮嗽，白果定喘汤，除实喘邪嗽，屡效。麻黄七分，苏子二钱，款冬花、制半夏、桑皮、杏仁各一钱半，黄芩五分，甘草五分，白果五个。

粟壳

粟壳性微寒宋《开宝》，能收味涩酸，升肛治久痢，敛肺涩肠完杲曰：收敛固气，入肾治骨病。时珍曰：止泻痢，固脱肛，治遗精，久咳，敛肺涩肠，治筋骨，腹痛。治遗精久嗽，固肾骨疼痊，积痢邪当忌，风寒咳弃捐震亨曰：治嗽多用粟壳，不必疑，但要先去病邪，治痢须先散邪行滞，岂可遽投粟壳、龙骨之类，以闭塞肠胃，邪滞不行而淹延变病矣。时珍曰：酸主收涩，故初病忌服，泄泻下痢既久，则气散不固而肠滑脱肛，咳嗽既久，则气散不收，故宜粟壳收涩。盖粟壳敛肺涩肠，止痢久肠滑脱肛，咳久虚嗽，自汗，泄泻，遗精，肺虚大肠滑者宜之时珍。但酸收紧，涩令人呕逆，若用早兜涩，积滞为害，风寒咳嗽泻痢初发忌用《经疏》。久痢不止集要百中散：粟壳三钱（蜜炙），厚朴二钱（姜汁炒），为末。赤痢藕汤下。热痢便血《普济方》：粟壳（醋炒）二钱，广陈皮一钱，乌梅汤下。即罂粟花壳又名丽春花。去蒂蜜炙或醋炒。罂粟子治反胃吐食白罂粟米一合，人参末一钱，山芋一寸，煮烂，姜汁盐少许。

地　榆

地榆气味苦酸寒《本经》下品，性涩沉阴入肾肝，止带崩中并五漏，下焦血热痢痊安杲曰：味苦酸，性微寒，沉也阴也。元素曰：专主下焦血。《别录》曰：止内漏血不足。肠红血痢同苍术，得发良兮火烫除，胃弱血寒初痢忌，迁延赤痢滑同樗时珍曰：地榆除下焦热，治大小便血，止血用上截炒黑。《活法机要》：治久病，肠风下血，而痛痒不止，用地榆苍术煎，食前服。《宣明方》：治结阴下血，腹痛，因热结者。地榆炭二钱，炙甘草、砂仁各五分，水煎服。炳曰：治赤痢久滑，地榆、樗皮。《逢原》曰：地榆性能伤胃，误服致口噤不食，同炭姜用良。宗奭曰：其性沉寒，入下焦，治热血痢用效。若虚寒人病水泻白痢，则不可用也。盖地榆入肾、肝、胃、大肠四经。苦寒能凉血泻热，兼甘酸，性行而带补。热积痢初起缓用，恐涩早也门曰。若气虚下陷而崩带及久痢脓血，瘀晦不鲜者切禁《逢原》。得发良。恶麦冬。伏丹砂、硫黄、雄黄之才。去根稍炒黑用，或米醋炒。火烫伤地榆烧灰，香油涂效。

石榴

榴实味甘酸《别录》下品，皮温涩入肝，三尸能使醉，木火象花丹时珍曰：榴荣盛于夏，实熟于秋，丹花赤实，其味甘酸，其气温涩，具木火之象，故多食损肺齿而生痰涎，有甜酸，二种。道书言榴为三尸虫酒，谓尸虫得此果则醉也。解渴能收泪，花红白痢同，多餐伤齿黑，损肺滞痰蒙红花治红痢，榴花有白色者治白痢。酸榴皮饮涩，止久泻肠红，固漏精崩带，收肛滑痢功酸者兼收敛之性，故入断下崩中药。榴根用向东，杀寸白蛔虫，汁吐金蚕蛊，乌须染发工丹溪《摘元方》：金蚕蛊毒，吮白矾味甘，嚼黑豆不腥，即是。石榴根皮煎浓汁服，即吐出活蛊而愈。刺猬能捕金蚕。滑痢皮灰参饮效，全榴五色痢姜茶《普济方》：治久泻滑痢。酸榴根皮（焙研）二钱，人参汤下，或米饮服。《圣济录》：治痢五色，或脓血，或水，冷热不调。酸石榴连皮子捣汁服，或加姜茶煎服效。榴花千瓣治心热，吐衄金疮止血夸榴花阴干，研末吹鼻，止血立效，吐血煎饮亦效，敷金疮血即止。按：榴味酸涩，若崩痢，服早反为害《从新》。忌铁。

樗皮

樗树根皮苦涩寒《唐本草》，治崩久痢滑精安，苦能燥湿寒清热，涩血收阴固敛完震亨曰：椿根白皮性凉而能涩血，治湿热为病，泻痢浊带，滑精，兼有燥下湿及去肺胃陈痰之功。治泄泻有实肠之力，但痢积邪滞未尽者，不可遂用。宜入丸散，亦可煎服，不见有害。予每用炒研同滑石末糊丸，治白带及痢，名固肠丸。藏器曰：治赤白久痢，去口鼻疳虫。肠红滑痢固肠圆，带下疳虫湿热蠲，有滞并邪当忌用，迁延血痢佐参痊宗奭曰：洛阳一妇年四十七，耽饮无度，多食鱼蟹，畜毒在脏，日夜二三十泻，大便与脓血杂下，大肠连肛门痛甚，用止血痢药不效，又以肠风药，益甚。盖肠风则有血无脓，如此半年余，气血渐弱，食减肌瘦，服热药则腹愈痛血愈下，服冷药则注泄食少，服温平药则病不知，如此期年待命。或人教服樗根白皮一两、人参一两，为末，每服二钱，空心温酒调服，米饮亦可。三服脓血皆定，遂常服而愈。治大肠虚风，酒湿热痢脓血，忌荤油面食。痛久不瘥者。同木香，治休息痢唐瑶。得地榆，能止疳痢萧炳。但痢疾滞气未尽者，不可用震亨。崩带属阴虚者，勿用《经疏》。樗根有小毒。藏器。制硫黄、砒石、黄金时珍。用不出土向东者，去粗皮，醋炙或蜜炙。用椿根白皮，主用相仿，力稍逊《从新》。荚名凤眼草，主大便下血《嘉祐》。治髓脏中湿热《逢原》曰：樗树有荚，荚中有实，状如目珠，治髓脏湿热，求嗣门炼真丸用之，高年素享丰厚者宜。一类二种，香者名椿，臭者名樗时珍曰：椿皮色赤而香，樗皮色白而臭，多服微利人。盖椿皮色赤入血分而性涩，樗皮白入气分而性利，其主治之功虽同，而涩利之效则异也。云密曰：椿之涩苦不如樗之甚，总是以达阳收阴也，唯樗之达阳收阴倍于椿也。香椿头芽叶，消风洗疥和猪肉、面，一食多中满。

卷六

棕皮

棕皮错纵如经织宋《嘉祐》，色紫味兼苦涩平，止血归经能固脱，崩倾衄久用之生性平，味苦涩。苦能泄热，涩能收脱。颂曰：棕皮一匝为一节，二旬一采，皮转复生上。时珍曰：干身赤黑，皆筋络，其皮有丝毛，错纵如织，剥取缕解。《本草述》曰：棕皮譬如人身血络之如织而复有条理，能使不归经络之血，胥得以就理者耶。吐血金疮淋赤痢，肠红年久败棕煤，当知瘀尽方能用，固涩须同乱发灰《妇人良方》：治血崩不止。棕皮（烧存性），淡酒服二钱。《百一选方》：治下血不止。棕榈皮半斤，瓜蒌一个（烧灰）。每服二钱，米饮调下。黎居士方：治鼻血不止。棕榈灰随左右吹之。盖血崩及吐血过多，滑而不止者宜之。若早服，恐停瘀为害士材。如瘀滞未尽，肠风，血痢，湿热甚者，忌服《经疏》。年久陈棕良，烧黑须存性远年下血，棕灰、侧柏、卷柏。

肉蔻

肉豆蔻温辛苦味宋《开宝》，芳香暖胃补脾良，调中下气兼消食，止泻虚寒固大肠震亨曰：肉蔻属金与土，温中补脾。日华子曰：调中下气，以脾得补而善运化，气自下也。非若陈皮、香附之快泄耳。时珍曰：土爱暖而喜芳香，故肉蔻之辛温，暖脾胃，固大肠，而治吐利也。除虫解酒能开胃，乳食伤儿吐泻安，热痢知非初痢忌，温中冷痛胀松宽同补骨脂，治肾泻。云密曰：肉蔻主治惟泄泻症为多。如痢疾因湿热者，用黄连、木香，而以肉蔻佐之乃效。盖肉蔻禀火土金之气，入脾、胃、大肠三经，为理脾开胃，消宿食，止泄泻要药。然暑气暴泻及时痢初起皆不可服《经疏》。出岭南，外有绉[1]纹，内有斑纹，忌铁。糯米粉裹煨，或面裹熟，去粉面用。

诃　子

诃子甘酸涩苦长《唐本草》，性温入肺大肠行，其功下气能收敛，苦泄酸收涩敛肠即诃黎勒。好古曰：味苦重酸轻。宗奭曰：诃子，气虚人亦宜煨熟，少服。此物虽涩肠而又泄气，味苦涩故尔。刘云密曰：诃子先尝涩者金，次苦者火，又有酸，是金从火以降，而火又由金以敛，故同于降泻则奏降泻之功，同于收敛则致收敛之效。敛肺消痰治久嗽，固肠泻利脱肛收，除寒胀满能消食，气滞虚寒下痢瘳时珍曰：诃子同乌梅、五倍子用则收敛，同橘皮、厚朴用则下气，同人参用则补肺治咳嗽。昶按：苦能下气，治虚寒久嗽，酸涩能收，治久泻痢脱肛，然肺脉虚大不数者宜之。苏恭曰：利咽喉，因苦也。甄权曰：通津液，因酸也。珣曰：波斯人海船遇大鱼放涎滑水中数里，船不能通，乃煮诃子大腹皮汤，洗其涎滑，寻化为水。盖诃子性温，味苦涩，苦能下气，酸能收敛，但嗽痢初起勿服东垣。气虚者难轻服震亨。痢因湿热，喘因火冲者，咸禁《逢原》曰：久嗽阴火上升，久痢虚热下迫，均忌用，因其性温助火也。生用行气治嗽，煨熟实肠止泻。从番舶来。六棱，黑色，肉厚者良萧炳。去核用。

石　脂

赤石脂温性《本经》下品，涩黏固下焦，辛甘酸止血，体重

---

① 绉：同“皱”，皱纹。

胃肠调承曰：石脂皆揭两石中取之。宗奭曰：以理腻黏舌缀唇者为上。元素曰：赤白石脂，阳中之阴，能固脱。好古曰：涩可去脱，石脂为收敛之剂，赤入丙，白入庚。少阴脓血痢，用赤石姜粳，固脱能明目，养心气益精时珍曰：石脂手足阳明药也，其味甘，其气温，其体重，其性涩。涩而重，故能收涩止血而固下；甘而温，故能益气生肌而调中。张长沙治少阴病，腹痛，小便不利，下痢不止，便脓血者，桃花汤主之。取赤石脂之重涩，入下焦血分而固脱，佐干姜、粳米，暖下焦气分而补虚也。湿热滞停初利忌，虚崩滑痢久宜之，如因瘀火须当禁，厚胃肠兮长肉肌长，上声。《逢原》曰:《本经》养心气，明目益精，是指精血脱泄而言，用以固敛其脱，则目明精益矣。疗腹痛滑痢，以其开泄无度，日久不止，故取涩以固之。盖石脂能收涩固脱，为崩漏痢久，滑脱，肛坠要药。然热瘀崩带及初痢，湿热停滞，皆当禁用《本草述》曰：石脂能于阳中行阴之化以下归，即于阴中致阳之化以上济。如是阴阳之不忒而精乃益也。畏芫花。恶大黄、松脂之才。研如粉，井水飞，晒干用。

禹余粮

禹余粮性涩《本经》上品，体重味甘平，固下焦崩痢，阳明血分行成无己曰：重可去怯。禹余粮之重，为镇固之剂。时珍曰：禹余粮，固大肠，手足阳明血分重剂也。《逢原》曰：其味甘，故治咳逆寒热烦满。其性涩，故主赤白带下也。伤寒痞痢下焦治，镇涩余粮赤石脂，漏下青黄红白止，大肠咳嗽屎频遗《逢原》曰：仲景治伤寒下利不止，心下痞硬，利在下焦，赤石脂禹余粮汤主之，取重以镇痞逆，涩以固脱泄也。云密曰：禹余粮甘寒的，为下焦固阴之药也。大明曰：治痔瘘。盖禹余粮水土之精气所钟，融结成形，乃石中黄粉，生于池泽。研细，水淘澄之，勿令有砂土时珍。牡丹为之使。伏五金。制三黄之才。

蜜蜡

黄蜡先甘后淡尝《本经》上品，微温性涩质坚芳，同矾护膜金疮合，止痛生肌续绝伤时珍曰：蜡之气味俱薄，属乎秋也，故养胃。微温，性涩，质坚，故止泄痢。其味先甘后淡，治痈疽，止痛，护膜，生肌。用白矾为末，黄蜡溶化，乘热为丸，名蜡矾丸。治脓血痢补中肠，久痢胶连蜡最良，养胃安胎和酒饮，怀娠动漏血归藏云密曰：蜡味淡，养阴，甘入脾胃。《本经》曰：补中，续绝伤，益气，疗金疮，治下痢脓血。《金匮》调气饮：治赤白痢，小腹痛不可忍，下利或面青、手足俱变者。用黄蜡、阿胶各三钱，同溶化，入黄连末二钱，搅匀，分三次热服，神效。甄权曰：胎动，下血不绝，欲死。以蜡鸡子大，煎三五沸，投美酒半斤服立瘥。华佗：治老少下利，食入即吐。用白蜡方寸匙、鸡子黄一个，石蜜、苦酒、发灰、黄连末各半鸡子壳。先煎蜜蜡、苦酒，鸡子黄和匀，后纳连、发末，熬至可丸乃止。二日服尽，神效无比，用屡验。火痢禁之初利忌，松苓杏枣度荒年，椿桃柳楝槐荆芥，煮洗臁疮蜡贴痊权曰：黄蜡、松脂、杏仁、枣肉、茯苓等分合成，食后服五十丸，便不饥矣。《集要方》：治臁疮湿烂。用桃、槐、椿、柳、楝五枝，煎洗臁疮后，用黄蜡贴疮。黄蜡乃蜂蜜脾底。取蜜后炼过，滤水中即凝蜡。恶芫花、齐蛤。

白蜡

白蜡甘温止血红《会编》，生肌接骨续筋功，补虚定痛肠风已，疗下疳疮杀瘵虫，润肺厚肠治泻咳，煎膏长肉合欢同，禀金收敛坚强气，佐芨内痈护膜中震亨曰：白蜡属金，禀受收敛坚强之气，为外科要药。与合欢皮同入长肉膏中，用效。治肠红，亦效。《斗门方》曰：补中虚，厚肠胃，止泻，润肺，治咳。今人治下疳疮，服之未成即消，已成即敛。若结毒成下疳者，忌服。时珍曰：入丸散服，杀瘵虫。《外科》论内痈症曰：凡胁、肋、胸[①]、腹、腰空软之处发痈疽者，当在将溃未溃之际，多服护膜散，即白及、白蜡各等分，研细末。轻者一钱，重者二钱，黄酒调服，米汤亦可。若疮口有声，似乎儿啼者，此是内膜透，兼灸阳陵泉穴。**此蜡树上虫食蜡树叶汁，化白脂，粘敷树枝，取下炀成白块，虫白蜡也。**

白 及

白及清金辛苦味《本经》下品，**治痈吐衄火汤疮，微寒性涩黏收敛，止血生肌补肺伤**李杲曰：止肺血。震亨曰：凡吐血不止，宜加白及。时珍曰：白及性涩黏收，得秋金之令，故能入肺止血，生肌治痈也。《夷坚志》云：台州一狱囚言，七次犯死罪，遭刑讯拷，肺皆损伤，至于呕血。得传方，白及末，米饮日服，神效。后因凌迟，刽剖其胸，见肺间窍穴数十处，皆白及填补，色犹不变也。**苦泄热兮辛散结，肠风痔瘘鼻红安，因伤损肺能填补，手足皮皲拆裂完**皲，音军，足拆。苏恭曰：人患手足皲拆者，嚼之涂之有效，为其性黏也。希雍曰：白及苦能泄热，辛能散结，痈疽皆由热壅血瘀所致，能入血分泄热散结，去腐生新愈。**盖白及性涩，破散中有收敛，乃去腐逐瘀生新之药。若痈疽已溃，忌同苦寒药服**《经疏》。**紫石英为使。畏杏仁。反乌头。**

金 箔

金箔辛平生有毒《别录》中品，**治惊痫病镇心安，神魂守定难飘荡，助肺金兮制木肝**《别录》曰：镇精神，利五脏邪气。甄权曰：治小儿惊，镇心安魂魄。李珣曰：治痫风热，上气咳嗽。时珍曰：金，性能制木，故疗惊痫风热肝胆之病。**可疗惊邪风热病，牛黄紫雪用清神，**

---

① 胸：原作“胃”，据《医宗金鉴·外科卷下·胁部》改。

吞金欲下惟羊胫，辟恶平痰引水银弘景曰：生金辟恶而有毒，不炼，服之杀人。《逢原》曰：金须用箔，庶无重坠伤中之患。紫雪方用赤金叶子水煎，取制肝降痰逆也。《经疏》曰：入紫雪丹，同香窜开解表里清解药，治内外烦热闭闷，口舌生痰，狂乱躁，优也。入至宝丹，同性灵香窜开窍药，治风热昏蒙不语也。入牛黄清心丸，同祛风芳透清痰药，治诸风，温热内陷，语言蹇涩，恍惚怔忡也。宗奭曰：中生金毒者，鹧鸪肉可解。《银工验方》：治误吞金器，胸膈刺痛。羊胫骨灰，米饮调服，金从大便下。盖金箔镇心安神。若止因心气虚以致神魂不安，并无惊邪外入者，当以补心安神为急，非金箔所能治也《经疏》。《太清法》云：金禀中宫阴己之气，性本刚，服之损伤肠胃肌肉也。畏锡、水银。须辨出铜箔。汤剂同药水煎，丸散用金箔为衣。水银入耳能蚀人脑。金枕耳边，自出。水银入肉令人筋挛。以金物熨之，候金转白色，水银即出。水肿及疮毒，服轻粉口碎，含金器解。

自然铜

自然铜醋煅宋《开宝》，气味涩辛平，疗折伤神效，和营瘀血行时珍曰：自然铜有接骨之功，但骨接之后，不可常服，即当理气活血。擅接骨筋完，先拿脱臼端，同当归没药，止痛酒调安宗奭曰：有人以自然铜饲折翅北雁，后遂飞去。今人治打扑损伤，研细水飞，当归、没药、然铜末各半钱，酒调服，仍手摩病处。云密曰：上下骨之相合处，有臼有杵。脱臼者，离其窠臼也，先手拿骨骱端正后，服自然铜末接骨。虽有接骨神工，颇多燥烈之损，不可过用。产铜坑中志曰：出铜坑，方圆不定，色青黄。醋煅，研细。

铜　青

铜青入胆肝宋《嘉祐》，小毒性平酸，止泪能明目，金疮血住安云密曰：铜固金之类，然用醋制生绿者，正金媾于木而吐其精液也。妇人血气心疼止，涌吐风痰又杀虫，走马牙疳中白麝，涂消湿烂眼沿红云密曰：治走马牙疳。煅中白一钱，铜绿三分，麝香一分，敷之立愈。头上生虱，铜青、明矾末掺之。色青，故治肝胆，但服之损血，以醋制铜刮用。

铁粉

铁粉真铜末宋《开宝》，除痰热急惊，抑肝邪制木，属水镇心平许叔微曰：化痰，镇心，抑肝邪特异。苏恭曰：乃钢铁飞炼而成者，人取杂铁屑乱之。禀太阳之气，而阴气不交，防伤肝肾忌，辟鬼拔疔硇铁粉研如尘，入硇砂，敷疔拔毒。钢铁砂醋煅《拾遗》，体重味咸平，散瘿治肝气，消除积聚行《直指方》：治项下气瘿。针砂入水缸浸之，饮食皆用此水，十日一换砂，半年自消散。此是作针家磨滤，真钢细末。脾劳黄肿满，疗湿热中清《逢原》曰：消脾胃坚积，黄肿专药。丹溪温中丸：用制过针砂一两，入干漆灰五分，香附三钱，合平胃散五钱，蒸饼为丸，汤酒任下。煅铁精轻紫《本经》中品，治风痫悸惊铁精出锻灶中，如尘，紫色。性微温，有毒，能明目杀虫。诸药忌铁补肾药尤忌。铁落辛平能染皂《本经》中品，经云善怒发狂安，制肝下气除风热，疗癣痫疮退火丹《素问·病能[1]论》云：帝曰：有病怒狂者，此病安生？岐伯曰：生于阳也。阳气者暴折而不决，故善怒，病名阳厥。治之当夺其食，以生铁落为饮。夫生铁落者，下气疾也。李注云：夺其食，不使胃火复助其邪也。以生铁落煎饮，以金制木也。木平则火降，故曰下气疾速也，气即火也。此烧生铁赤沸，砧上爆下屑也。畏乳香、朴硝、硇砂、盐卤、荔枝、皂荚皂荚木作薪炊，则釜裂。

---

① 能：原作“态”，据《素问·病能论》改。

青 铅

铅青黑属水《日华》，入肾味甘寒，镇坠痰清热，乌须噎膈宽时珍曰：铅，禀北方癸水之气，阴极之精，其体重实，其性濡滑，其色青黑，内通于肾，故《局方》黑锡丹，《宣明》补真丹皆用。除硫黄热毒，杀寸白蛲空，立解砒霜毒，同槟下积虫《集简方》：解硫黄毒。黑铅煎汤服即解。华佗危病方：解砒霜毒，烦躁如狂，心腹疼痛，四肢厥冷，命在须臾。黑铅四两，磨水一碗灌之。《本事方》：治寸白虫病。先食猪肉一片，乃以砂糖水调黑铅灰四钱，五更服之，虫尽下，食白粥一日。许学士病嘈杂，服此下二虫，一寸断，一长二尺五寸，节节有斑纹。震亨：治积聚杀虫。用黑锡灰、槟榔末等分，五更米饮下。入肉生开窍，纴之耳自穿，将铅为铤系，实女毕姻缘时珍曰：铅性入肉，故女子以铅珠纴耳，即自穿窍。实女窍极小[①]，以铅作铤，逐日系之，久久自开。风痫眩掣南星制，上盛下虚肾喘平，止呕安神治反胃，消瘤瘰疬杀虫倾《普济方》：治风痫吐沫，反目抽掣，久患者。黑铅一两，水银（炒结砂）、炮南星一两，为末，糯米饭丸绿豆大。一岁一丸，人乳服。刘禹锡方：治瘰疬结核。铅三两，铁器炒，取黑灰，醋和涂上，故帛贴核，去恶汁。半月不痛不破，则内消为水而愈，频贴频换，效。按：铅得汞交感，即能治一切阴阳混淆，上盛下虚，气升不降，发为呕吐眩运，噎膈反胃危笃诸疾，所谓镇坠之剂，有反正之功。但性带阴毒，不可多服，恐伤人心胃耳时珍。

代 赭

代赭苦甘寒《本经》下品，行包络入肝，治金疮鬼疰，反胃

① 实女窍极小：此后原衍“仅通小便”，据《本草纲目·铅》及文义删。

呕涎安时珍曰：代赭入肝与包络血分。治肝气喘平，解产难胞行，下部虚寒忌，除哮呷有声《别录》曰：治产难，胞衣不出。《普济方》：治哮呷有声，卧睡不得。代赭石（醋煅研），日二服。重能镇逆气痰平，泻后睛黄上视惊，止衄行衃治血热，同荆滑黛火丹清衃，平声，凝血也。好古曰：代赭入心肝二经，怯则气浮，重所以镇之。代赭之重，以镇虚逆。故仲景治伤寒汗下吐后，心下痞硬，噫气不除者，旋覆代赭汤主之。旋覆花（包煎）三钱，代赭石（煅），人参、姜制半夏、甘草各二钱，生姜三钱，大枣三枚，水煎服。时珍曰：昔有小儿泻后眼上视，三日不乳，目黄如金，气将绝。名医曰：此慢惊风，用代赭石末，水飞，每服半钱，冬瓜仁煎汤调服，愈。《直指方》：治诸丹石毒。代赭石、青黛各二钱，滑石、荆芥各一钱，为末，每服二钱，蜜水调服，仍外敷之。按：代赭石取重以镇逆气，涤痰涎。治瘀血，脉中热《别录》。若阳虚阴痿，下部虚寒者忌之《经疏》。干姜为使。畏附子之才。击碎有乳形者真，醋煅研。

灵　砂

灵砂九转工《证类》，既济汞硫同，气味甘温降，平离入坎中胡寅升灵砂法详载。《纲目》：汞，即水银用八两，石硫黄二两，以九度抽添周天火候而成者，谓之九转灵砂。炼成如束针纹者真也。镇坠降痰涎，能平喘得眠，治虚阳上逆，上盛下虚痉时珍曰：主上盛下虚，痰涎壅盛，头旋吐逆，反胃，心腹冷痛。研末，糯糊为丸，枣汤服。乃镇坠神丹也。心吐逆头旋，止寒疼反胃，姜[①]虽扶危救急，然热毒须防时珍曰：此以至阳钩至阴，脱阴反阳，故曰灵砂。硫黄阳精也，水银阴精也，以之相配，能升降阴阳，既济水火，为扶危拯急之灵丹，但不可久服尔。以

① 姜：疑为衍文。

阴阳水送之尤妙。慎微曰：服之，令人心灵，安魂辟魅杀鬼。《逢原》曰：治喘不得卧，虚阳上逆，寤不得寐，为镇坠虚火之专药。《本草述》曰：治虚人夜不得睡，梦中惊魇，自汗心悸。灵砂二钱（研），枣仁一钱，人参五分，为末，枣肉为丸如绿豆大。临卧，枣汤吞五七粒。盖灵砂坠阳交阴希雍。安神辟魅，治反胃寒呕东坡。若胃虚呕吐，伤暑霍乱，心肺热郁咸忌。然硫汞有毒，性又下坠，救急则可，补养无功《经疏》。

黄　丹

黄丹配炼味咸辛《本经》下品，止痢除惊血分匀，截疟坠痰消积滞，微寒体重镇心神好古曰：涩可去脱而固气。时珍曰：铅丹体重而沉，味兼盐矾，走血分。能坠痰去怯，故治惊痫癫狂、吐逆反胃有奇功。能消积杀虫，故治疳疟痢有实绩。能解热拔毒，去瘀长肉，故治肿毒杀虫。同柴入胆镇烦惊，吐逆癫痫反胃平，拔毒杀虫兼止痛，臁疮去腐好肌生成无己曰：龙骨牡蛎汤中用铅丹，乃收敛神气以镇惊也。《逢原》曰：入胆而祛痰积也。按：黄丹，用铅加硫黄、硝石、醋炼成。或铅同硝石、矾石、盐炼成。乃外科为膏药必用之物。但性味沉阴损阳气，不宜过服。以水漂净，微火焙紫黄用。

铅　粉

铅粉辛寒治齿衄《本经》下品，消痈积聚伏尸邪，祛蛔寸白除狐臭，退腹皮青去鳖瘕时珍曰：铅粉即铅之变黑为白者，虽与黄丹同，而无硝盐火烧之性，内有豆粉、蛤粉杂之，但入气分。《本经》：治伏尸毒螫，杀三虫。《别录》曰：去鳖瘕。甄权曰：消积聚。《子母秘录》：治儿腹胀或腹皮青色。以胡粉熬，摩腹上。《千金方》：治腋狐臭。以胡粉敷腋。祛毒牛黄丸《本草述》：治咽喉肿痛，舌木强硬，口舌生疮，涎潮喘急，饮食难进，胸膈不利方。寒水石二两，雄黄一两，蛤粉一两，犀角（镑）、硼砂、生地黄、人参、桔梗、琥珀、铅白霜各五钱，元参、升麻各三钱，朱砂七钱（研，水飞），牛黄三钱半，片脑一钱，细料另研。余共为细末，炼蜜丸如小弹大，金箔为衣。藏瓷器内。每服一丸，薄荷汤化下，噙化亦可，或加入水，马牙硝三钱，更妙。

陀 僧

密陀僧重坠《唐本草》，**小毒味辛咸，禀性平消积，治疮肿毒芟**[①]密陀僧原取银冶者，今难得，乃取销银铺炉底用之。**截疟坠痰沉，平肝重镇心，治蛇狼逐骇，惊气入心瘖**《夷坚志》云：惊气入心络，瘖不能言语者，密陀僧末一匙，茶清调服而愈。昔有人伐薪，为狼所逐，而得瘖疾，或授此方即愈。又一军校采藤逢恶蛇病此，亦用之而愈。此乃惊则气乱，密陀僧重以去怯而平肝也。**五痔臁疮退，除狐腋臭涂，敷疽多骨出，鼻赤皯瘢无**《逢原》曰：密陀僧感铅银硝石之气而结，其性重坠，直入下焦，故能坠痰截疟，但入口则漾漾欲吐，以阴毒之性能伤胃气也。保昇曰：五痔谓牡、酒、肠、血、气也。孙氏《集效方》：治血风臁疮。密陀僧香油磨化，油纸摊，贴之。《集简方》：治腋下狐臭。浆水洗净，密陀僧末，麻油调涂。《寿域方》：治多骨疽，不时出细骨。密陀僧研细，桐油调，摊贴即愈。皯，干去声，面黑气。《圣惠方》：治鼻皶赤皰。密陀僧研细，人乳调，夜涂旦洗，同鹰屎白，减瘢痕面皯黯。**色黄如金者佳**其似瓶形者，造黄丹，滓脚炼成。能烂物，宜外敷，忌内服。

水 银

水银疡外用《本经》中品，**性滑重灵通，气味辛寒毒，为升降药功，能治疮疥癣，止痒杀肤虫，忌服韩公戒，揩消白瘢风**

---

① 芟（shān 删）：刈草也。

水银乃至阴之精，质重著而性流利。唐方士柳泌烧水银为不死药，诸绅服之，下血或体如火烧，痛而死者，十有八九。韩文公作文戒服。**杀虱镕金下死胎，腕生肉豆紫疼岈，钻筋渗肉拘挛缩，入耳椒金引出来**李楼《怪症方》：一女年十四，腕软处生物如豆大，半在肉中，色红紫痛，以白棉纸揉熟，蘸水银擦之，三日自落而愈。陈藏器言：人服水银病拘挛，但炙金物熨之，则水银必出蚀金，金转白色，水银入耳中，能蚀人之脑，以真金器枕耳边自出。**反胃铅硫姜桂汞，同硫则结得铅凝**《圣济总录》：治反胃吐食，水不能停。黑铅、水银各一钱半（铛炒结砂），舶硫黄五钱，官桂一钱。研末，每服二钱，生姜自然汁调米汤服之。同黑铅结砂，则镇坠痰涎；同硫黄结砂，则拯救危病。**盐矾炼汞烧轻粉**宋《嘉祐》，**性毒疮疳癣疥澄**汞即水银，加以盐矾炼为轻粉。藏器曰：杀毒疮疥虫，下疳。黄连、土茯苓、黑铅、铁浆，能制其毒。《逢原》曰：轻粉劫毒，涎从齿缝出，霉疮食之，毒窜入筋骨不出，久久发为结毒致成废人。昶按：若喉舌腐烂者，服五宝丹即解。万表方：结毒下疳，轻粉、冰片末。**畏磁石、石黄。忌一切血。并枣肉、人唾研易碎**水银阴毒，入肉溜筋则拘挛，以赤金箔贴患处，水银自出，人卧椒上亦出。有误食水银，腹中重坠，猪板脂切小块焙熟，蜜拌食下。《纲目》曰：拂林国有水银海，取法人马皆贴金箔，近海沿行引水银出，水银随之急赶，坠坑，取之。朱砂煅出者，真汞。**雄硃皂白矾硝汞，长肉生肌药号升，再入盐硼名降药，穿脓化腐敷时疼**雄黄、朱砂、白矾、皂矾、火硝、水银，同烧炼，名升药①。色赤或黄，再加食盐、硼砂同烧，名降药。色白掺膏，破头作痛，升药去腐生肌。**干马齿苋烧灰出草汞。**

---

① 雄硃皂白……名升药：原残，据清道光活字印本补。

雄黄

雄黄须赤亮《本经》中品，气味苦辛温，禀正阳之性，祛邪鬼魅奔《经疏》曰：禀火金之性，得正阳之气以生。察其功用，应是辛温苦微毒药，入足阳明经。化血而为水，阴疽疟癖消，除痰涎积聚，杀蛊毒同硝唐有黄门奉使交广过大庾岭，因热而渴，遂饮涧水，恍微物下，后腹渐坚硬如石。太医周顾以硝石、雄黄煮服之，立吐一物，长数寸，大如指，有鳞甲，此杀蛊毒之效。解暑湿邪治疟痢，搜肝气滞泻肝风，癫痫眩运头疯痛，杀虺诸蛇百毒虫《夷坚志》云：虞雍公感暑痢，连月不瘥。梦至仙官，见壁间有方。辞云：暑毒在脾，湿气连脚，不泄则痢，不痢则疟。独炼雄黄，蒸饼和药，甘草作汤，服之安药。别作治疗，医家大错，如法服愈。权曰：雄黄杀百毒，辟百邪。《博济方》：治偏头风痛。雄黄、细辛等分，为末。吹鼻头，左痛吹右，右痛吹左。《抱朴子》云：带雄黄入山林不畏蛇。若蛇伤人，敷之立愈。焚之，蛇皆远去。时珍曰：雄黄入肝经气分。治暑疟泄痢，头痛眩运，惊痫酒癖，化腹中瘀血，杀劳虫疳虫，为治疮杀毒要药也。除狐惑病梅疮毒，疗发蛇瘕酒癖痓，辟百邪兮尸注蒜，劳虫鼠瘘疽疔穿《圣惠方》：治伤寒狐惑，虫蚀下部痛痒。雄黄半两，烧于瓶中，熏其下部。《积德堂方》：治广东恶疮。雄黄一钱半，杏仁三十粒（去皮），轻粉一钱，为末。洗疮净，以雄猪胆汁调上，二三日即愈，屡效。唐太常丞甄立言治一尼年六十余，患心腹臌胀，身体羸瘦已二年。诊之曰：腹内有虫，是误食发而然。令饵雄黄一剂，须臾吐出一蛇，如拇指，无目，烧之犹有发气，而愈。《肘后方》：治三尸注病。发则痛变无常，昏光沉重，缠结脏腑，上冲心胁。雄黄、大蒜各一两，杵丸弹子大。每热酒服一丸。亦治射工沙虱之病。《痘疹症治》：治儿痘疔。雄黄一钱，紫草三钱，研末，油胭脂调。先以银针挑破痘疔，后搽此药，极效。卒中邪魔，《集验方》：以雄黄末吹鼻。辟禳魇魔，张文仲方：以雄黄戴头，或以左腋。盖雄黄纯阳精正若金，能破阴邪《逢原》。然性热有毒《经疏》。血虚者忌服《从新》。专消疟癖雄黄细末，神曲糊丸。每空心酒服五分《家秘方》。眉毛脱落雄黄，醋和涂《圣济总》。出武都山之阳赤如鸡冠，明彻不臭，重三五两者良。研细，水飞用之《周礼·疡医》：治疡，以五毒药攻之。郑注云：以有盖黄瓦盒，置石胆、丹砂、雄黄、磁石、矾石其中，烧之三日夜，其烟上着，扫取注疮疽，恶肉上破骨出。疯狗咬雄黄五钱，真麝五分，酒服。杀虫雄黄、雷丸等分，为末。每服三钱，掺猪肉炙热吃之。治皮内如蟹走，儿啼，为筋肉化《奇疾方》。畏地榆、苦参、黄芩、草河车。

白　矾

白矾味涩酸《本经》上品，解毒性微寒，涌吐风痰热，咽喉痛痹宽时珍曰：白矾之用有四，吐风热痰涎，取其酸苦涌泄也；治诸血痛，脱肛，阴挺，疮疡，取其酸涩而收也；治泄痢，崩带，烂眼沿风，取其收而燥湿也；治喉痹，痈疽，中蛊，蛇伤，虫螫，取其解毒也。疗黑疸硝石，能收水湿干，脱肛阴挺出，久痢带崩安黑疸详注火硝。宗奭曰：矾水化书纸上，干则水不能濡，知其性却水故也。《逢原》曰：白矾专收湿热，固虚脱。降浊水澄清，消痰止血营，鱼睛疔肿退，骨髓热凉轻《别录》曰：除固热在骨髓。崔氏方：治鱼睛疔疮。枯矾末，寒食面调贴，能消肿无脓。解毒蜡矾丸，痈疽发背安，蛇头疮亦效，止痛膜全完李迅曰：凡痈疽发背，老少皆宜服黄矾丸，服至一两以上有效。止痛生肌，能防毒气内攻，护膜止痛，托里化脓，解毒。白矾一两（生研），黄蜡七钱（溶化），和丸梧子大。每服十丸，渐加至二十丸，如未破内消已破便合。有人遍身生疮，如蛇头状，服丸亦效。治眉脱落生矾面，脚气冲心口舌疮，二症矾汤温浸足，收阴即以引归阳云密曰：白矾本润下之寒水而收阴为先，如小儿口舌生疮，下虚上壅。《定齐方》：用白矾泡汤濯足。《千金方》：治脚气冲心。白矾三两，水一斗五升，煎沸，温浸洗，此皆收真阴于亢阳之中也。**吐蛊蛇虫虎犬伤，消疔齿衄眼沿疡，治风涤热清阴蚀，鼻息销除疥癣疮**《济生方》：治虫毒。白矾、建茶等分，为末。新汲水调下二钱，吐泻即解。《肘后方》：治虎犬伤人。白矾末纳入裹之止痛。李太医方：以三稜针刺疔肿出血，用白矾、黄丹末敷，效。《千金方》：治齿龈出血。白矾一两，烧水煮，含漱。《永类方》：治烂眼沿风。白矾一两（煅），铜青三钱，研末，泡汤洗搽。治鼻中息肉，明矾一两，蓖麻仁七粒，盐梅肉五枚，麝香一字，杵丸。绵裹塞鼻，化水自下。东坡《良方》：治蛇虫兽毒。明矾、雄黄等分，于端午日午时，黄蜡溶和丸梧子大。服七丸。疥疮，阴汗湿痒，枯矾末扑。**如逢怪症细推详，眼赤斑红喘鼻张，发硬毛刚矾滑石，服多损骨肺心伤**《奇疾方》云：有人眼赤大喘，浑身出斑，鼻张，毛发如铜铁，此乃热毒气结于下焦也。白矾、滑石各一两，为末。水煎减半，服尽即安。《圣济录》：治眉毛脱落，白矾十两（烧研），蒸饼丸梧子大。每空心温水服七丸。**但阴虚咽痛，误认喉风阴寒，腹痛误认急痧，错用白矾必危**《经疏》。**甘草为使。恶牡蛎。畏麻黄**之才。**白莹者佳。**

乳 香

乳香味苦辛《别录》上品，**活血缩筋伸，禀性温心药，诸经止痛神**时珍曰：乳香窜，能入心经，活血定痛，故为痈疽疮疡，心腹痛要药。**消痈疽毒肿，内托护心丹，佐枳治难产，除胸腹痛安**李嗣立治痈疽初起，内托护心散，云：香彻疮孔中，能使毒气外出，不致内攻。昏沉详见绿豆下。妇人良方神寝丸：用明乳香五钱，枳壳一两，为末，炼蜜丸梧子大。妇人临产月，每空心酒服二十丸，令胎滑易生效。**禳瘟元旦饮，易产端阳丸，溃后脓多忌，兼调气肾安**孔平仲云：辟禳瘟疫，于腊月二十四日五更，取第一汲井水浸乳香至元旦，五更燉温，从小至大，以乳香一块，饮水三呷，则一年无时灾。此乃宣圣之方，七十余代用之也。《经验》：治难产催生。端午日命童子在壁外，以笔管乳香自壁缝中逐粒递入壁内，以乳香接入研钵内研细，水丸如芡子大。每服一丸，无灰酒下。逐疠风甘草，入心疗不眠，治风难语噤，止痢折伤痊之才曰：治不眠。元素曰：补肾。大明曰：下气益精。藏器曰：治耳聋，中风口噤不语，止大肠泄澼。云密曰：乳香入手少阴心。心主血脉，然生血以达气。肾属水，然生气以化血。此味由血而达，气能通十二经，心与肾呼吸相应也。《圣惠方》：治大风疠疾。乳香四两（研细），甘草末一两，牛乳一升。共盛磁器，夜安桌上，祝祷北斗，去盖露一夜，次日入甑蒸米饭上。如此三次乃止。空心及晚食前，每服二茶匙，温酒化服，当有恶物出，三日三夜愈。《经》云：诸疮痛痒，皆属心火。乳香入心，内托护心，外宣毒气，有奇功也士材。但痈疽已溃勿服，脓多勿敷，胃弱欲呕少用。出西番者，色黄白。南者色紫赤，圆大如乳头，明透者良。性黏难研，箬上烘，去油研今人以枫香杂之，惟烧之可辨。

没药

没药消癥味苦平宋《开宝》，功专散血滞推行，通经络满能除肿，止痛生肌去翳明《开宝》曰：没药破血，疗金疮，除痔漏。宗奭曰：能通滞血，盖血滞则气壅瘀，气壅瘀则经络满急，气血不行，故痛且肿也。跌打杖伤皮不破，停留滞血用奇功，营虚忌服胎前禁，产瘀凝疼血竭同时珍曰：乳香活血，没药散血，皆能消肿止痛生肌。故每每相兼而用。权曰：凡跌打扑折腕，坠马，心腹血瘀，损伤筋骨疼痛，并宜热酒调乳、没末服，能推陈致新也。《妇人良方》：治妇产后恶血，腹痛昏沉。没药、血竭末，酒服。但损伤筋骨，皮破血出多者，忌用。产后恶露过多，腹中虚痛，痈疽已溃，皆当忌用《经疏》。出南番色赤带黑，微香。性黏难研，用钵坐热水中，同灯心研则易细。

血竭

血竭性和平《唐本草》，心肝血分行，味甘咸色赤，散瘀滞调营《丹房鉴源》云：血竭出于西番，禀荧惑之气而结。《太清修炼法》曰：益阳精，消阴滞气。希雍曰：其色赤象火，而味咸则得阴气也。时珍曰：血竭，木之脂液，如人之膏血，其味甘咸而走血，盖肝与心包药也，二经皆主血故尔。定痛酒调良，专治折损伤，能收疮口敛，止血疗金疮李珣曰：折伤打损，内伤血气疼痛宜酒服。大明曰：敷痈疮久不合。但性急，不可多使，却引脓。《究原方》：收敛疮口，血竭末和大枣烧灰，津调涂之。《广利方》：治金疮出血，血竭末敷，立止。治臁疮不合，产后瘀冲心，血运昏狂语，蒲黄止衄任《济急仙方》：治臁疮不合。血竭末掺之，以干为度。《医林集要》：治产后瘀血，冲心胸满，喘急危甚。血竭、没药各一钱，研细，童便和酒调服。《圣惠方》：治产后血运，不知人及狂语。血竭研末，每服二钱，温酒调服。《集要方》：治鼻衄。血竭、蒲黄等分为末，吹鼻。《直指方》：治血痔肠风，血竭研末敷效。按：乳香没药，虽主血病而兼入气分，血竭则专于血分也时珍。无瘀积者勿用《经疏》。得密陀僧良大明。今人试之，以透指甲者为真以火烧之，有赤汁涌出，久而灰不变本色者，为真也。珣曰：嚼之不烂如蜡为上。敩曰：凡用须另研者，同众药捣则化作尘飞也。草血竭色紫，次于血竭《逢原》。

芙蓉

芙蓉梗叶味辛平《纲目》，散热除痈疥毒轻，性滑涎黏能止痛，敷消肿溃铁箍名时珍曰：芙蓉花叶气平，味辛，而性滑涎黏。治痈疽发背，乳痈，肿毒恶疮。不拘已成未成，已穿未穿，并用芙蓉叶，或花，或根皮，或生捣，或干研末，以蜜调涂肿四周，中间留头，干则频换。初起者，消肿止痛。已成者敷之，即脓聚毒出。已穿者，即脓出易敛。能凉血热而清肺，退肿排脓眼赤除，赤豆相宜苍耳合，阴寒白色忌敷疽《多能鄙事》：芙蓉散，或加赤豆末，或入苍耳子（草烧灰），敷肿毒不外散，名铁井栏，有效。一切疮肿芙蓉叶、菊花叶煎洗。赤眼肿痛《鸿飞集》：芙蓉叶末，以水调，贴太阳穴。

蓖　麻

蓖麻子性温《唐本草》，疗脚气敷跟，有毒甘辛味，治诸病外援蓖，音卑。时珍曰：蓖麻仁甘辛有毒热，气味颇近巴豆，亦能利人，故下水气。其性善走，能开通诸窍经络，治偏风肢不遂，失音口噤，口眼歪斜，头风，不止于出有形之物也。蓖麻油能拔病气出外，故诸膏用之。《外台秘要》：治脚气作痛。蓖麻子仁七粒，研烂，和同苏合香丸末，贴足跟中痛止。性善走能收，通经络窍搜，呼脓消肿毒，肉内刺针抽震亨曰：蓖麻属阴，其性善收，能追脓取毒，拔邪外出，为外科要药。能出有形之滞物，故取胎产胞衣，剩骨胶血者用之。《卫生易简方》：治针刺入肉。蓖麻仁研烂敷即出，拔之或加磁石末，拔针亦拔竹木刺物。贴足下胞囊，丹田上子肠，治头风狗毒，去瘰疬瘤疡《崔元亮方》：治胞衣不下。蓖麻子仁十粒，去壳研烂，贴足心即下。子肠不上，以蓖麻仁研烂，贴头顶即上。《摘元方》：治子宫不上。蓖麻仁（研），贴丹田穴，渐渐收入。《德生堂方》：治风气头痛难忍者。乳香、蓖麻仁等分，随左右贴太阳穴，解发出气效。外用奏奇勋，歪斜口眼筋，吞蓖逢豆死，鼻塞耳聋闻口目歪斜，蓖麻仁捣烂，左歪贴右，右歪贴左，即正。《千金方》：治耳猝聋。蓖麻仁研烂，和枣肉少许，绵裹塞耳，一日一换，一月即闻。《圣济录》：治鼻塞亦用此法。《袖珍方》：治恶犬咬伤。先以盐水洗咬痛处，即以蓖麻仁三十粒，以井花水研膏贴之。按：蓖麻力长收吸绍隆。但内服蓖麻者，永不可食炒豆，犯之必胀死时珍。

山慈菇

山慈菇小毒宋《嘉祐》，入胃味甘辛，疗恶蛇伤肿，治狂犬噬人时珍曰：消疔肿，攻毒破皮，解诸毒蛊毒，蛇虫狂犬伤。面黡破皮敷，消坚疬醋涂，治疔疮蛊胀，解毒散痈疽藏器曰：治痈肿疮瘘，瘰疬结核，醋磨敷之。亦剥人面皮，除皯黵。攻诸毒病玉枢丹，疗蛊蛇豚兽菌攒，五倍千金香麝达，毛枯紫戟糯浆丸玉枢丹本名万病解毒丸。山慈菇根有毛壳包裹者真，二两去皮（焙），大戟用紫芽者去芦一两半（焙），川五倍子二两，千金子仁白者一两，麝香三钱。择吉日研，糯米煮浓浆，调末，杵捣为锭，每锭重一钱，治一切饮食药毒，蛊毒，瘴气，河豚，土菌，自死牛、马、猪、羊肉毒。疔肿，杨梅毒疮，疯犬，毒蛇，虫伤，皆冷水磨涂，凉水磨服一锭，或吐或利即愈。瘟疫绞肠痧，藿香汤下鬼胎，温酒磨服。鬼迷，温水磨服。妊娠忌服。王璆《百一选方》也。根状如水慈菇，有毛壳，花状如灯笼，赤色。

漏　芦

漏芦入胃肠《本经》上品，解热毒清凉，味苦咸寒性，消痈肿恶疮杲曰：漏芦无毒，入足阳明胃经。拔毒排脓痘疹融，治阳发背肿高红，时行面肿头疼赤，止血生肌乳汁通时珍曰：漏芦下乳汁，消热毒，排脓止血，生肌杀虫，而古方治痈疽发背以漏芦汤为首称也。庞安常《伤寒论》治痈疽及预解时行痘疹热，用漏芦叶。盖漏芦咸能软坚，苦能下泄，寒能胜热，入阳明，解热毒要药。若阴疽色白平塌不起者忌用《经疏》。连翘为使之才。出闽中，茎如油麻，枯黑如黍者真。一切痈疽发背初起二日，但有热症，便宜服漏芦汤，退热下脓，宣热，热退即住服。漏芦、连翘、生黄芪、沉香各一两，生甘草五钱，大黄（焙）一两。共为细末，每服三钱，姜枣汤下。李迅《集验方》。漏芦有白茸者良。乳壅成痈经络壅滞，乳凝胀痛，邪畜成痈。漏芦（炙研）、全瓜蒌（烧）等分为末，加蛇蜕末少许。每用二钱温酒服，乳通愈。

紫地丁花

紫地丁辛苦《纲目》，治疗肿恶疮，消痈发背疽，解毒性寒凉解疽疹，热毒，红痈，阳症发背高。但漫肿无头不赤者忌用叶似柳而细，夏开紫花结角。

公　英

蒲公英入肾《唐本草》，解食毒阳明，固齿乌须发，味甘苦性平杲曰：蒲公英苦寒入肾。震亨曰：花黄，味甘，入太阴、阳明经。解食毒，散滞气，化热，消核毒。《瑞竹堂方》：固齿，乌须发，壮筋骨。蒲公英一斤，食盐一两，香附五钱，为末，同入罐内煅红，待冷取出。早晚擦牙漱口，亦可内服，名草还丹。治疗肿热毒，酒服乳痈消，恶刺须涂汁，通淋滞气调乳头属厥阴，乳房属阳明。苏恭：治妇乳痈，蒲公英鲜者捣汁饮，渣敷。震亨曰：蒲公英同忍冬藤煎汤，入少酒冲服，治乳痈。服罢欲睡，睡觉微汗即安。孙真人曰：七月十五夜，以左手中指背触庭木，至晓痛甚。一旬后成疮，高大色如熟小豆，蒲公英捣烂敷之愈。《从新》曰：通淋妙品也。白汁涂蛓[①]毒恶刺诸虫孕育遗精物上，干久有毒，手触痛肿，蒲公英汁涂效。叶如莴苣，花如单瓣黄菊花罢飞絮，茎有白汁。

败　酱

败酱苦甘寒《本经》中品，除痈肿火丹，排脓能破血，入胃

---

① 蛓（cì 刺）：刺蛾科黄刺蛾的幼虫。《说文解字·虫部》载："蛓，毛虫也。"

大肠肝甄权曰：治毒风瘰症，破多年凝血，能化脓为水。时珍曰：败酱乃手足阳明、厥阴经药也，善排脓破血。**产后腹疼轻，腰疼四物并，腹痈脓苡附，瘀滞化脓行**《金匮玉函》：治腹痈有脓。用薏苡仁一钱，熟附子三分，败酱五分，捣为末。水煎服，小便当即下愈。《广济方》：产后腰痛，乃败血流入腰腿，痛不可转者。败酱、当归各八分，川芎、赤芍各六分，桂心三分。水煎服。**一名苦菜，用根苗。**

南　星

南星燥毒苦辛温《本经》下品，**入肺脾肝脉络筋，擅去风痰瘤结核，同龙脑擦齿开言**时珍曰：虎掌即天南星，乃手足太阴脾、肺之药。味辛而麻，故能治风散血；气温而燥，故能胜湿除涎；性紧而毒，故能攻积拔肿，而治口歪舌糜。《逢原》曰：能走经络，故为开涤风痰药。**疗中风痰痹有功，身强口噤破伤风，惊痫口眼歪斜正，胜湿除麻散血融**中梓曰：味辛走而不守。李杲曰：治破伤风，口噤身强。杨士瀛曰：诸风口噤宜用南星，更以人参、石菖蒲佐之。《经验方》：治中风目瞑牙闭。开关散：天南星末、龙脑香研和。用指蘸末，揩齿三十遍，自开。又方生南星、肉桂末、葱汁、白蜜调敷颊车穴，噤即开。**眩运痰迷颠仆醒，解颅鼻塞醋调封，虚风类中胎前忌，破积攻坚散肿痈**醒上声，中去声。震亨曰：欲其下行，以黄柏引之。《小儿直诀》：治儿解颅，囟门不合，鼻塞。天南星（炮），研末，淡醋调绯帛上，贴囟门，热手频熨，立效。《本经》：治伏梁，积聚，伤筋，拘缓，痿。**按：南星入肝去风痰，又专走经络除麻痹。然性燥烈而毒，破结，堕胎。得防风则不麻，得牛胆则不燥，得火炮则烈性缓**时珍。**真中风宜用，类中风忌之**《经疏》。**阴虚燥痰禁服**中梓。**蜀漆为使。恶莽草**之才。**畏附子、干姜、生姜**大明。**生用白矾汤或皂角汁浸三昼夜，晒干用，或酒浸一宿，蒸熟，竹刀切开，以不麻舌为度。一法生姜渣、黄泥**

包南星煨熟。玉真散《三因方》：治打扑刃伤，破伤风，伤湿，身强直如痫状者。南星、防风等分为末。水调敷疮，出水。仍以温酒调服一钱。已死，心胸温者，热童便调灌二钱。**痰迷心窍**和剂局方寿星丸：治心胆被惊，神不守舍，或痰迷心窍，恍惚，妄见妄言。先掘土坑，以炭火煅坑赤，酒浇。安天南星半斤，在内盆覆一夜，取出，为末，加琥珀末五钱，朱砂末一两，生姜汁打面糊丸梧子大，每服三十丸，人参、石菖蒲煎汤过下，一日两服。**喉风痹**《博济方》：制南星一钱，直僵蚕五分，研末，生姜汁调服。**痰瘤结核**《济生方》：南星膏治人身、面生结核痰瘤，大如拳，小如栗，不痒不痛，白色，或软或硬者。生南星一枚，研烂，点醋少许贴之。或用干南星研末，醋调，先用针刺瘤，令气透乃贴，觉痒则频贴消。**胆星味苦辛，止错语詀**[①]**频，疗胆肝痰热，惊风效若神**用干南星，为末，腊月黄牯牛胆中纳入，悬挂风处阴干取用。若市中胆星色黑味苦，闻之极臭，服之必呕，勿切误用。

礞石

青礞石白点宋《嘉祐》，**硝煅味咸甘，禀性平而降，专消积滞痰**刘云密曰：礞石以青色者佳，入厥阴也，更取白星点者，犹以金平木之义。**下气治肝木，除风热急惊，胶黏痰塞结，定喘坠痰平**时珍曰：礞石入肝经，治风木太过来制脾土，气不运化，积滞生痰，壅塞上、中二焦，变生风热诸病，故宜此药重坠，制以硝石，其性疏快，使木平气下，而痰积通利也。**宿食癥消化，治痫咳嗽轻，阴虚脾弱忌，疏快利痰行**《经疏》曰：礞石能消积聚，味辛主散结，咸主软坚痰积，重主坠下。**青礞硝煅锉沉香，酒洗黄芩制大黄，号滚痰丸加倍子，专治实喘热痰行**王隐君定滚痰丸治老痰胶固稠黏，实热发喘，热痰怪症。礞石、火硝各二两，同煅，研细，水飞，晒干。川大黄（酒蒸）八两，黄芩（酒洗）

① 詀：多言。

八两，沉香五钱（锉，研），为末，水滴丸梧子大。每服一二十丸，温汤下。水泻，孕妇忌用。《准绳》法加五倍子五钱以收顽痰。**但气弱脾虚，阴虚火炽及儿慢惊，虽老痰忌用。**

半　夏

半夏辛温毒滑涎《本经》下品，**健脾燥湿湿痰专，痈疽咳嗽胎姜制，和胃阴阳疗不眠**《本经》曰：半夏用根，味辛，性平，有毒。元素曰：性温，气味俱薄，沉而降。好古：辛厚苦轻，阳中阴也，入足阳明、太阴、少阴经。**治痰啼厥昏头痛，湿热痰涎呕吐痊，润肾燥分通二便，伤寒热结半蒌连**半夏同瓜蒌实、黄连名小陷胸汤，治痰热结胸，脉浮滑者。《灵枢》云：阳气满则阳跻盛，不得入于阴，阴虚则目不瞑，治以半夏汤，通其阴阳，目瞑即寐。颂曰：治痰冷呕哕要药。汪机曰：脾胃湿热，涎化为痰，此非半夏曷可治乎。若以贝母代之，翘首待毙。时珍曰：脾无湿不生痰，故脾为生痰之源，肺为贮痰之器。半夏治痰，为其体滑性温也。涎滑能润，辛温能散亦能润，故行湿而通大便，利窍而泄小便，所谓辛走气能化液，辛以润之是已。丹溪谓：半夏能使大便润而小便长。无己曰：半夏行水气而润肾燥。半硫丸治老人虚秘，皆取其滑润也。俗以半夏为燥，不知湿去则土燥，痰涎不生，非其性燥也。但恐非湿热之邪而误用之，是重竭其津液，诚非所宜。**治心下满痞坚通，五绝生研嗅鼻中，血渴燥痰胎汗忌，姜矾解毒水漂工**《逢原》曰：《本经》治伤寒寒热，非取其辛温散邪之力欤。治心下坚，胸胀，咳逆，头眩，非取其攻坚消痞涤痰之力欤。自缢，墙压，溺水，魇魅，产乳五绝，急病并以生半夏末，大豆许粒，纳鼻中心，头温者一日可活也。《别录》曰：消痈肿，堕胎。元素曰：孕妇忌半夏，用生姜则无害。古药性曰：半夏有三禁，谓血症、渴症、多汗。**盖半夏主湿痰，而燥痰忌用。至于阴虚火升咳嗽、失血、汗多、咽干、肺痈、肺痿，皆当用贝母，半夏乃禁药**《经疏》。**若无脾湿且有肺燥，误服半**

夏，悔不可追，责在司命，谨诸戒诸士材。反乌头。恶皂荚。畏雄黄、生姜、干姜、秦皮、龟甲。射干为使之才。柴胡为使。忌羊血、海藻、饴糖权曰。圆白而大，陈久者良。

青盐姜半夏治虚热嗽痰苏州宋公祠青盐法半夏：以生半夏水漂四十九日，逐日换水，用生姜、白矾共煮，再用青盐甘草汤煮晒。通用生半夏水浸漂七日后，重用生姜，白矾同煮，晒干切片生半夏有毒，误服失音不语，多饮生姜汁即响矣。

花　粉

天花粉味苦甘酸《图经》，降火除痰禀性寒，润燥生津消渴已，治时疾热发狂瘅瘅，黄疸病。中梓曰：花粉入心肺二经。时珍曰：栝楼根味甘，微苦酸。酸能生津，故能止渴润枯，微苦降火，甘不伤胃。利膈除烦治火嗽，清心胃热润唇皮，消痈肿痛排脓血，中土虚寒泻忌之杲曰：栝楼根纯阴，解烦渴，行津液，心中枯涸，非此不除。痰饮清稀色白及便溏泄泻者，忌瓜蒌。脾胃虚寒，呕吐自利者，忌花粉士材。反乌头。恶干姜、牛膝、干漆。枸杞为之使之才。实名瓜蒌，主疗结胸。子即蒌仁，润肺化痰。去壳压去油，名瓜蒌霜，润肺肠，化燥痰。根名天花粉秋后采根，结实有粉。瓜蒌实、皮宽胸退热，不滑大肠。天泡湿疮花粉、滑石各五钱，为末，水调搽。久痢五色《本事方》：熟瓜蒌一个（煅存性），为末。作一服酒，调服愈。燥痰咳嗽《摘元方》：瓜蒌仁一两，五倍子七分（研），姜汁为丸弹子大。噙化之。清痰利膈《杨文蔚方》：瓜蒌仁、制半夏各一两（研），鲜瓜蒌瓤，丸梧子大。每服二钱。燥渴肠闭宗奭《衍义》：用干葛根粉、瓜蒌瓤，熬熟拌和，夜卧以沸汤服二钱。时疾发黄狂闷烦热不识人。用瓜蒌瓤、元明粉一钱，和服。消渴饮水《圣惠方》：治实火烦渴。用花粉、黄连等分，蜜丸梧子大。每服二十丸。又玉壶丸，治虚火口渴。花粉一两（研），人参一钱，为末，蜜丸。麦冬汤下。

瓜蒌

瓜蒌润肺味甘寒《本经》中品，**化燥黏痰咳嗽安，洗涤膻中消垢腻，治胸痹痛结胸宽**震亨曰：瓜蒌实治胸痹者，以其味甘性润，甘能补肺，润能降气。胸中有痰者，乃肺受火逼，失其降下之令，今得甘缓润下之助则痰自降，宜其为治咳嗽要药。且又能洗涤胸膈中垢腻郁热，为治消渴之神药。时珍曰：仲景治胸痹，痛引心背，咳唾喘息及结胸满痛，皆用瓜蒌实，乃取其甘寒不犯胃气，能降上焦之火，使痰气下焦也。**治胸郁火上焦凉，止渴清咽利大肠，食少脾寒溏泻忌，黄疸酒热肿痈疮**蒌仁性平而无寒郁之患。

贝母

贝母微寒味苦甘《本经》中品，**治喉痹痛瘿声韽，清心润肺痈痿退，涤热除烦化燥痰**韽，乌含切，声小也。《逢原》曰：肺受心包火乘，因而生痰，或为邪热所干，喘嗽烦闷非贝母莫治。**治淋产难乳痈丹，疗咳红痰劳损安，解孽冤疮人面样，心胸郁结气舒宽**好古曰：贝母乃肺经气分药也。仲景治寒实结胸白散用之。承曰：贝母能散心胸郁结之气。故诗云言：采其蝱蝱，即贝母也。作诗者本以不得志而言，今用治心中气不快，多愁郁者有功。汪机曰：俗以半夏有毒，用贝母代之。夫贝母治肺燥痰，半夏治脾胃湿痰，何可以代。若虚劳咳嗽、吐血咯血、肺痈肺痿、孕妇，皆贝母为向导，半夏为忌药。至于脾胃湿热，涎化为痰，久则痰火上攻，昏愦僵仆，语言蹇涩，生死在旦夕，自非半夏、南星曷可治乎。**人面孽疮**《藏经》载：高僧生人面疮，遇佛，洗以三昧法水，疮忽人言曰：尔知汉袁盎谗杀晁错事乎。尔即盎，我即错也，从今解释矣。颂曰：贝母治恶疮。唐人记其事云：江左商人左膊上有疮，宛如人面。以酒滴疮口，疮面赤色，亦能饮食。食多则膊内肉胀起，或不食，则一臂痹焉。历试诸药，至贝母，其疮乃聚眉闭口贝[1]。遂以贝母末毁疮口而灌之，数日成痂而愈矣。同连翘治项下瘿瘤，佐郁金疗咳血昏沉，君元参除喉痛，臣桔梗治肺痈能曰。盖贝母治肺燥痰，半夏治脾胃湿痰，何可代也汪机。厚朴、白薇为使。反乌头。恶桃仁。畏秦艽之才。生川中，开瓣[2]，味甘者最佳。象山贝似川贝，而味苦体坚。去时感热痰，大贝治外科痰毒，去心捣用。

浮　石

浮石味咸寒《日华》，玲珑白色看，能清金降火，止咳肺经安时珍曰：浮石乃水沫结成，色白而体轻，其质玲珑，肺之象也。气味咸寒，润下之用也。故入肺，除上焦痰热，止咳嗽。咸软坚，寒清其上源，故治诸淋也。去上焦痰热，消瘤结核瘳，兼之除目翳，止渴佐瓜蒌藏器曰：浮石主远行无水止渴，和苦瓜蒌为丸，每旦服二十丸，永无渴也。咸寒润下体轻漂，去瘿砂淋疝气调，发背疔疮兼没药，软坚积块老痰消《直指方》：治砂淋血淋，小便涩痛。用浮石为末。每服二钱，茯苓、麦冬煎汤下。又治疝气囊肿。用浮石为末。每服二钱，木通生甘草汤下。丹溪方：海石、香附等分为末，每服二钱姜汁调下。《普济方》：治疔疮发背。白浮石半两，没药二钱半，为末，以醋糊丸梧子大。每服六七丸，临卧冷酒下。多服损气血余琰云：肝属木当浮而反沉，肺属金当沉而反浮，其故何也。肝实而肺虚也。故南海有浮水之石，沉水之香，专取物类之相反，以治病气之阻逆也。水沫日久结成，海中者味咸，更良。治热燥痰，稍漂淡。治寒哮老痰，浸极淡用。

---

① 贝：疑为衍文。

② 瓣：原作“辨”，据《本经逢原·贝母》改。

芥子

白芥子温中宋《开宝》，行经络肺通，能开胃辟恶，利气豁痰功《别录》曰：治胸膈冷痰上气。辛温能发汗，反胃酒调餐，肺热阴虚忌，痰凝体痛安思邈曰：治咳嗽，胸胁支满。涂治痈肿痛，喘嗽胁胸调，膜外皮之里，停痰胁下消气行则痛止，痰行则肿消，醋调敷消痈肿。韩懋定三子养亲汤，治老人痰气喘满，懒食而气实者。白芥子主痰，下气宽中；苏子主气，定喘止嗽；莱菔子主食，开痞降气。各微焙研，看所主多用。震亨曰：痰在胁下及皮里膜外者，非白芥子不能达，故控涎散用之。按：阴虚火亢，气虚久嗽者勿服。北产者良。煎汤不可太熟，熟则减力。陈年淡芥汁治肺痈吐尽臭痰秽脓即愈。《经疏》：治肺痈。用鱼腥草汁同陈淡芥汁服最妙。《逢原》曰：惟初起未溃者宜。青芥菜辛热而散，能通气开胃，利肺豁痰。多食昏目发痔，辛热耗散故也《从新》。

旋覆

旋覆味咸甘《本经》下品，消胸胁结痰，性温通血脉，解唾漆胶黏士材曰：旋覆温能解散，咸能软坚润下，故能祛老痰结积。宗奭曰：味苦甘辛，能行痰水，去面头风。亦走散之药，虚人不宜多服。下气而行水，除寒饮嗽灵，能开胃止呕，入肺大肠经时珍曰：乃肺大肠药，能行水下气通血脉。能开结气悸心惊，软痞消坚噫气平，半产虚寒而漏下，芤弦旋覆绛葱茎《金匮要略》：半产漏下，虚寒相搏，其脉芤弦。用三物旋覆汤，即旋覆花、青葱茎、新绛也。盖旋覆花散风湿，除寒热，开结下气，行水消痰，故肺中伏饮寒嗽宜之。但阴虚劳嗽，风热燥咳不可误用，性专温散故也《逢原》。又名金沸草，用绢包好煎有毛，恐射肺而咳甚。

枇 杷

枇杷叶肺行《别录》中品，气味苦辛平，解暑而治渴，消痰咳热清时珍曰：枇杷叶治肺胃之病，取其下气之功，气下则火降痰顺，不咳，不渴，不呕。能和胃下气，止呕哕同姜，蜜炙治劳咳，风寒嗽忌尝《逢原》曰：胃和则呕哕止，肺清则渴咳安。宗奭曰：治肺热咳嗽有功。一妇患肺热久嗽，身如火炙，肌瘦将成劳。以枇杷叶、款冬花、紫菀、桑白皮、杏仁、木通各等分，大黄减半，为末，蜜丸樱桃大。食后、夜卧各含化一丸，未终剂而愈。但胃寒呕吐，风寒咳嗽均忌。刷净毛用毛射肺，令人咳。治胃呕姜汁涂炙，肺咳白蜜涂炙《本事方》：治酒皶赤鼻。枇杷叶（去毛）、栀子仁等分为末，酒服。枇杷嫩葩治咳嗽。枇杷果肺谐，润五脏胸怀，止渴能平气，生酸满熟佳枇杷果待黄熟啖佳，若生者味酸，食之令人胸满泄泻。枇杷花治头风，鼻流清涕，同辛夷等分研末，酒服。

款 冬

款冬花映雪《本经》中品，色紫味辛温，下气治痰喘，烧烟嗽吸吞《本经》：主咳逆上气。颂曰：能温肺治嗽。崔知悌疗久咳，以款冬花蜜拌，烧于瓦碗，笔管吸烟。润肺能温肺，痈痿咳嗽安，红痰同百合，喉痹气舒宽士材曰：雪积冰坚，款花偏艳，想见其纯阳禀赋，故其主用皆辛温开豁。《逢原》曰：味辛入气分，色紫归血分，虽其辛温，却不燥血。杏仁为使，得紫菀良。恶皂荚、硝石、元参。畏贝母、麻黄、辛夷、黄芪、黄芩、连翘、青葙之才。紫色有白丝者真生河北关中，十一二月开花如黄菊，世以枇杷嫩蕊含葩未舒者假充，当辨之。

紫菀

紫菀苦辛禀性温《本经》中品，能治咳吐血脓浑，劳伤尸疰并痿躄，下气消痰散息贲《本经》曰：治咳逆上气，胸中寒热结气，躄痿。《别录》：治咳唾脓血。好古曰：益肺气，主息贲。能疏肺气平痰喘，气化州都小便通，肺热阴虚干咳忌，兼治尿血缠喉风《本草汇》云：苦能达下，辛可益金，故吐血保肺收为上品。虽入至高，善于下趣，使气化及于州都，小便自利也。《千金》：治妇人小便猝不得出。紫菀为末，井华水服三撮即通。小便血者服五撮立止。按：紫菀辛而不燥，润而不寒，补而不滞，善调五劳体虚之嗽，定虚喘，止血，又能通调水道。然大泄肺气，阴虚肺热干咳禁用，以其性专温散而无培养之力也《逢原》。款冬为使。恶天雄、瞿麦、藁本、雷丸、远志。蜜拌焙。

海藻

海藻苦咸寒《本经》中品，消坚颈疬丸，同蚕蛇瘰散，瘿气酒治安元素曰：海藻治瘿瘤马刀诸疮，坚而不溃者。《经》云：咸能软坚。营气不从，外为浮肿，随各引经治之，肿无不消。入肾消痈肿，行痰饮膈宽，除癥通小便，泄水肿平安时珍曰：海藻，咸能润下，寒能泄热引水，故能消瘿瘤、结核、阴㿉之聚，而除浮肿、脚气、留饮、痰气之湿热，使邪气自小便出也。按：海藻纯阴，脾家有寒湿者勿服士材。反甘草之才。海藻酒治瘿气，《范汪方》：海藻一斤，绢袋盛之，以清酒二升浸之，三日后温饮两合，日二服。其滓晒干为末，每服方寸匙，日三服。蛇盘瘰疬头项交接者，《危氏效方》：海藻以荞麦粉炒，白僵蚕等分为末，以白梅泡汤，为丸梧子大。每服五六十丸，米饮下，必泄出毒气。水洗净咸味，焙干用。

昆布

昆布滑咸寒《别录》中品，软坚下噎宽，治顽痰瘿气，积聚核消完沈金鳌：治梅核膈气，用陈皮、制半夏、茯苓、白术、归身、昆布二剂。吐出血块如柿核者两枚，又加人参服二帖，又吐樱桃大者一粒，极坚硬。再用归芍六君汤，去甘草，四剂而愈。入肾除阴㿉，阳邪水肿瘳，消坚瘤项瘿，久服瘦人愁杲曰：咸能软坚，故瘿坚如石者，并此不除。诜曰：虽能下气，久服瘦人。按：昆布之性雄于海藻士材。海岛人惯食无病，北人无瘿瘤者不可食。东流水煮去咸味，晒干用敩曰。

海带

海带味咸寒宋《嘉祐》，治妇病催生《嘉祐》，消瘿解煤毒。

薤白

薤苦辛温滑《别录》中品，治胸痹痛功，安胎除冷痛，散结气温中薤白气温，味苦辛，无毒，性滑。好古曰：入手阳明经。《古今录验》：治妊娠胎动，腹内冷痛，薤白二钱，当归一钱，煎服。滑泄治寒热，阳明气滞融，少阳经厥逆，痢下重疏通好古曰：下重者气滞也，能泄下焦阳明气滞，除泄痢后重。四逆散加此以泄气滞。时珍曰：治少阴病厥逆泄痢。除胸痹痛牵心背，白酒瓜蒌薤共治，喘咳唾兮姜半枳，关弦数脉寸沉迟《金匮》：瓜蒌薤白白酒汤，治胸痹，痛彻心背，喘息咳唾短气，喉燥痒，寸脉沉迟，关弦数。瓜蒌一枚，薤白半升，白酒七升，煮二升，分三服。《千金方》：治胸痹。加生姜一两、制半夏一合、枳实五钱，水煎。宗奭曰：薤叶中空光滑，露亦难伫。《千金方》：治肺气喘。《齐谐志》云：郭坦得天行病后，每日食至一斛。五年后家贫，行乞。饥甚，遇薤食一畦，大蒜一畦，便闷极，卧地，吐一物如笼，渐渐缩小。有人撮饭于上，即消成水，而病寻瘳。此薤散结，蒜消癥之验。**生则气辛，熟则甘美**王桢[1]。**心病宜食**思邈。**忌同牛肉吃**大明曰：防成瘕。**滑利之品，无滞勿食**《从新》。**猝中恶死**或梦魇死，《肘后方》：用薤汁灌入鼻中即省。**奔豚气痛**《肘后方》：用薤白捣汁灌之。**蜜涂火汤伤**宗奭。

大 蒜

大蒜味辛温《别录》下品，**宣通达窍门，能消谷肉积，化痃癖除根**小者曰蒜，大者曰葫。《逢原》曰：功用仿佛，凡极臭极香之物，皆能通五脏达诸窍。藏器曰：昔有患痃癖者，或教取蒜数个，合皮截却两头吞之，名曰内灸，效。**衬艾灸阴疽，消痈肿毒除，车前通水胀，开胃健脾蔬**水气肿满：大蒜、车前草熬膏摊贴脐上，水从小便下。**治寒湿腹痛，鼻衄足心敷，辟恶祛邪疫，途泥中暑苏**有一妇衄血一昼夜尚不止，时珍令捣蒜敷足心，血止。《避暑录》曰：一仆暑月驰马，忽仆地欲绝。或教用大蒜及道上热土各一握，共捣烂，以新汲水调，抉齿灌之，少顷即苏醒。**畅脏除溪毒，黄丹截疟邪，眉摇难闭眼，齑吐蛊鸡蛇**《奇疾方》：治眉毛动摇，目不能交睫，唤之不应，但能饮食。用蒜三两，杵汁，酒调饮即愈。《南史》云：李道念病已五年，丞相褚澄诊之曰：非冷非热，当是食白瀹鸡子过多也。取蒜一升煮食，吐出一物，涎裹。视之，乃鸡雏，翅足俱全。或以“蒜”字作“苏”字者，误矣。《后汉书》曰：华佗见一人病噎食不下，令取饼店家蒜齑水饮二升，立吐一蛇。《危氏方》云：蛇瘕面上有光，他人手近之如火炽者，此中蛊也。用捣蒜汁，和酒服之，当吐出如蛇状。单方止截疟疾，独头蒜研烂，入黄丹研和，等分丸，如芡实大。每服一丸，井水下。**按：蒜为五荤之一，独头者佳。但性热气臭，生痰动火，昏目损神。凡虚弱有热之人切勿沾唇。服云母、钟乳石者禁之。忌蜜。**

---

① 王桢：原作“王棹”，据《本草纲目·薤白》改。

莱　菔

莱菔子辛甘《唐本草》，生升熟降堪，性平消面积，下气速除痰震亨曰：莱菔子治痰，有推墙倒壁之功。时珍曰：莱菔子之功，长于利气，生能升，熟能降。升则吐风痰，散风寒，发疮疹，降则定痰喘，咳嗽而调，下利后重，皆利气之效。身虚毋浪用，厚味喘齁姜，忌首乌参地，醋消肿毒疡菔子解人参补性。宗奭曰：服地黄、何首乌者，食莱菔则须发白。《日华》曰：菔子研，醋调涂，消肿毒。《医学集成》：治齁喘痰喘，遇厚味即发者。萝菔子淘净，蒸晒焙研末，姜汁浸蒸饼丸绿豆大。每服三十丸，津咽下。生研汁服吐风痰，炒用莱苏芥子三，利气平痰胸满喘，消膨气胀缩砂堪丹溪吐风痰法：用生萝卜子四两，以水一碗和，擂细，滤汁，入香油及蜜少许，温服后以鹅毛探吐之。三子养亲汤用菔子、苏子、芥子（炒研），煎饮。《朱氏集效》：治气胀，气膨。用莱菔子二钱（炒研）、砂仁一钱（生研），米饮下。盖莱菔子治痰，虽有推墙倒壁之功震亨，然虚人服多，则气浅难布息士材。白卜辛甘味，能消食性平，除痰哮腻嗽，下气瘀伤行时珍曰：莱菔入太阴、阳明、少阳气分，根叶同功。生食升气，故嗳气。熟食降气，故泄气。升降之分不同也。红卜味辛微甘，白卜味甘微辛。《谈苑》云：江东居民俗言种芋省米，种卜耗米，则知萝卜果能消食也。李九华言：多食萝卜渗人血，则人须发白。邵氏方：治打扑血聚皮不破者。萝卜或叶捣烂涂之。入肺胃脾肠，治消渴酒伤，头风偏痛止，食物作酸浆《唐本草》：生捣汁服，止消渴。《集简方》：解食物作酸。生嚼萝卜治之。《如宜方》：治偏正头风痛。生萝卜捣汁一蚬壳，仰卧随左右注鼻中，头痛止。王荆公头风痛，用愈。止衄治初痢，鱼腥面积消，烟熏垂死活，化豆腐胸调婆罗门僧云：芦菔能解麦面热。《医说》曰：饶民李七鼻衄，甚危。医以萝卜自然汁和无灰酒，饮之即止。又云：有好食豆腐致积病，调治不效。忽见卖豆腐人言：其妻误以萝卜汤入豆浆锅中，致腐不成。其人心悟，饮萝卜汤，病遂瘳。《延寿书》载：李师逃难入石窟中，贼以烟熏之，垂死，摸得萝卜菜一束，嚼汁咽苏。盖莱菔能消食下气而化痰，但耗气伤血，多食动气，惟生姜能制其毒。其根有红白二色，红痢初起食红萝卜，白痢食白萝卜。

山　楂

山楂温性味甘酸《唐本草》，畅痞能消肉积完，擅去腥膻油腻滞，兼行瘀血胃脾肝士材曰：擅去腥膻油腻积物类。《相感志》言：煮老鸡肉，入山楂数颗，硬者易烂，故能消肉积。时珍曰：消肉积，痰饮痞满吞酸，滞血痛胀。凡脾弱食物不克化，胸腹胀闷作酸者，每食后嚼二三枚绝佳。起痘元楂发疹疮，治儿枕痛入砂糖，消癞疝肿同茴酒，下血肠风痢积行震亨曰：治产后恶露不尽儿枕痛。元楂煎汁入砂糖，服，立效。大能克化饮食。若胃中无食积，脾虚不能运化，不思食者，服多则反克伐脾胃生发气矣。《逢原》曰：山楂性温，味甘酸苦，入胃脾肝血分。治初起痢疾多积垢者，用山楂，姜汁炒。若感风寒兼伤饮食者，宜同二陈汤理气消痰，则饮食自化。《卫生方》：治疝气偏坠。用山楂、茴香各一两，酒炒，研末，糊丸梧子大。每服百丸。《危氏得效方》：治痘疹不快。干山楂为末，点汤服之，立出红活。《百一选方》：治肠风下血，用寒药热药及脾弱药俱不效，独用干山楂，为末，艾汤调下，即愈。但胃中无积及脾虚恶食者忌服。有大小两种，大者作果，小者入药。大山楂生食多令人嘈杂易饥，损牙山楂去核名楂肉，专消食。若连核用名元楂，治疝发痘疹。漆疮弘景曰：煎汤洗多瘥。

神　曲

神曲须同六物盦《药性论》，能消谷积味辛甘，兼治泄痢而回乳，暖胃健脾下气痰性温开胃，味辛散气，而甘调中。端午日以白面百斤，杏仁泥、赤小豆末各三升，青蒿、野蓼、苍耳各取自然汁三升，拌面包罨，如造酱黄之法，或六月初六日造。此六神曲也产后欲回乳，神曲（炒）研末，酒服二钱，日二服即止。《医余录》：治伤粽子积。神曲末，少加木香，盐汤用下，数服后闻酒香，积消。百一选方曲术丸：治暑湿痞满泄泻，壮脾进食。苍术（米泔，炒）、神曲（炒）各等分，为末，米糊丸，米饮下。明目磁朱丸用神曲者，生用能发其生气，熟用能敛其暴气也。但脾阴虚胃火益者勿用。能损胎，孕妇宜少用《经疏》。陈久者良，炒用。福建百草曲形圆，范志曲形长方。

麦芽

麦芽助胃脾《别录》中品，除面积知饥，五谷能消导，三焦运化之好古曰：麦芽、神曲二药，胃气虚人停谷食者宜服之，以代戊己腐熟水谷。甘咸温气味，去胀满和中，疗腹鸣痰饮，宽肠下气通《别录》曰：能消食和中。《日华》曰：开胃消痰饮。时珍曰：麦芽能消导米面果食积。观造饴糖者用之，可以类推矣。希雍曰：咸能软坚，温能通行，而消化之力较谷芽更紧。疏肝瘀血兼开胃，重用伤胎肾气凋，有积能消无滞耗，专回产乳乳痈消丹溪曰：麦芽行上焦滞血，止腹中鸣，又回产妇乳。薛立斋治一妇丧子，乳肿痛，发寒热，欲蓬乳成痈。用麦芽一二两（炒），煎服消。盖麦芽消食积，又助胃气上升，而资健运《经疏》。然有积化积，无积消肾气堕胎。古人惟取穬麦为芽，今人多用大麦者，非也上村。炒黄用之。

谷芽

谷芽气味苦甘温《别录》中品，下气和中食倍吞，擅健脾兮开胃口，能消谷积不伤元时珍曰：快脾开胃，下气和中，消积进食。《逢原》曰：不似麦芽之克削也。盖谷蘖具生化之性，故为消食健脾，开胃和中要药《经疏》。用秈稻芽良。生则性宣，熟则温中稻壳味带苦。谷芽若重用，煎汤代水煎药。

枳 椇

枳椇子甘平《唐本草》，治脾膈热清，除烦消渴止，最解酒醒酲[①]诜曰：南人修舍用此木，木作误落一片入酒瓮中，而酒化水也。《唐本》：治头风，小腹拘急。藏器曰：润五脏，利二便。震亨曰：治饮酒发热有效。《东坡集》云：揭颖臣病消渴，日饮水数斗，饭亦倍常，小便频数。服消渴药逾年，疾益甚。延张肱诊之，以麝香当门子酒濡湿，作十余丸，用棘枸子煎汤吞之，遂愈。问其故曰：消渴消中，皆脾弱肾败，土不制水而成。今颖臣脾脉极热，而肾气不衰，当由果积酒物过度，积热在脾所致，非消渴也。麝香能制酒果。棘枸即枳椇，最能败酒故也。多食发蚘虫诜曰。又名鸡距子。

橄 榄

橄榄涩回甘宋《开宝》，微温解酒耽，能生津止渴，开胃暗香合王桢云：其味苦涩，久之方回甘味。士材曰：味酸涩甘平。王元之作诗，比之忠言逆耳，乱乃思之，故又名谏果。《日华》曰：开胃下气止泻。时珍曰：止烦渴，治咽喉痛。擅解河豚毒，阴疳榄合茶，专消鱼骨哽，止泻冻疮痂志曰：鯸鲐鱼即河豚也，人误食其肝及子，必迷闷致死，惟橄榄及木煮汁能解之。《名医录》曰：吴红富人食鳜鱼，被哽横胸中，不上不下，痛声动邻里，半月几死。遇渔人张九，令取橄榄与食。时无此果，以核研末，急流水调服，骨下而愈。张九云：我父母相传橄榄木作取鱼棹篦，鱼触着即浮出也。《乾坤生意》：治下部疳疮，橄榄烧研，油调敷之，或加孩儿

① 酲（chéng 呈）：酒醒；清醒。

茶等分搽。又治耳足冻疮，用橄榄核烧研，油调涂之。能解一切鱼鳖毒《延寿书》云：凡食橄榄，必去两头，其性热也。橄榄色青者佳，色黄者劣。以盐腌过则不苦涩，亦不上壅时珍。

使君子

使君子五棱宋《开宝》，益胃健脾称，气味甘温润，治疳白浊澄卢之颐曰：实介五棱，甘润温暄，具脾脏之体用也。时珍曰：使君子味甘气温，既能杀虫，又益脾胃。所以能敛虚热而止泻痢，为小儿疳病要药。疗五疳虚热，除蛔痛杀虫，治脾衰肿痢，疗浊忌茶同时珍曰：杀虫之药多是苦辛，惟使君子、榧子甘而杀虫。每月上旬，空腹侵晨食使君子仁七枚，次日虫皆死而出也。《经疏》曰：五疳便浊，泻痢腹虫，皆由脾胃虚弱，因而乳停食滞，湿热瘀塞而成。若脾胃健，则积滞消，湿热散，水道利，而前症尽除矣。但无虫积者勿食。忌饮热茶，犯之作泻。去壳取仁食，仁油黑者勿食。壳煎饮亦杀虫。

榧　子

榧子温甘涩《别录》，能治嗽积功，除茶黄五痔，杀寸白三虫味甘涩，性平。吴瑞曰：性热。此肺家果也，多食则引火入肺，大肠受伤丹溪。反绿豆苏东坡曰：驱除三彭虫，已我心腹疾。指其杀虫也。不问何虫，但空腹食榧子二十一枚，七日而虫下，轻者两日即下。杨起方：治好食茶叶面黄者，每日食榧子七枚。榧实粗者即《本经》彼子，主治同。

百　部

百部温甘苦《别录》中品，治蛲痢有功，疳劳蛔疥癣，杀虱蛀诸虫蛲，音饶，腹中虫。东垣曰：治肺热咳嗽。时珍曰：百部治肺病，杀虫。但百部气温治寒嗽，天冬性寒治热嗽。希雍曰：百部得天地阴寒之气。故《蜀本》云微寒，《日华子》言苦，然《本经》言微温者，误也。苦而下泄，故善降，治咳嗽上气，散肺热。大明曰：疗骨蒸传尸，杀蛔蛲蝇虱。一切树木蛀虫，以百部为末填蛀孔中，更削杉木砧塞之，其虫即死矣。**久咳蜜熬膏，除寒嗽喘哮，祛传尸鬼疰，利肺骨蒸劳**《千金方》：治三十年嗽。用百部煎膏入蜜。每温服方寸匙，日三服。衣虱，用百部、秦艽烧烟熏。**脾胃虚人勿服，以其味苦伤胃也**《逢原》。**或与补药同用**士材。**肥白者良。竹刀去皮、心，酒浸焙用。**

鹤虱

鹤虱苦辛平《唐本草》，**治痰顺气行，蛔攻心痛止，擅杀脏虫倾**颂曰：杀虫要药。《唐本》：杀蛔虫、蛲虫。鹤虱为末，肉汁调服。《逢原》曰：入肝经，善调逆气，治痰凝气滞。《怪症奇方》：治大肠虫出不断，行坐不得。水调鹤虱末，五钱即愈。**即天名精子**时珍曰：粘人衣有狐气，炒熟。《逢原》曰：药肆每以胡萝卜子混充，不可不辩[1]。**天名精叶味辛甘，解毒牙疼煮漱含，破宿生新涎疟已，咽喉肿塞吐风痰**治猪瘟蛇咬，去结热疥虫。

雷丸

雷丸小毒苦咸寒《本经》下品，**寸白三彭可杀刊，止应声虫除恶蛊，能清胃热积消完**《遁斋闲览》云：杨勔中年得异疾，每发语，腹中有小声应之，久渐声大。有道士见之曰：此应声虫也。但读本草，取不应者治之。读至雷丸，不应。遂顿服数粒而愈。**筋肉化虫**《奇疾方》云：

---

①　辩：通“辨”，辨别。《庄子·秋水》曰：“泾流之大，两涘渚涯之间，不辩牛马。”

有虫如蟹，走于皮下作声，如小儿啼，为筋肉之化。用雄黄、雷丸各一两，为末，掺猪肉上食之愈。乃竹之余气所结，得霹雳而生，故名雷丸。能逐邪气。久服令人阴痿《别录》。荔实、厚朴、芫花为使。恶葛根之才。大小如栗状，皮黑肉白者良。赤黑色者有毒，杀人。炮用刮去黑皮，甘草汤泡。

芜荑

芜荑入肺苦辛平《别录》中品，燥湿治疳积泻轻，去节中风皮内动，除肤骨骱似虫行之颐曰：芜荑，山榆仁也。榆先百木青，当入肝以宣肝用。士材曰：入肺经。云密曰：从极阴之脏而宣阳。故气之凝者能散血之结者，亦宣也。辛散皮肤五内邪，能除䘌齿癣疮痂，阴肛寸白三虫杀，止痛消癥戮鳖瘕雍希曰：芜荑禀金气而生于春阳之令。《本经》曰：味辛气平，无毒。甄权加苦，李珣加温，详其功用，应是苦辛温平，非辛温则不能散皮肤、骨节中风毒，非苦平则不能去三虫、杀寸白。然察其所主，虽能除邪气风淫之为害，而其功则长于走肠胃、杀诸虫、消食积、治儿疳泻冷疳也。《仁斋直指方》云：平时嗜酒，血入于酒为酒鳖；平时多气，血凝于气为气鳖；虚冷痼冷，败血杂痰为血鳖。摇头掉尾如虫之行，上侵咽，下蚀肛，或附背胁，或隐胸腹，大如鳖，小如钱。治法惟用芜荑（炒）煎服之，兼暖胃理中益血之类，乃可杀之。李珣曰：治妇子宫风虚，儿疳泻痢。同槟榔杀诸虫《本事方》：生芜荑、生槟榔各二两，为末，蒸饼丸梧子大。每服廿丸。用大荚，陈久，气膻者良。虫蛀牙痛《危氏方》：以芜荑末安蛀牙孔及缝中。

黄土

黄土味甘平《拾遗》，治儿瘛疭惊，除含椒菌毒，解暑腹疼轻张曰：三尺以上曰粪，三尺以下曰土。钱乙：治元丰中皇子病瘈疭，用黄土汤而愈。对以土胜水，水平则风自退。藏器曰：治泄痢赤白冷热，腹疼，下血，解诸药毒，合口椒毒，野菌毒也。**安蛔虫诱出，敛万毒消痈，泻痢和寒热，兼治下血脓**李当之曰：土地主敛万物毒，治痈疽发背，急黄热甚。《夷坚志》云：吴少师得疾数月，消瘦。每饮食入咽，如万虫攒攻，且痒且痛。张锐令明旦勿食，取行路黄土以温酒二升搅之，投药百粒饮之，痛甚，下蚂蟥千余瘥。**乌纱惊风**《小儿秘诀》：小儿惊风，遍身乌者，急推向下。将黄土末醋拌，炒热包熨，引下至足，刺破为妙也。**藏器曰**掘土犯地脉土气，身肿。犯神煞则生肿毒。

粳　米

粳米甘平白晚凉《别录》中品，**能和五脏补中良，三方共用扶肠胃，竹叶桃花白虎汤**时珍曰：赤粳热，新粳热，白粳凉，陈粳温。宗奭曰：粳以白晚米为第一。好古曰：本草言粳米益脾胃，而张长沙白虎汤用之入肺，以味甘为阳明之经，色白为西方之象，而气寒入手太阴也。少阴症，桃花汤用之以补正气。竹叶石膏汤，用之以益不足。**除烦止渴能清肺，产子无皮粉扑生，清热陈粳和胃腑，资生气血脉周行**《圣济录》：儿初生，无皮色赤，但有红筋者，乃受胎未足也。早白米粉扑之，肌肤自生。《千金方》：治人哑生米，久则成癥，不得米则吐清水，得生米即止。用白米五合、鸡屎一升，同炒焦，为末，水一升，顿服。吐如米汁，或白沫淡水乃愈也。《肘后方》：荒年辟谷。粳米一升，酒三升。渍之，暴干又渍，酒浸，取出稍食。**同马肉发痼疾**诜曰。**陈仓米饮清**《别录》，**养胃气资生，止渴能消食，甘酸淡性平**《别录》曰：下气除烦渴，调胃止泻。甯原曰：宽中消食，多食则易饥。**反胃食相宜，宽中脘益脾，能调肠止泻，噤口痢知饥**时珍曰：陈仓米煮汁不浑，初时气味俱尽。故冲淡养胃，能调肠胃，止渴除热，利小便也。《本草述》曰：下利噤口有仓廪汤能治痢，因胃气虚而表热乘之。故用参、苓养正，以羌、独、柴胡升散，其邪气并达，其胃气必入。陈仓米养脾阴，使不为热毒并。**盖粳谷得天地中和之气，同造化生育之功，故非他药可比也**汪颖。**早稻秈粳米**《纲目》，**甘温养胃功，和脾治湿泄，能益气调中。**

糯　米

糯米甘温性《别录》下品，**暖脾补肺经，安胎坚大便，尿若白泔停**米之黏者曰糯，古作“穤”，读去声。思邈曰：糯米味甘，脾之谷也。能益气止泄，脾病宜食之。时珍曰：糯米性温，能温肺暖脾胃，止虚寒泄痢，缩小便，收自汗，酿发痘疮浆。**温中酿痘浆，益气补中央，止泄能扶胃，同麸自汗藏**士瀛曰：痘疮用糯米取其解毒，能酿而发之也。《经验良方》：治自汗不止。用糯米、小麦麸同炒，为末。每服三钱，米饮下。治老年虚人夜小便，脚浊泔者。糯米五升（炒赤黑），白芷一两，共为末，糯米粉糊丸梧子大。每服五十丸。若小便黄浊湿热忌用。**但糯米性黏滞难化，若素有痰热风病及脾不能转输者，食之发病成积**时珍。**解芫青，斑蝥毒**士良。**三消渴病**《三因方》：治消渴。用糯谷（炒出白花，去壳）五钱、桑白皮五钱，水煎饮之。**下痢噤口**糯稻一升，炒出白花，去稻壳，姜汁拌，焙为末，每汤服一匙。**杵头糠苦热**《别录》中品，**疗暴噎胸宽，易产消咽碍，通肠下气安**弘景曰：治噎用此，亦是舂捣义耳。震亨曰：谷壳属金，糠之性热。汪颖曰：能通开胃下气，磨积块，充肌不饥。

秫　粟

秫粟黏为糯《别录》中品，**微寒性味甘，治寒热肺疟，孕妇下黄泔**梅师云：妇娠下黄水。秫米、黄芪等分，煎服。**益阴利大肠，吐鸭积瘕行，疗浸淫疮毒，研涂疥漆疡**《异苑》云：食鸭成瘕，以秫米研粉，水调服，吐出一鸭雏而瘥。浸淫疮有汁，多发于心下，不早治延及周身则凶。《肘后方》：秫米炒黄黑，杵末敷之。漆疮：秫米生研涂。**卫气行**

阳满，阴虚睡不瞑，苇薪劳水煮，半夏秫通灵《灵枢》云：卫气行于阳，阳气满不得入于阴，阴气虚，故目不得瞑。饮以半夏汤，阴阳既通，其卧立至。用长流水扬之万遍，炊以苇薪。煮秫米一升、制半夏五钱，饮一杯，日三服则卧，汗出则已。**性黏滞，多食成黄积病**《尔雅注》：秫，黏粟。

秈粟

秈粟淡咸甘《别录》，**治消渴口干，须知陈粟苦，降胃火消丹**时珍曰：粟渗利小便，所以泄肾邪也。降胃火，故脾胃之病宜食。《别录》曰：陈粟苦寒，治胃热消渴，利小便。《兵部手集》：治孩子赤丹，嚼粟米敷。**水土德同并，能通小便行，兼盐治反胃，益气补脾清**云密曰：粟之味咸而淡，有水土合德之义。盖胃之阳气，全赖肾中之阴气。故《内经》言：脾宜食咸。谓肺合于肾之阴，乃为胃腑之合而令胃肠得以行其化也。《心镜》曰：反胃吐食，脾胃气弱，食不消化，汤饮不下。用粟粉，水丸梧子大。淡盐汤吞七丸。**热痢开肠胃，须当煮粥餐，能除小麦热，养肾气平安**士良曰：解小麦毒，发热。**但生者难化，熟者滞气**宗奭。

饴糖[1]

饴糖益气温甘缓《别录》上品，**润肺消痰止嗽良，瘀血熬焦和酒服，脾虚腹痛建中汤**好古曰：饴乃脾经气分药也，甘能补脾之不足。成无己曰：脾欲缓，急食甘以缓之。建中汤用胶饴之甘以缓中也。陶贞白曰：糖与酒皆用米蘖成，而糖居上品，酒居中品。是糖以和润为优，酒以醺乱为劣也。**咸哮咳嗽肠鸣止，下哽钱鱼刺稻芒，吐逆疳虫中满忌，牙疼肾酒不宜糖**《别录》曰：补虚乏，止渴。思邈曰：消痰，润肺，

---

① 原无，据正文增。

止嗽，肠鸣。《简便方》：治误吞稻芒，白饧频食。《肘后方》：治鱼骨哽咽不出。用饴糖丸鸡子黄，吞之。《外台》：治误吞钱钗及竹木刺。取饴糖一斤，渐渐食尽，便出。盖蘖米作饴，宛似水谷入胃，酝酿作汁，可以成饮，可以成血卢复。少用补脾润肺，过用能发湿热。凡中满吐逆，酒湿牙疳，皆忌。肾病尤忌，甘伤肾也《经疏》。干饴糟止呕，反胃遇僧传，炙草生姜合，微盐食下下咽澹寮云：常熟富人病反胃，往京口甘露寺设水陆道场，饮寺甘露汤，便觉胸快。方用干糖糟六两，生姜四两，同捣作饼，或晒或焙，入炙甘草末二两，盐少许，点汤服。归家服此汤，而渐不呕，愈。箭镞不出《集异记》云：健将刑曹进为飞矢中目，拔矢而镞留，钳之不动。神僧传方：用寒食饧点之，清凉，顿减酸楚，至夜疮痒，用力一钳出。食芹成癥正二月食芹菜，误食蛟龙遗精，发则似痫，面色青黄。寒食饧五合，日三服，吐出愈《金匮方》。

甘　蔗

甘蔗涩甜平《别录》中品，除烦渴火清，浆寒樱热解，疗反胃姜并王维樱桃诗云：饱食不须愁内热，大官还有蔗浆寒。《梅师方》：治反胃，朝食暮吐，暮食朝吐者。甘蔗汁七钟、生姜汁二钟和匀，日日温呷之。滋燥润肠融，宽胸膈畅中，扶脾兼解酒，止呕节蛔虫《本草述》曰：予师孔文忠公述高元期先生，常言腹中蛔虫多则伤人，少则食不消。惟蔗能节蛔虫，多者减之，少者益之。蛔虫适其中，则无病矣。同榧子食渣软，同酒食发痰诜曰。《晁氏客话》云：甘草遇火则热，麻油遇火则冷，甘蔗煎糖则热，水成汤则冷。此物性之异，医者可不知乎。

糖　霜

蔗汁作糖霜《唐本草》，甘温止咳当，能和脾润燥，多食齿牙伤时珍曰：砂糖性温，能和脾缓肝，故治脾胃及泻肝药用此为先导。紫砂糖性暖，产后缓肝伤，止痢消烟毒，和营瘀血行《逢原》曰：今人好吸烟草，受其毒者用糖点汤解之，但助湿热不可多食。熬焦治产后败血冲心及虚羸老弱血痢难攻者最效。有紫白二色，皆蔗汁煎成。中满症忌用，多食损齿生虫。

石　蜜

石蜜即冰糖《唐本草》，生津止渴浆，消痰治咳嗽，润肺缓肝良孟诜曰：同脂麻研丸，噙之，润肺气生津。今人用甜杏仁（烘去皮）合核桃肉、石蜜研和，治燥咳效。

白　蜜

白蜜甘平润《本经》上品，生凉热性温，清和纯气味，解毒定心烦希雍曰：蜂采百花之精英酝酿成蜜，其气清和，其味甘纯。调脾胃缓行，蜂采百花成，润燥三焦畅，和营卫痛轻时珍曰：生性凉，能清热。熟性温，能补中。甘而平，故解毒。柔而濡，故润燥。缓可以去急，故能止心腹疮疡之痛。和可以致中，故能调和百药。润脏腑和融，养脾益气功，生津和百药，纳导大肠通伤寒阳明病，自汗，小便利，津液竭，大便硬。煎蜜至凝，候冷，捏如橄榄样，头沾皂荚末，纳三枚肛门大便通。解渴生清热，煎之熟补中，同麻油易产，久服悦颜红《海上方》：蜂蜜、麻油和服即产易。能明目止咳，薤疗火汤伤，始痢和姜汁，同熬去癞疮甄权：治赤白痢，以姜汁同蜜水和，顿服。宗奭曰：捣薤白和蜜涂，汤火伤痛止。《食疗》方：治大风癞疮。生姜一斤（捣汁），白蜜半斤，同熬至半斤。患久癞者，平旦服枣许大一丸，一日三服，温酒下。忌生冷。蜜忌葱莴苣，饱餐食鲜亡，须知中满禁，蛊胀不宜尝思邈曰：不可与生葱、莴苣同食，令人下利。食蜜饱后食鲊，令人暴亡。诸蜜气味当以花为主，白如膏者良，亦有黄色者汪颖曰：蜜性不一，闽广蜜热，川蜜温，西蜜凉。宣州黄连蜜，味苦色黄，去目热障。西凉有梨花蜜，色白性凉，治咳。然中满蛊胀，湿热脚气不宜食希雍曰：呕家、酒家不宜食酸蜜，食之心烦。每蜜一斤，入水四两，银石器，桑柴火，慢熬至滴水成珠。

红　曲

红曲甘温活血功丹溪《补遗》，健脾燥胃食消融，调经产瘀疼兼酒，赤痢稠黏后重松时珍曰：人之水谷入于胃，受中焦湿热熏蒸，游溢精气，日化为红，散布脏腑经络，是为营血，此造化自然之微妙。造红曲者，以粳米饭拌曲母，湿热蒸罯，温则併堆，热则分堆，四五日即变为红米，此人窥造化之巧法。有治脾营血之功，得同气相求之理。治女人经血阻滞及产后恶血不尽，擂酒饮之良。吴瑞曰：治打扑损伤。《丹溪心法》：治湿热泄痢赤色。清六丸，用六一散一两，加红曲四钱（炒），共为末，蒸饼和丸梧子大。每服五十丸，白汤送下。福建制者佳。红入米心，陈久者良。

总 书 目

扁鹊脉书难经
素问经注节解
黄帝内经素问指归
伤寒论选注
伤寒经集解
伤寒纪玄妙用集
伤寒集验
伤寒论近言
伤寒心法大成
撰集伤寒世验精法
孝慈备览伤寒编
伤寒蕴要全书
重编伤寒必用运气全书
伤寒论纲目
伤寒正解
伤寒杂病论金匮指归
四诊集成
伤寒舌辨
秘传常山杨敬斋先生针灸全书
本草撮要
药性集要便读
(新编) 备急管见大全良方
续易简方论
集验简易良方
王医官纂辑简选袖珍方书
经验济世良方
师古斋汇聚简便单方
新锲家传诸证虚实辨疑示儿仙方总论
医品补遗
静耘斋集验方
普济应验良方
苍生司命
东溪节略医林正宗
医圣阶梯
诸证提纲
颐生秘旨
医学集要
医理发明
辨证求是
温热暑疫全书
寒疫合编
痢疾论
温疫论补注
温热朗照
四时病机
治疫全书

疫证治例
袖珍小儿方
类证注释钱氏小儿方诀
儿科醒
救偏琐言
痰火颛门
外科启玄
疡科选粹
外科图说
外科大成
外科集腋
女科正宗
大生集成
大生要旨
胎产辑萃
子午流注针经
松厓医径
明医指掌
古今医彻
医学源流肯綮大成
医家赤帜益辨全书
引经证医
医学经略
原病集校注
医学统旨
王九峰先生医案
奇症汇
医贯辑要
楼隐楼医话
裴子言医
医学统宗
医学启源
回生达宝秘传明论医方
仁寿堂药镜